DK 新一代

妈妈宝宝护理大全

XIN YI DAI MAMA BAOBAO HULI DAQUAN

〔英〕伊莉莎伯·芬域克 著

怡 明 韦 珊 王克芳 译

DK
全球畅销书
全新修订本

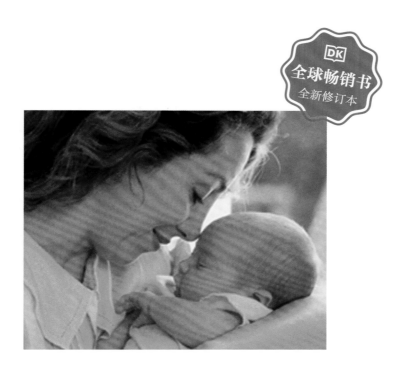

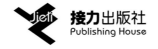
接力出版社
Publishing House

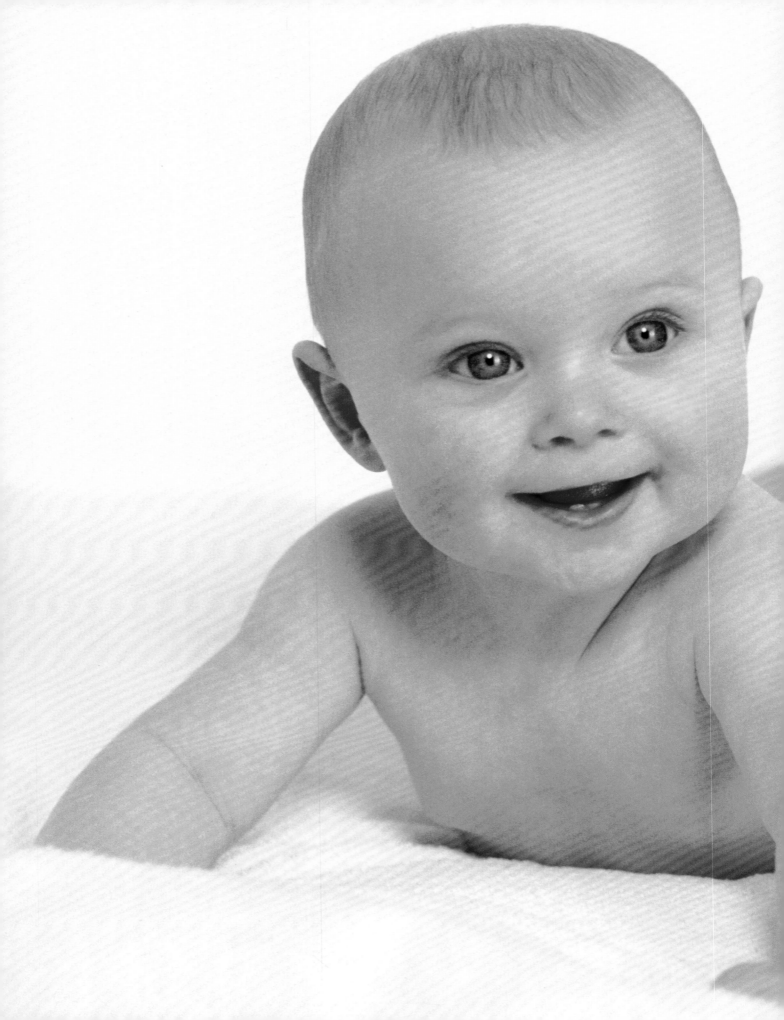

DK 新一代

妈妈宝宝
护理大全

全球畅销书 全新修订本

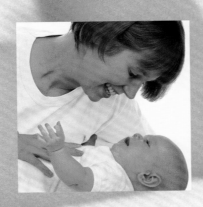

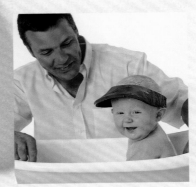

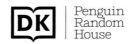

桂图登字：20—2011—024

图书在版编目（CIP）数据

新一代妈妈宝宝护理大全 / (英) 伊莉莎伯·芬域克著；怡明，韦珊，
王克芳译. — 2版. — 南宁：接力出版社，2021.2
 ISBN 978-7-5448-6994-2

 Ⅰ.①新… Ⅱ.①伊… ②怡… ③韦… ④王… Ⅲ.①妊娠期—妇幼
保健—基本知识 ②婴幼儿—哺育—基本知识 Ⅳ.①R715.3 ②TS976.31

中国版本图书馆CIP数据核字（2021）第014470号

责任编辑：申立超　　美术编辑：卢　强　　封面设计：许继云
责任校对：高　雅　　责任监印：刘　冬　　版权联络：王彦超　　营销主理：贾毅奎
社长：黄　俭　　总编辑：白　冰
出版发行：接力出版社　　社址：广西南宁市园湖南路9号　　邮编：530022
电话：010 - 65546561（发行部）　　传真：010 - 65545210（发行部）
网址：http://www.jielibj.com　　E - mail:jieli@jielibook.com
经销：新华书店　　印制：北京华联印刷有限公司
开本：787毫米×1092毫米　1/16　　印张：16.5　　字数：580千字
版次：2011年2月第1版　2021年2月第2版　　印次：2021年2月第4次印刷
印数：30 001—38 000册　　定价：208.00元

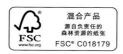

For the curious
www.dk.com

序

博士研究生导师
美国纽约科学家协会会员
龙桂芳

　　优生优育，是当今年轻夫妇的美好追求和愿望。优生优育，不仅给家庭带来欢乐和幸福，同时也给国家、民族带来兴旺和昌盛。然而，要实现优生优育，将为人父母、初为人父母者又该做些什么准备，该掌握些什么实际的知识？

　　国际上的专家学者，发表、出版了许多有关方面的论著，对怀孕、分娩、哺育及育婴都做了很多的阐述。编者独具匠心地通过一位真正怀孕的模特儿，从孕期到分娩各阶段的心理准备、感受及体形变化、自我监护以至如何准备、开始实行母乳喂哺和日常护理婴幼儿的医学常识等，都不厌其详地一一用简洁的文字和真实的照片记录下来，再辅以实用的注释，使图文有机地融为一体，读者可以轻易地领会其中的道理并自如地运用于实践之中。

　　本书内容丰富，科学实用，不但可以使将为人父母、初为人父母者免除焦虑苦恼，成为称职的父母，而且也是广大妇幼医生、计划生育工作者、家庭保健医生及大众读者的良师益友。

　　我以欣喜之情，通览了全书，感慨很深。这本书行文之生动，形象之逼真，内容选择之科学是其他同类书难以企及的，的确是一本必读的好书。因此，向同行及广大读者推荐。

目　录

健康护理 (178—257)

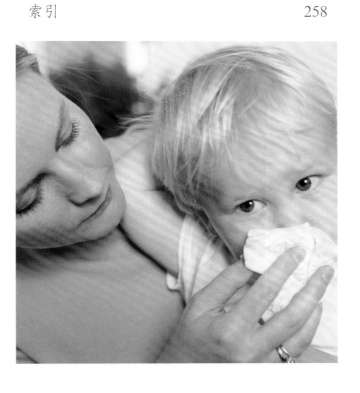

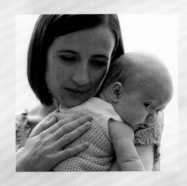

妊娠与分娩

以图解的方式指导你在妊娠期间如何保持健康和愉快;
提供你在分娩和临产时自助的实用建议。

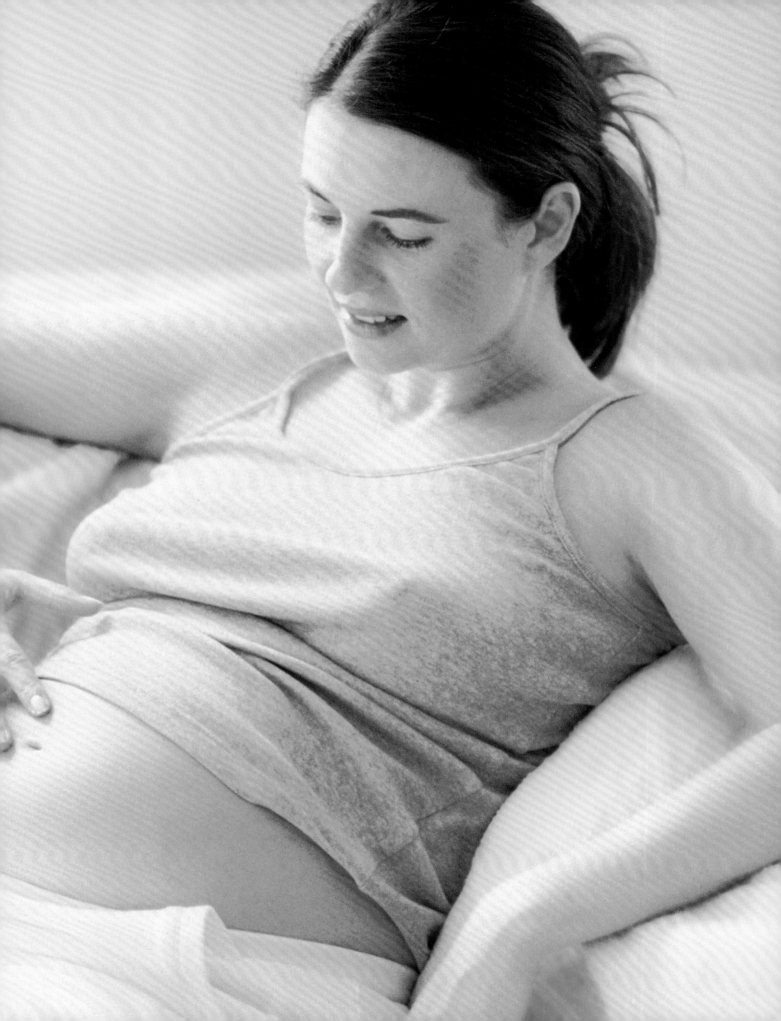

妊娠前的考虑

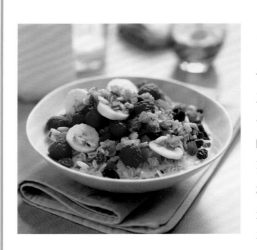

怀孕前先有一个周全的考虑会给妊娠带来最好的开始。你能够采取很多措施，这些措施不仅可以使你增加受孕的机会，也是你能拥有一个正常又健康的婴儿的最佳保证。为此，理想的安排至少是在怀孕前3个月，你和丈夫就应对妊娠订出计划。在妊娠的最初几周，也许连你也不知道自己已经怀孕。但是，在这段时间内，胎儿的发育却最容易受到影响。所以，你要保持健壮、吃得好，这样才能使子宫内的胎儿得到足够的营养和保护。此外，还有其他需要考虑的事，诸如你的工作或许对胎儿有危害，可能影响他的健康；或者你在校读书时，漏掉了风疹的预防注射等。做足了妊娠计划，你才会有时间去考虑这些带有危害性的问题，而且如果需要的话，还可为消除这些危害而采取一些有效措施。

为妊娠需查清的问题

如果你打算要孩子或者发现自己已怀孕，请查清以下各问题。有几个问题对你可能不适用，但应该把所有的问题都问一下自己。有些问题与你丈夫直接有关，也要和他谈一谈。如果你对其中任何一点感到焦虑就要请教医生。

你对风疹是否有免疫力？

如果你在妊娠期间罹患风疹，对胎儿可能造成严重的伤害。特别是妊娠早期，当胎儿的内脏器官正在发育时，会引起胎儿的严重缺陷，所以，在妊娠前先请医生给你做一次血液化验，以确证你对本病是有免疫力的。如果没有抗体的话，医生会给你接种疫苗预防。这项化验需要充分的时间，所以应该在你打算怀孕前的3个月进行。

你或你的丈夫是否有遗传性家族病史？

有些疾病是遗传的，例如血友病和囊性纤维化。如果你或你的丈夫的近亲中，有患遗传性疾病的人，就有可能传给你的婴儿。在你打算怀孕之前先去看医生，必要时医生会介绍你去看遗传学专家，他可以估计出你妊娠危险的概率大小。有一点也许可以使你放心，即在很多情况下，只有你和你的丈夫同时带有这种疾病的遗传基因时，你的孩子才真正有可能遗传这种疾病。

你是否患有长期的疾病？

假如你患有一种病，例如糖尿病或癫痫，在你打算怀孕之前就应告诉医生，医生可能要更换给你治疗所用的药物，因为这些药物可能对胎儿有影响，或者会使你较难受孕。

你是否正在或曾经服用避孕药？

若你想要受孕，此前就要完全停止服用避孕药，使身体恢复到正常的月经周期。最好等到有三次月经周期后才怀孕，在此期间可用避孕套或子宫帽。如果在有规律的周期尚未重新建立前就受孕的话，比较难算出婴儿的预产期。

你在工作中是否接触各种有害物？

有些有害物可能会影响你的受孕机会，或者对胎儿产生影响，你的雇主有责任确保你在工作中不接触这些有害物。现在认为显示器对胎儿没有影响。有一种会导致流产的罕见的感染——鹦鹉热衣原体，可能是从产羔期间的绵羊那儿感染的。所以，如果你在农场工作，那么你在怀孕期间应该避免给绵羊助产，勿接触新生羊羔，也不要给近期分娩的母羊挤奶。

你会处于性传播疾病(STIs)的风险中吗？

一旦你成为孕妇，你会有各种例行检测，包括一些性传播疾病检测，例如艾滋病（HIV）（见P.36），但在年轻女性当中最为常见的性传播疾病——衣原体疾病，并不在例行的检查范围内。尽管它用抗生素很容易治疗，但是大约70%的患者没有明显的症

问与答

"通常生孩子的最佳年龄是几岁？"

20—29岁可能较合适，不过越来越多妇女当她们在感情上及经济上认为需要有个孩子时，才决定组织家庭，年龄就会较大了。35岁以上的妇女怀孕困难的程度增高，但如果身体健壮的话，困难也会减少。高龄孕妇生的孩子出现唐氏综合征的可能性较大。它的特征是头型小且前后呈扁平状，鼻梁低平，指（趾）骨短，手足第一与第二指（趾）间的空隙大，精神发育迟缓，染色体异常，称唐氏综合征。18岁以下的孕妇出现死胎或新生儿体重过轻的可能性较多，但是，如果经常去门诊检查并保持健康的话，可使这些危害降到最低程度。

状。如果没有采取措施，它会被传播到婴儿体内，并且导致孕期情况更为复杂，因此，如果你认为你可能有感染这种疾病的风险，就要求医生为你做检查。如果你的年龄在25岁以下，并且有丰富的性生活，你会有1/10概率患有衣原体疾病。如果你在一年之内有两个性伴侣，或者最近更换了性伴侣，风险也会因此增加。

你的体重有多少？

理想的情况是：至少在受孕前的6个月内保持与身高相称的正常体重。为此，如果你是严重的超重或体重过轻的话，要去看医生并听取如何得到正常体重的意见。除非你有严重的体重问题，否则在妊娠期间千万不要节食，因为节食会使身体失去维持生命所必需的营养。

你的饮食是否有益健康？

如果你的饮食是由丰富的新鲜食物合理搭配而成的话，将会增加你受孕的机会，并且也会有一个健康的婴儿。

你是否吸烟或饮酒？

一旦打算怀孕，你和丈夫就应停止吸烟和饮酒，因为烟草及酒精对男性和女性的生育力都有影响。此外，吸烟、饮酒对生长中的胎儿以及出生后婴儿的健康都有损害（见P.13）。

叶酸

从停止避孕到孕期的第12周的整个周期内，你都应该补充叶酸。叶酸，也被称为促卵泡激素，是B族维生素之一。它是已知的少数能够预防神经管缺陷（NTDs）疾病的营养物质之一，此类疾病有脊柱闭合不全和无脑畸形。神经管用于形成婴儿的脊柱，在受孕后发育很快，甚至在你意识到你怀孕之前，就已经生长了。缺乏足够的叶酸供应，会出现神经管不能发育成符合长度的脊柱，使得脊髓暴露出来，并导致脊柱闭合不全的情况。因为大部分的大脑是空缺的，无脑畸形的婴儿在出生后很快就会死亡。

叶酸的来源

研究表明增加叶酸的摄入量会预防70%的脊柱闭合不全情况的发生。

良好的叶酸食物来源包括深绿蔬菜（菠菜和西蓝花）、柑橘类水果、豆类（大豆和鹰嘴豆）、麦片、燕麦和蛋黄。试着吃一些轻微蒸过或生鲜的蔬菜。有些食物的作用会被叶酸加强，比如谷类食物，如面包、米饭、面条以及早餐麦片。

然而，你不能仅仅依赖于食物来源。保险的做法是一旦停止避孕，就应该开始服用叶酸。复合维生素片也含有一些叶酸，但是不足以保护你的婴儿。为减少脊柱闭合不全的风险，你需要一天至少服用400微克的叶酸片直到怀孕12周为止。叶酸片是非处方药，不需要处方，从任何一个药店及大部分的超市就能买到。如果你有一个脊柱闭合不全的孩子，你的第二个孩子患同样疾病的风险也较高。在这种情况下，你的医生会建议你每天服用高剂量（5毫克）的叶酸。

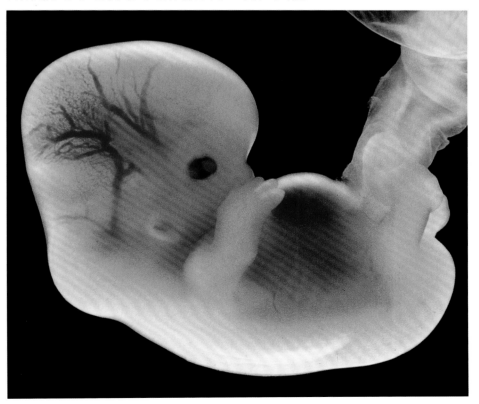

正在发育的胚胎
如果你补充叶酸，你未出生的婴儿发育正常的概率更高。叶酸应该从停止避孕时开始服用，一直到怀孕12周为止。

妊娠日程表

这一节内容可以说是一个十月怀胎的日程表，其中用图来表示一个妇女的妊娠进度，显示出你能觉察到的身体和情绪的变化，以及从受孕起直到在子宫内最后一天胎儿的发育情况。日程表中，有每个阶段你应做些什么的建议，对你存在的问题及你所担心的事做了会令你放心的回答。每个月至少有一件与妊娠有关的附加事项，例如产前课程的选择、哺乳期所用胸围大小的自我测量法等。每个人妊娠的情况会有所不同，所以日程表中所述的某些变化，如果在同样确切的时间内，没有出现在你身上的话也不要惊奇，比如，你体重的增加可能与日程表中所示的不同。此外，日程表中妊娠天数是从末次月经的第1天算起，所以受孕后两周作已妊娠4周计。

妊娠

如果你打算实现妊娠，就要检查一下在你的生活方式中是否确实没有任何损害胎儿的事。胎儿体内所有的主要器官都是在妊娠最初3个月内形成的，在这期间，胎儿的健康也最容易遭受损害。一旦受孕，你自己大概也会知道或怀疑自己已妊娠，因为你会出现许多与往日不同的体征，例如乳房隆胀，或者感觉不舒服。这些变化多数是由于妊娠最初的几周内，你的身体准备为胎儿提供营养而使激素水平升高引起的，到了妊娠12周左右，这些不舒服的感觉常会减轻，甚至完全消失。

妊娠的早期体征

出现下列一个或多个变化时就意味着你已怀孕。起初你可能还没注意到这些，但因为你"感到"和以往不同，所以本能地还是会知道自己是怀孕了。

■ 月经过期不来，但如果你平时月经周期就不规律，或者你经常焦虑，忙碌或生病的话，月经不来就不是可靠的征兆了。妊娠后也可能在正常月经期的时间有轻微出血。

■ 乳房增大、柔软，或许有小小刺痛。

■ 口腔中有一种不舒服的金属味。

■ 不仅在夜晚，就是在白天也感到疲倦。

■ 自觉软弱无力，甚至头晕目眩。

■ 正常的阴道分泌物增加。

■ 在白天任何时间内都可能有恶心感或呕吐。

■ 对某些东西极为厌恶，如酒精、咖啡和烟，而对其他某些东西却很渴望。

■ 由于激素的变化引起情绪异常。

■ 小便次数增多。

证实妊娠

尽快地证实妊娠。家庭医生或医院都可以化验尿液标本，月经过期后数天，在尿液中出现一种激素，即可证实妊娠。或者买一个家用妊娠检验器，你自己就可进行检验，以上两种方法任选一种都是可靠的。当你月经有两次没有来时，医生可能进行阴道检查以证实你是否妊娠。

验孕棒

检验时，在试纸中加入几滴尿液即可，但最好用早晨起床后的第一次尿液检验。这些检验器有各种指标，例如以颜色的改变来显示你是否怀孕。如果你仔细地按照说明书进行操作，这些检验是完全准确的，但是，即使如此也会有假阳性或假阴性的结果，所以还是请医生验证一下是否怀孕为好。

预产期的计算

妊娠从受孕到分娩大约持续266天。最可能的受孕时间是排卵日，正常的月经周期一般为28天，排卵发生在下月月经来潮前14天，所以预产期的推算方法就是从末次月经的第1天起后延280天（266+14）。不过，这只是一个大概日期，虽然平均孕期是40周，但是，38—42周之间都算正常妊娠。

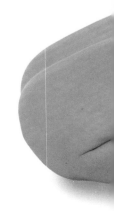

健康妊娠：从受孕开始，避免进食各种可能危害到未出生宝宝的有害物质，这非常重要。

妊娠期需避免些什么？

在整个妊娠期间应避免吸烟、饮酒及各种方式的药物治疗，除非医生证明用药是安全的。这在妊娠期最初3个月尤其要注意，因为在这个时期内，胎儿的身体器官正在形成。

吸烟

吸烟会使胎儿缺氧。吸烟的母亲，其胎儿易致早产或导致低体重儿，吸烟也会增加流产、死胎以及畸胎的概率，或导致胎儿出生后死亡，所以要完全停止吸烟。每天即使只吸少量的香烟也会损害胎儿，因此只是停止吸烟还不够，因为被动吸烟也会损害胎儿，甚至是造成婴儿死亡的原因之一，所以在孕期要避开有烟雾的环境。如果你的丈夫吸烟的话，要鼓励他也停止吸烟。

饮酒

每次喝上一杯，每周一次或两次，对孕妇或胎儿不会造成什么伤害，但妊娠期间最好完全不饮酒，因为没有人知道饮酒的安全界限是多少。经常大量饮酒会带来严重危害，过度狂饮尤其危险。

药物

许多药物对胎儿都有损害或起着未知的作用，除了医生在知道你已妊娠的情况下开给你的药物外，妊娠期间应避免用药，包括你平时因为小病而服用的许多药物，例如阿司匹林。如果你患有必须用药物控制的疾病，如糖尿病，医生可能会更改药量。

其他危害

猫和狗的粪便、生的或未煮熟的肉类中都可能有弓形虫属的寄生虫，对胎儿有严重危害。接触生肉后要仔细洗净双手，不要吃未熟透的肉。避免清扫猫狗的排泄物，如确需你去做就要戴上手套并且事后好好洗手。从事园艺工作时要戴手套。水果蔬菜要彻底洗净再吃。

生命的开始

在妊娠的最初8周内，婴儿从受孕时的单个细胞发育成2.5厘米长的、具有人形的胎儿。

受孕至妊娠4周

1 排卵　在月经周期的第14天前后，一个成熟的卵子从一侧卵巢释放出来并有受精的可能。卵子被输卵管末端的输卵管伞抓住并收入输卵管内。卵子可以存活24小时，如果在此期间没有受精，它就会在下一次月经时和子宫内膜一起从阴道排出。

3 细胞分裂　受精卵几乎即刻开始细胞分裂，在沿着输卵管向下移动的同时，它分裂成为越来越多的细胞。

4 到达子宫　受精后大约第4天卵子到达子宫腔，它发育成有100个左右细胞的细胞球，中央充满了液体，但是它终究还是太小了，肉眼看不见它。在以后的几天里它就漂浮在子宫腔内。

精子的游动

在性高潮时，男子可射出2亿—4亿个精子进入女子的阴道。许多精子又从阴道溢出，或者沿途损失，但是，有些精子游动穿过子宫颈分泌的黏液，再穿过子宫进入输卵管。如果卵子尚未释放出来，精子可以存活48小时。

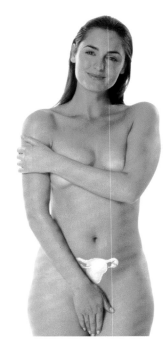

子宫的位置

输卵管

释放出来的卵子

卵巢

生长中的卵子

即将成熟的卵子

黄体（它产生的激素可以使你的身体为妊娠做好准备）

子宫

胚胎
将自己深深植入子宫内膜

子宫颈
在排卵期前后变得柔软而富有弹性，因此精子更容易穿过

2 受精　精子携带一种可以溶解卵子外层覆盖物的物质，所以它可透入卵子。当一个精子进入卵子后，其余的精子就不能再进入了。这个精子失去尾部，并且头部开始膨大，它与卵子融合在一起形成一个单一的细胞，称为受精卵。

5 着床　受精卵大约在3周末开始将自己植入又软又厚的子宫内膜里，这时称为着床。当受精卵牢固地贴附在子宫内膜上时，受孕才算完成。

来自胚胎外层细胞的海绵样指状突起开始钻入子宫内膜里，并与母体的血管连接起来，以后它们就形成胎盘。脐带以及保护胎儿的各层膜也是由其中的一些细胞发育而成的。内层的细胞则分裂为3层，它们分别发育成婴儿身体的各个部分。

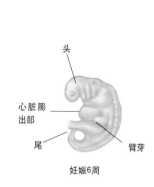

头
心脏膨
出部
尾
臂芽
妊娠6周

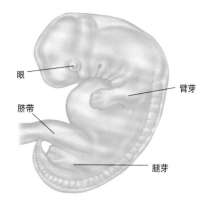

眼
脐带
臂芽
腿芽
妊娠7周

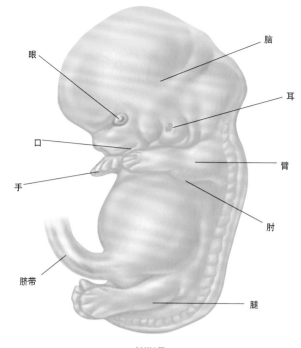

脑
耳
眼
口
手
臂
肘
脐带
腿
妊娠8周

妊娠5—6周

■ 胚胎漂浮在充满液体的囊中。

■ 胚胎有简单的脑、脊柱以及中枢神经系统。

■ 头部出现4个浅窝，它们以后成为两眼及两耳。

■ 胚胎开始有消化系统、口及颌的雏形。

■ 胃及胸部正在发育。心脏在胸的前部，可看到一个大的膨出，在6周末开始搏动。

■ 血管系统正在形成。

■ 4个纤细的肢芽已发育。

妊娠7周

■ 头大，弯向胸部。面部

正在形成，虽然两眼在头的两侧，但仍是闭着的。盖在两眼上面的皮肤，皮下可见黑色素。

■ 可以清楚地看到上、下肢，在其末端有裂，以后这些变成手指和脚趾。

■ 心脏开始使血液在胚胎的体内循环。

■ 婴儿神经系统的轮廓已接近完成。

■ 骨细胞开始发育。

■ 胚胎有两肺、肠、肝、两肾以及内生殖器官，但均尚未完全形成。

妊娠8周

■ 从这时起胚胎可称为胎

儿，表示是"幼小的一个人"。

■ 所有的主要内脏器官均已发育，但它们的外形还显得简单，可能尚未固定在最后的位置。

■ 面部已能辨认，看起来有个鼻尖，两个鼻孔已形成。两侧颌骨联合起来形成了口腔。已有舌头。

■ 负责平衡及听

力的内耳正在形成。

■ 指与趾尽管还由皮肤的蹼（webs）连接着，但正变得更清楚。

■ 上肢和下肢已生长得较长，肩、肘、髋以及膝等关节已能看出。

■ 尽管你尚未感觉到，其实胎儿旋转活动已相当多。

长度：胚胎长6毫米（1/4英寸），大约有苹果种子般大小。

长度：此时胚胎长1.3厘米（1/2英寸），如小葡萄般大小。

长度：此时胎儿长2.5厘米（1英寸），如草莓般大小。

双胞胎

大约1/80的妊娠是双胞胎，又称孪生。如果在你家族中有双胞胎的话，你有双胞胎的机会就较大。

双卵双生 是两个独立的卵子分别由两个精子受精。它出现的机会比单卵双生多3倍。双卵双生各有一个胎盘，性别可以相同也可以不同，两人之间并不比其他兄弟、姐妹更为相似。

单卵双生 是一个卵子受精后分裂为相同的两部分，二者分别发育成两个相同的婴儿。双胞胎共用一个胎盘，性别一定相同，身体特征和遗传性状也相同。

问与答

"我能影响婴儿的性别吗？"

婴儿的性别由精子所决定，精子是有男性或女性之分的。研究指出：形成男性的精子游动得较快，但存活时间较形成女性的精子短。所以在你最容易受精的日期（月经来潮前14天左右）性交可能增加怀男孩的机会；如果在排卵期前3天性交，可能增加怀女孩的机会。

妊娠12周

胎儿看来更具人的特点，不过他的头对于身体来说比例还显得太大，肢体虽已形成但仍显得短小。此时你应可感觉到妊娠早期的不适反应已开始消退。这时你确实应去产前门诊进行第一次检查了。

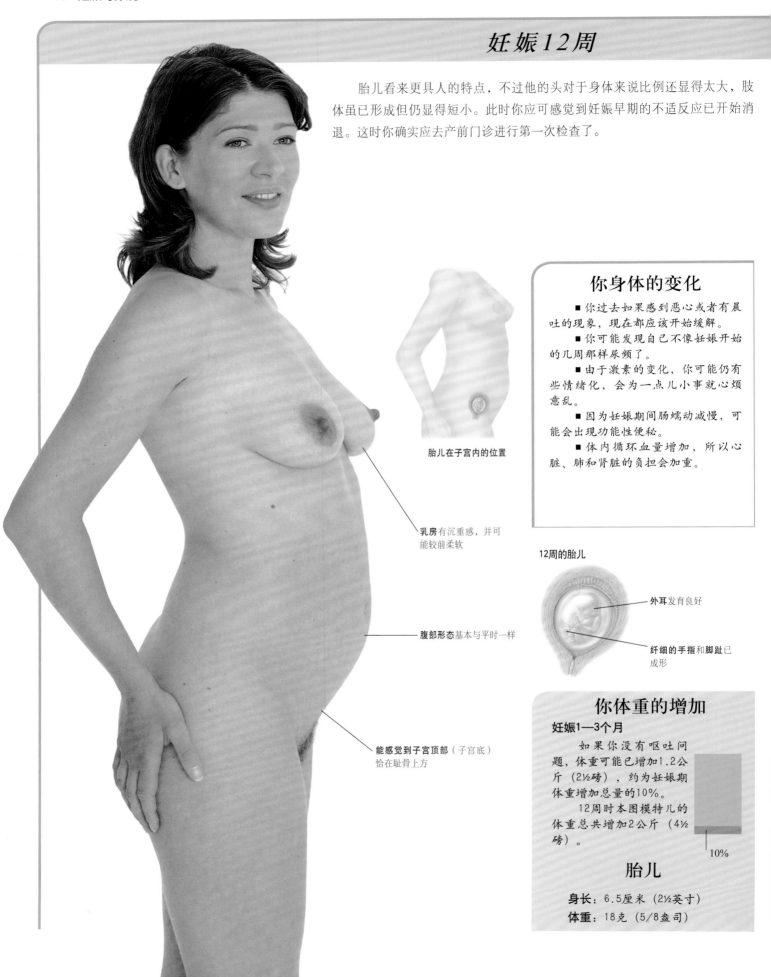

胎儿在子宫内的位置

你身体的变化

■ 你过去如果感到恶心或者有晨吐的现象，现在都应该开始缓解。

■ 你可能发现自己不像妊娠开始的几周那样尿频了。

■ 由于激素的变化，你可能仍有些情绪化，会为一点儿小事就心烦意乱。

■ 因为妊娠期间肠蠕动减慢，可能会出现功能性便秘。

■ 体内循环血量增加，所以心脏、肺和肾脏的负担会加重。

乳房有沉重感，并可能较前柔软

12周的胎儿

外耳发育良好

纤细的手指和脚趾已成形

腹部形态基本与平时一样

能感觉到子宫顶部（子宫底）恰在耻骨上方

你体重的增加

妊娠1—3个月

如果你没有呕吐问题，体重可能已增加1.2公斤（2½磅），约为妊娠期体重增加总量的10%。

12周时本图模特儿的体重总共增加2公斤（4½磅）。

10%

胎儿

身长：6.5厘米（2½英寸）

体重：18克（5/8盎司）

做些什么?

■ 购买适合支撑乳房的文胸。

■ 检查一下你的饮食应是由新鲜食物制作的、多样化的。

■ 大量饮水,饮食中应包括有高纤维素的食物,以防便秘。

■ 和牙科医生预约,为你检查牙齿。

■ 告知雇主你已怀孕,以便请假去产前门诊检查。

■ 去产前门诊接受第一次产前检查。

■ 向产前门诊医生询问,妊娠期间在医疗或用药问题上有哪些需要注意的事项。

■ 要有规律地进行产前运动训练,可以去游泳。

■ 如果你想运动的话,可报名参加产前运动课程。

■ 了解一下,在你家附近有无其他产前课程。

生长中的婴儿

■ 所有的内脏器官都已形成,而且大部分正在工作,因而大大减少了感染或药物造成损害的可能。

■ 眼睑已经发育并紧闭着。

■ 胎儿有了耳垂。

■ 四肢已经形成,有了手指和脚趾,纤小的手指甲和脚指甲正在生长。

■ 肌肉正在发育,胎儿活动更多了。他的脚趾能屈能伸,手能握成拳头。

■ 他能活动嘴部肌肉,能皱眉、噘嘴、张开或闭上小嘴巴。

■ 他能吸吮、吞咽身体周围的羊水,还能排尿。

产前课程

要开始考虑最适合你和你丈夫的课程种类。一般在这时可参加入门性质的课程,例如妊娠期的保健方法以及在预产期前8—10周开班的一些课程。整个妊娠期间都应参加产前运动课程。

选择课程

不同的课程侧重不同的主题,所以要选择相关的、讲解最详细的课程。有三种主要类型的课程,你可参加一种以上,这些课程均包括分娩方面的知识。

医院的课程

医院的免费课程可以让你了解医院的操作程序和常规运作,医院又将是你的分娩地点,你可以到产房及产科病房去看一看。唯一的缺点是这种课程的人数会太多,而且通常采用录像讲解的方式,不方便提问。

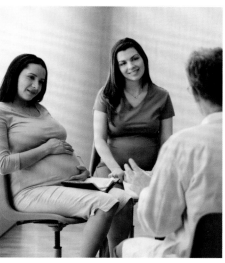

孕期的过程

在这个课程中,你会遇到很多人,既有专业的老师,也有很多准妈妈。

社区的课程

向助产士了解一下你居住的社区哪里有这种课程。社区课程也是免费的,通常比医院的课程规模小,但气氛更友好。你会认识一些将来可以照顾你和你的新生儿的人,以及其他未来的母亲。

这些课程着重于如何照料新生儿,也包括分娩。如果你选择在医院分娩,你可以去这个医院进行参观。你丈夫也可参加某些课程。

其他课程

还有其他机构组织的课程,其重点是产前运动,也包括技巧课,诸如松弛技巧,对你分娩会有帮助,并且在参加课程时也可结识其他的母亲。通常也应鼓励你丈夫参加这类课程。

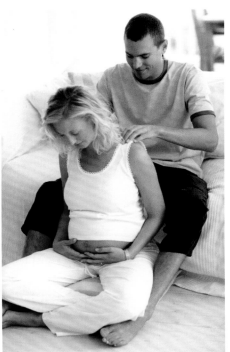

分娩的辅助措施

可能要教你和你丈夫学会按摩技巧,以帮助你顺利分娩。

妊娠16周

现在你进入了妊娠4—6个月的阶段，你应感觉良好并且精力充沛。从这时开始，从外表看来你肯定是怀孕的样子，需要穿较宽松的衣服。胎儿已完全成形，并且自14周起已开始通过胎盘摄取营养。在以后几周内，胎儿继续生长、成熟，能够比较独立地生活。

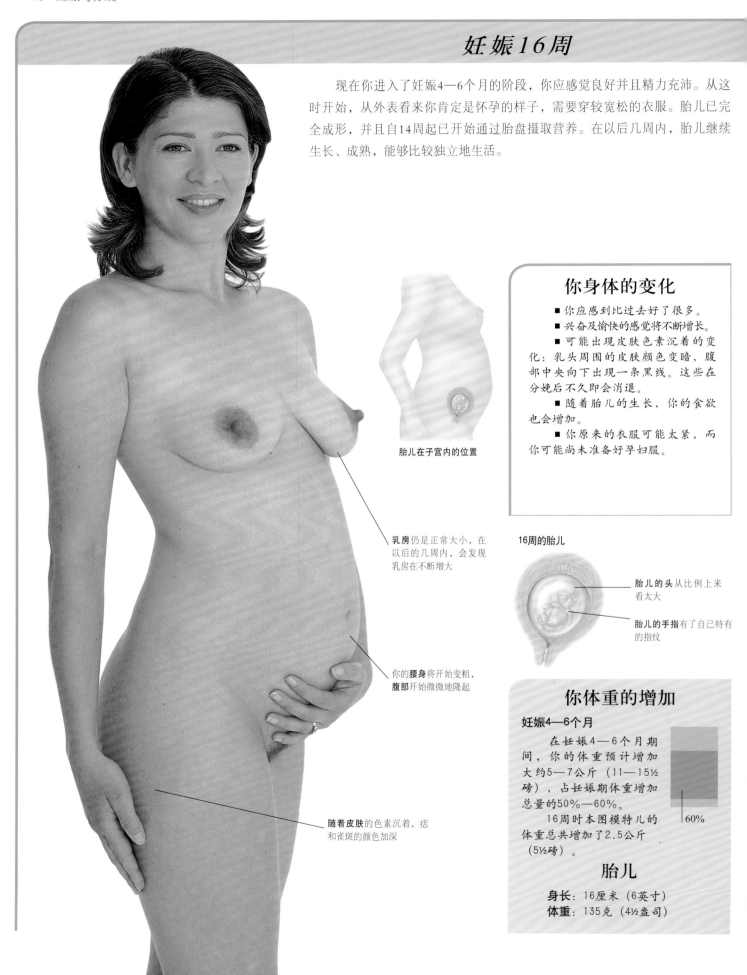

胎儿在子宫内的位置

乳房仍是正常大小，在以后的几周内，会发现乳房在不断增大

你的**腰身**将开始变粗，**腹部**开始微微地隆起

随着**皮肤**的色素沉着，痣和雀斑的颜色加深

你身体的变化
- 你应感到比过去好了很多。
- 兴奋及愉快的感觉将不断增长。
- 可能出现皮肤色素沉着的变化：乳头周围的皮肤颜色变暗，腹部中央向下出现一条黑线。这些在分娩后不久即会消退。
- 随着胎儿的生长，你的食欲也会增加。
- 你原来的衣服可能太紧，而你可能尚未准备好孕妇服。

16周的胎儿

胎儿的头从比例上来看太大

胎儿的手指有了自己特有的指纹

你体重的增加

妊娠4—6个月

在妊娠4—6个月期间，你的体重预计增加大约5—7公斤（11—15½磅），占妊娠期体重增加总量的50%—60%。

16周时本图模特儿的体重总共增加了2.5公斤（5½磅）。

60%

胎儿

身长：16厘米（6英寸）
体重：135克（4½盎司）

做些什么?

■ 如果你还未戒烟的话，应停止吸烟。督促你丈夫也不吸烟。

■ 不要因为食欲增加而吃一些不合适的食物。吃有益健康的食物并注意体重的增加。

■ 如果医生给你开了铁质补充剂，现在就应该开始服用了。

■ 妊娠3个月之后就可以停止服用叶酸了。

■ 去产前门诊做第二次检查。可能给你做超声波扫描和血清筛查化验。如果胎儿有可能出现异常，这时就要做羊膜穿刺。

生长中的胎儿

■ 眉毛和睫毛正在生长，在胎儿的面部以及身体上长出纤细的绒毛，称为胎毛。

■ 胎儿的皮肤薄而透明，能看到皮下的血管网。

■ 双臂及两腿的关节已经形成，硬骨开始发育。

■ 对于确定性别来说，胎儿的性器官已足够成熟，但这时做超声波扫描还未必能查出。

■ 胎儿用胸部做呼吸动作。

■ 他能吸吮自己的拇指。

■ 他有力地活动，但你可能尚未感觉到。

■ 胎儿心脏搏动快过你两倍，妊娠14周后，医生或助产士用听声器（一种专门听胎儿心脏搏动的器具）可以听到他的心音。

■ 这一期间胎儿迅速生长。

参阅:

血清学检查 P.36

羊膜穿刺术 P.37

有益健康的饮食 P.50—53

松弛与呼吸 P.48—49

皮肤的颜色 P.21

吸烟 P.13

补充营养 P.52

超声波 P.36

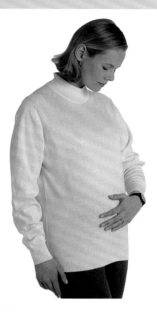

复杂的感受

你和你丈夫对于妊娠会有些复杂的情绪，所以，有时会有兴高采烈及兴奋的感觉，而有时你的情绪又会低落。对任何消沉的感觉要尽量忍受及理解，这些在分娩后都会消失。

常见的烦恼

如果为了婴儿以及即将为人父母的事而烦恼，最好的办法是互相坦率地进行交谈；另外还应尽可能多地获取有关妊娠的知识，从而对各种变化增加了解。

你

有时，兴奋和期待的感受会被消沉的想法所干扰，这是很自然的事。你可能会因为对婴儿的爱而担心胎儿的生长。其实，一旦婴儿诞生并且和母亲彼此相识后，爱就会不断地增长。你也许对自己体形的改变感到沮丧，甚至因为婴儿使你身体承受这样的负担而抱怨，不过，大部分不利于身体的变化在分娩后都会消失，再配合一些缓和的运动，体形也会恢复。

你的丈夫

在这以前，他会觉得自己受到了冷落。由于别人把所有注意力都集中在胎儿身上，他或许会感到妒忌，而现在他应开始有充实和兴奋的感觉。如果他担心自己的收入不够使用的话，可试着做出计划及预算。

单身母亲

如果你是位单身母亲，且对于分娩和胎儿出生感到非常焦虑，那么你可以寻找一些产前培训课程，在那里你可以遇到跟你情况相同的人，并且可以学习和实践一些技巧，比如深呼吸，这样当分娩来临时，你会感觉更自信，更容易控制局面。你身边的朋友和家庭成员会成为你的支持网络。你甚至可以与这样一些组织保持联系，它们能够在怀孕期间和分娩后为你提供支持和实际的建议。

问与答

"我如何才能确信婴儿是健康的?"

婴儿异常的概率很小。多数的异常状态发生在妊娠最初几周内，并且以流产而告终。到了13周，胎儿完全成形，很少会再出现问题。检查一下你的生活方式，如果没有损害胎儿的事，还应进一步减少会产生危害的可能性。

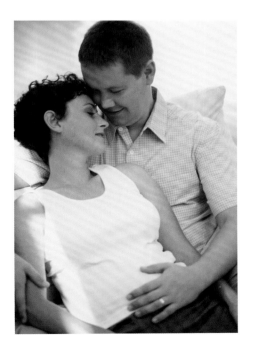

妊娠20周

在妊娠中期的几个月时间内，你会强烈地感到身体处于极佳状态。你的皮肤和头发会有明显的改善，你可以看得出也感觉得到自己变得容光焕发。如果你感觉良好，此时进行假日享受倒是个好主意。现在胎儿的活动会带给你兴奋的感受。

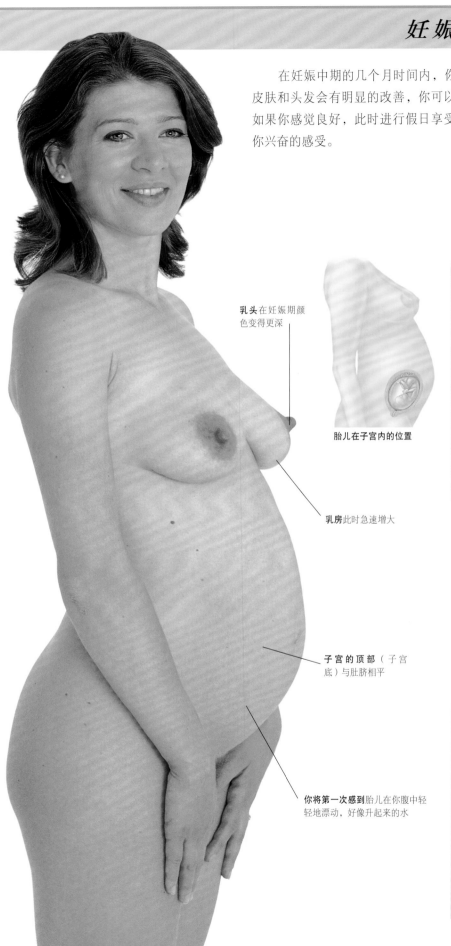

乳头在妊娠期颜色变得更深

乳房此时急速增大

子宫的顶部（子宫底）与肚脐相平

你将第一次感到胎儿在你腹中轻轻地漂动，好像升起来的水

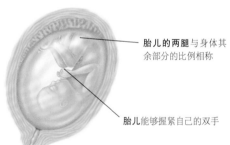

胎儿在子宫内的位置

你身体的变化

■ 皮肤色素沉着更为明显，但分娩后会消退。

■ 乳房分泌初乳，这是一种稀薄而浑浊的物质，它能提供婴儿出生后最初几天所需的全部营养。用纸巾揩去溢出的初乳，但不要再去挤更多的出来。

■ 你可能会出现妊娠期常见的病症，例如牙龈出血、阴道分泌物增多等。由于关节及韧带的松弛，你更可能出现背痛和其他疼痛症状。

20周的胎儿

胎儿的两腿与身体其余部分的比例相称

胎儿能够握紧自己的双手

你体重的增加

妊娠20周后

在这个月内，你体重预计每周增加0.5公斤（1磅）。此时要格外注意饮食要有益健康。接下来的几周是胎儿生长最快的阶段，你的体重也会增加最多。

本图模特儿体重到这个阶段总共增加了3公斤（6½磅）。

胎儿

身长：25厘米（10英寸）
体重：340克（12盎司）

好看的外貌

在妊娠中期这几个月，你可能从外表以及自我感觉上都处于最佳状态。头发光泽，面颊红润，皮肤光滑、健康，但并不是每个人都如此美丽，激素水平过高就不会使皮肤、指甲及头发出现令人喜爱的效果，尽管这些不利的变化分娩后即可消退，但仍会给你带来烦恼。

做些什么？

■ 保证你自己的健康，避免背部劳损，穿平跟鞋。

■ 按照P.40—42上的建议，进行实际练习以减轻各种不适。

■ 开始考虑婴儿必要的衣服及用具，例如便携式婴儿睡篮等。

问与答

"适合长途旅行吗？"

没有理由认为妊娠期间不应去旅游，但最好不要独自一人去。若是乘坐汽车长途旅游，应穿宽松舒适的衣服，途中至少每两小时停车一次，下车步行几分钟，这对你的血液循环会有帮助。

生长中的胎儿

■ 胎儿的头上长出了头发。

■ 牙齿正在发育。

■ 胎脂形成，它是白色油腻状物质，在子宫内保护胎儿的皮肤。

■ 胎儿的上肢、下肢已发育良好。

■ 保护性物质可通过母亲的血液转送给胎儿，在出生后最初几周内，它帮助胎儿抵抗疾病。

■ 胎儿非常活跃，你会初次感到胎儿的活动像是轻轻地漂动。他甚至对子宫外的声音会有反应，如果胎儿没有这么明显的活动，你也不必担心，因为此时他若处于安静阶段，也属正常。

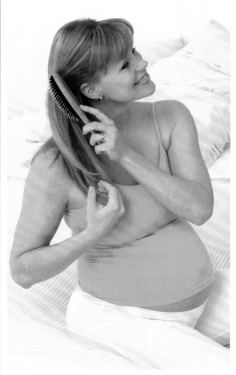

你的头发
你的头发在你怀孕期间可能会变厚。这是由于高水平的激素导致头发较长时间保持在生长活跃期。

头发

妊娠期常会给你一头厚而富有光泽的头发。然而，不是所有人的头发都会变得更好，油性头发可能更加油腻，干性头发可能变得更干、更脆，因此，你可能脱发比平时还多，面部和身体的毛色也会加深。

保护办法

如果你的头发是干而易分叉的，要使用温和的洗发液及护发素，不要过于频繁、过分用力地梳头发。油性头发要经常清洗以保持光泽。很难预料妊娠期的头发会出现怎样的变化，故应避免烫发及染发。

皮肤结构

在妊娠期你的皮肤可能变得更好：瑕疵消失，皮肤变得光滑、细致。然而，你也可能发现皮肤变得很干，或者油腻，或许有斑点。

保护办法

彻底清洁皮肤。如是干性皮肤就要使用能给皮肤增加水分的护肤品在干燥区轻轻地按摩，并在洗澡水中加些浴油。尽可能少用肥皂。

皮肤的颜色

在妊娠期间，皮肤色素沉着的增加是正常的。痣、胎记、瘢痕，特别是雀斑，通常颜色都会加深并且面积扩大，在腹部常出现棕色线纹。你也可能注意到在面部及颈部的两侧出现棕色的斑，即"蝶形面斑"（俗称蝴蝶斑）。不必担心，分娩后不久即会消退。

保护办法

避免强烈的日光照射，以免皮肤上的斑点加重，但如果你不得不在烈日下外出，应涂用过滤性强的太阳油。如果你想遮盖住皮肤上的瑕疵，可以涂用皮肤遮瑕膏。

指甲

你可能发现指甲比平时更易裂开或折断。

保护办法

进行家务及庭园劳动时戴上手套。

妊娠24周

通常这是妊娠期最好的月份。你看来健康，自我感觉愉快并且满足。过去如果体重增加得不算很快，这个月则会增加许多。开始明显看出你是位孕妇了。

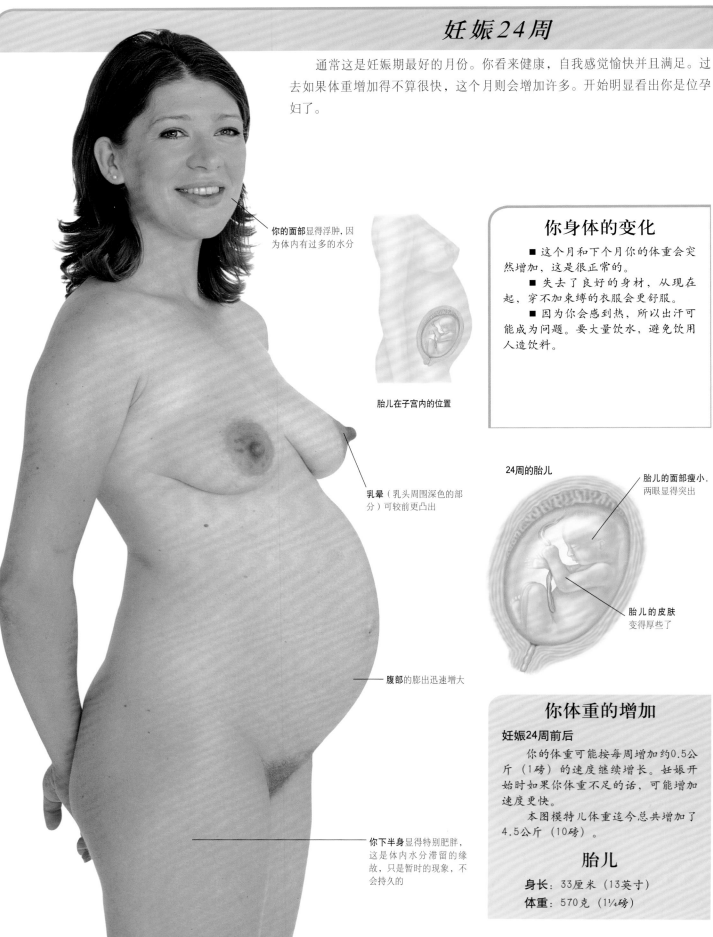

你的面部显得浮肿，因为体内有过多的水分

胎儿在子宫内的位置

乳晕（乳头周围深色的部分）可较前更凸出

腹部的膨出迅速增大

你下半身显得特别肥胖，这是体内水分滞留的缘故，只是暂时的现象，不会持久的

你身体的变化

■ 这个月和下个月你的体重会突然增加，这是很正常的。

■ 失去了良好的身材，从现在起，穿不加束缚的衣服会更舒服。

■ 因为你会感到热，所以出汗可能成为问题。要大量饮水，避免饮用人造饮料。

24周的胎儿

胎儿的面部瘦小，两眼显得突出

胎儿的皮肤变得厚些了

你体重的增加

妊娠24周前后

你的体重可能按每周增加约0.5公斤（1磅）的速度继续增长。妊娠开始时如果你体重不足的话，可能增加速度更快。

本图模特儿体重迄今总共增加了4.5公斤（10磅）。

胎儿

身长：33厘米（13英寸）

体重：570克（1¼磅）

子宫里的胎儿

胎儿在身体发育的同时，也逐步变成有意识的、对感觉有反应的人了。胎儿蜷曲着身体封闭在子宫内，被身体周围的羊膜囊衬垫着，全靠你的胎盘供给他营养及氧气，胎儿的代谢废物也由胎盘排出。无论如何，他的外貌和举止已像出生时的婴儿。

视力

胎儿的眼睑仍是紧闭的，但到28周时就不再紧闭了，并且能看，能睁眼及闭眼。

听力

胎儿能够听到你的声音，如果他是睡着的话，较响的音乐会把他吵醒。他更喜欢某些音乐并以他的活动表示回应。突然的喧闹声会吓着他。

面部表情

他会皱眉，会眯眼，会噘起嘴，还会张开和闭上小嘴巴。

吸吮、吞咽及呼吸

他吸吮自己的大拇指，吞咽身体周围的羊水，通过尿液再将其排出。有时他吸入的羊水太多就会打嗝。胎儿用胸部做呼吸运动，为在子宫外生活而练习。

味觉

他的味蕾正在形成，28周时，胎儿对甜、酸以及苦味都会有反应。

生命维持系统

胎儿通过胎盘取得营养，借助温暖的羊水得到保护。羊水每4小时更换一次，它调节胎儿的体温，对抗感染，抵御突然的撞击。

活动

胎儿会做踢脚和挥拳等小动作，有时甚至会翻筋斗，还能够做抓握动作。

睡眠形式

胎儿随意睡眠和醒来，当你正想睡觉时，他却可能动得更多。

个性

7个月以上的胎儿，与个性及智力有关的脑部发育得更为复杂，个性也会很快发展起来。

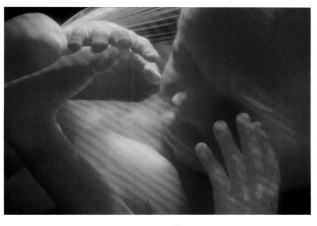

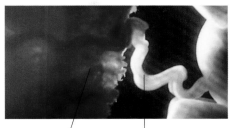

胎盘供给胎儿需要的全部营养。进入你体内的任何物质，不论是好的还是不好的，都通过胎盘的过滤而传入胎儿体内

脐带是由3根血管组成的一条索带，它将胎盘与胎儿连接起来

做些什么？

■ 如果你打算母乳喂养，但乳头平坦或凹陷，你不必放弃这个打算，可找助产士商讨。

■ 白天尽可能多些时间把双脚抬高。

■ 继续慢慢地做运动，但要有规律地进行。坚持松弛及呼吸技巧的练习。

问与答

"哪一种文胸最好？"

在妊娠期乳房需要支撑，最好选用棉质的文胸，两罩杯的下方有紧边，有宽肩带以及可以调节的背扣。整个妊娠期间乳房会不断增大，所以要定期测量其大小。到妊娠末期，适合你的罩杯要比你平时用的大两号。如果你感到乳房沉重，在夜间可戴一个轻薄的文胸。

生长中的胎儿

■ 尚无脂肪沉积，所以胎儿仍然瘦小。

■ 汗腺正在皮肤内形成。

■ 上肢和下肢的肌肉已发育良好，胎儿经常试用它们。当你感到他在活动时，他正处于激烈活动期，不过也有静止期与之交替出现。

■ 胎儿会咳嗽及打嗝，他打嗝时你会感到像敲打的动作。

参阅：

产前运动 P.45—47

妊娠期的服装 P.25

松弛与呼吸 P.48—49

妊娠28周

到了此时你可完全在家，只剩下3个月妊娠期就将结束。你会开始感到笨拙，或许还会出现健忘。在妊娠最后的几个月里，胎儿身体积蓄脂肪。他非常好动，从腹部的表面即可看到他在活动。如果此时胎儿即娩出的话，他能生存，但需专门照料。

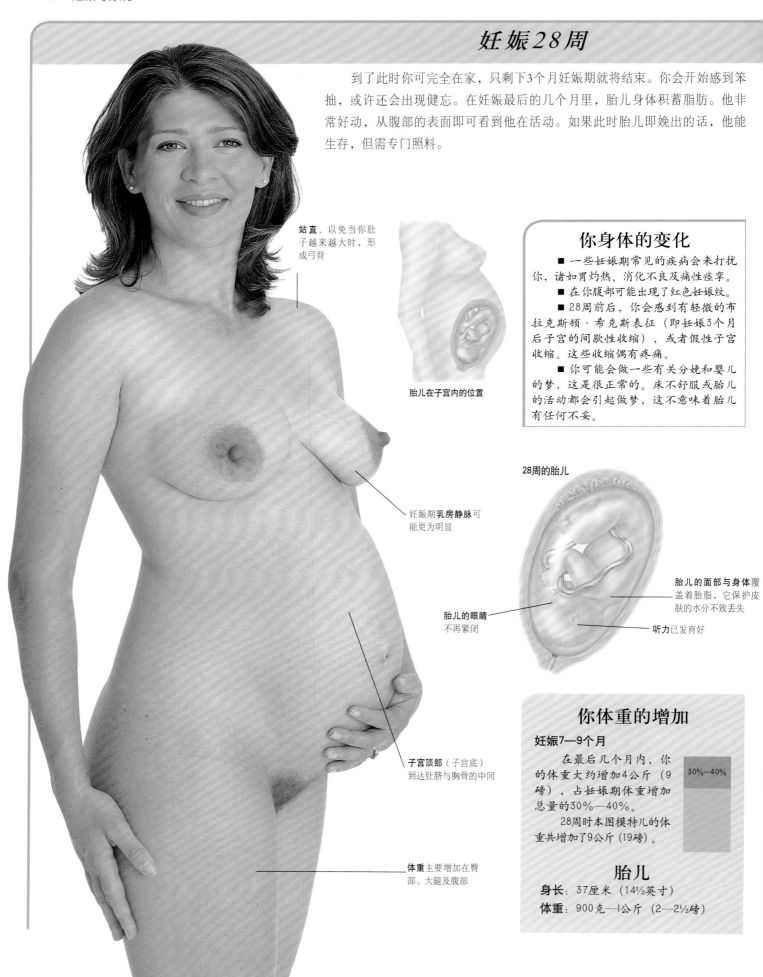

站直，以免当你肚子越来越大时，形成弓背

胎儿在子宫内的位置

妊娠期乳房静脉可能更为明显

子宫顶部（子宫底）到达肚脐与胸骨的中间

体重主要增加在臀部、大腿及腹部

你身体的变化

■ 一些妊娠期常见的疾病会来打扰你，诸如胃灼热、消化不良及痛性痉挛。

■ 在你腹部可能出现了红色妊娠纹。

■ 28周前后，你会感到有轻微的布拉克斯顿·希克斯表征（即妊娠3个月后子宫的间歇性收缩），或者假性子宫收缩。这些收缩偶有疼痛。

■ 你可能会做一些有关分娩和婴儿的梦，这是很正常的。床不舒服或胎儿的活动都会引起做梦，这不意味着胎儿有任何不安。

28周的胎儿

胎儿的面部与身体覆盖着胎脂，它保护皮肤的水分不致丢失

胎儿的眼睛不再紧闭

听力已发育好

你体重的增加

妊娠7—9个月

在最后几个月内，你的体重大约增加4公斤（9磅），占妊娠期体重增加总量的30%—40%。

28周时本图模特儿的体重共增加了9公斤（19磅）。

30%—40%

胎儿

身长：37厘米（14½英寸）

体重：900克—1公斤（2—2½磅）

做些什么？

■ 要保证白天有足够的休息，晚上尽可能早睡。如果到这时你都还在上班，午餐休息时或回到家里时把两脚抬高。

■ 以书面方式通知你的雇主：你打算何时停止工作以及分娩后是否还拟复工，要提前3个星期交上这份通知。在中国，分娩假期通常于产后开始，共4个月，剖宫产则再增加15天；如果因怀孕或分娩而引起疾病或不能工作，可延长分娩假期。分娩假期内可全额支取正常工资。在英美，从妊娠29周起即可领取孕妇工资，但孕妇应根据自己的工作种类、上班路程的远近以及收支情况来决定，你也可选择继续工作的时间稍长一些。

■ 28—36周间，应每两周去产前门诊检查一次。从现在起，用一个普通的胎儿听诊器即可听到胎儿的心跳。

生长中的胎儿

■ 胎儿的皮肤色红且多皱纹，在皮肤下面已开始有脂肪聚积。

■ 大脑的思维部分快速发育，大脑本身增大并且变得比较复杂了。7个月的胎儿已能感到疼痛，在反应方面已经与足月胎儿大致一样。

■ 这时胎儿的味蕾数量比出生时还多许多，所以味觉感受敏锐。

■ 胎儿的两肺发育仍未完全成熟，尚需发育一种叫作表面活化剂（如肺泡分泌的脂肪蛋白，它可增加肺组织的弹性）的物质，它使肺泡在两次呼吸之间不致发生萎陷。

■ 你丈夫假如把手放在你的腹部，可以感觉到胎儿的活动，当胎儿踢腿或转动时，甚至可看到他的脚及臀部的形状。

参阅：

常见疾病 P.40—42

保护你的背部 P.44

妊娠纹 P.42

妊娠期的服装

直到妊娠5个月甚至6个月时，你平时的衣服如果够宽大或还适合穿的话，都还可以穿。不过，添几件新的套装会大大增加你的信心。不一定要买专门给孕妇穿的衣服，到商店中的一般柜台挑选几件能够引起你兴趣的、舒适的、便于打理的衣服就可以了。

宽松的上衣

宽松下垂的T恤、圆领长袖运动衫以及无袖套领衫，这些上衣看上去或感觉上都很好，分娩后仍旧能穿。上衣要保证宽大且长。

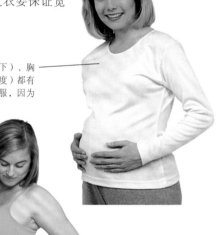

挑选袖弯（腋下）、胸围（上衣的宽度）都有足够余地的衣服，因为乳房将会增大

有弹性的裤子

运动装的裤子既舒服又无约束，只需将裤腰的松紧带（橡皮筋）改为带子，就可适应你的腰围。

装扮

无袖的便服既漂亮又有多种用途，天冷时，里面可穿T恤。注意便服的边要够长，即使你腹部增大，衣服的折边仍能够垂下来。为此，孕妇的服装通常前身应比后身长2.5厘米（1英寸）。

挑选什么样的衣服？

妊娠期间你比较容易感到热，所以要挑选棉质或其他天然纤维制成的轻薄而又宽大的衣服。如果穿这种衣服觉得冷，可加衬层。要避免衣服的腰部过紧，还要避免穿束缚住下肢血液流动的衣物，如太紧的过膝长裤。

舒适的低跟鞋也是必不可少的，但最好不穿完全平跟的鞋。不要穿缚带子的鞋或靴，因为系鞋带对你来说会有困难。

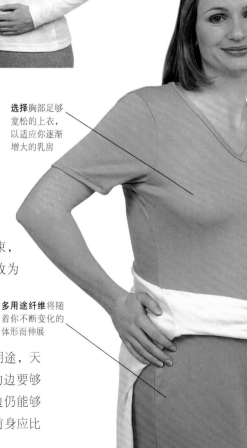

选择胸部足够宽松的上衣，以适应你逐渐增大的乳房

多用途纤维将随着你不断变化的体形而伸展

妊娠32周

你需要把握一切时间多休息，中午尽量躺下来小憩片刻。你会感到身体笨重并且对自己的妊娠状态可能产生厌倦。从现在起，适当地参加一些为母亲开办的工艺课程，这种课程可以一直学到你妊娠期结束。此时胎儿已完全成形，身体各部分都合乎比例，皮下脂肪逐渐增多，胎儿很快就会显得比较丰满。

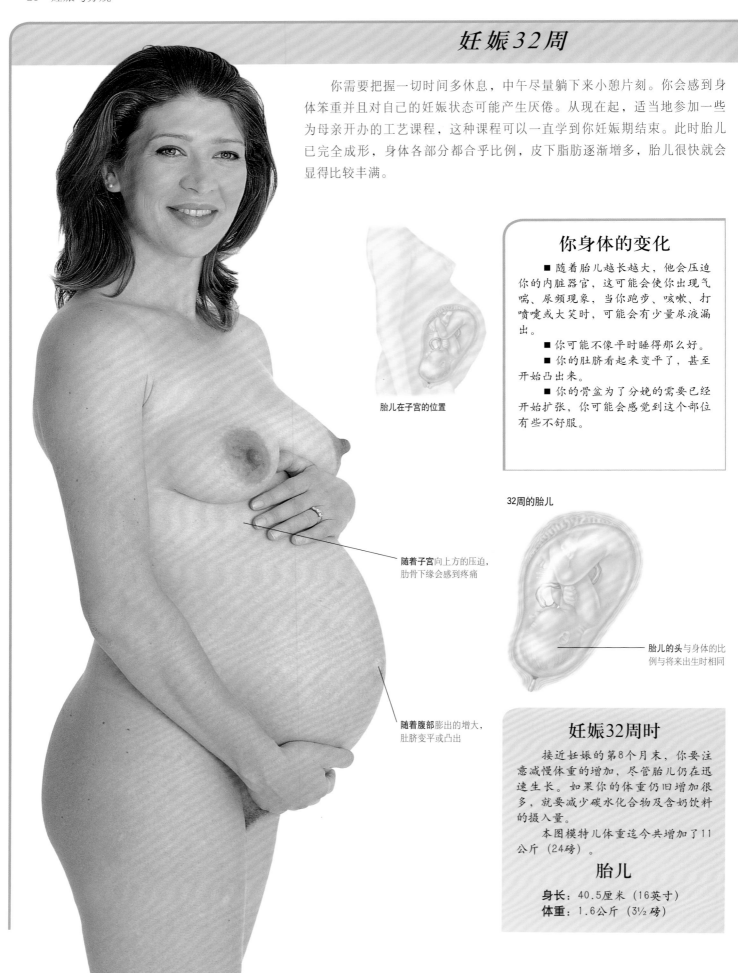

胎儿在子宫的位置

你身体的变化

■ 随着胎儿越长越大，他会压迫你的内脏器官，这可能会使你出现气喘、尿频现象，当你跑步、咳嗽、打喷嚏或大笑时，可能会有少量尿液漏出。

■ 你可能不像平时睡得那么好。

■ 你的肚脐看起来变平了，甚至开始凸出来。

■ 你的骨盆为了分娩的需要已经开始扩张，你可能会感觉到这个部位有些不舒服。

32周的胎儿

随着子宫向上方的压迫，肋骨下缘会感到疼痛

胎儿的头与身体的比例与将来出生时相同

随着腹部膨出的增大，肚脐变平或凸出

妊娠32周时

接近妊娠的第8个月末，你要注意减慢体重的增加，尽管胎儿仍在迅速生长。如果你的体重仍旧增加很多，就要减少碳水化合物及含奶饮料的摄入量。

本图模特儿体重迄今共增加了11公斤（24磅）。

胎儿

身长：40.5厘米（16英寸）
体重：1.6公斤（3½磅）

做些什么？

■ 临睡前把双脚抬高1—2小时。
■ 你如有失眠，在临睡前练习松弛技巧，并且试一下侧卧，把一条腿弯曲起来或用枕头垫高。如仍不能入睡也不要烦恼，在妊娠阶段，夜晚长时间醒着是很平常的。
■ 坚持骨盆底的肌肉运动，如果你有漏尿问题则尤其重要。
■ 如果尚未参加产前课程，现在你应去参加。
■ 为检查贫血需在门诊进行血液化验，如有必要还应检验Rh因子（又称恒河猴因子，是红细胞表面的一种抗原）。

问与答

"我担心性交对胎儿会有损害，这究竟有危害吗？"

这种担心很普遍，但是如果你的妊娠属于正常就没必要担心。胎儿被他身体周围的液囊保护和衬垫着，所以在你做爱时他不致受到损害。如果有任何可能产生危险的因素，如低位胎盘，医生或助产士一定会告知你。

生长中的胎儿

■ 胎儿看来与出生时的婴儿更相似，但其身体仍需长胖些。
■ 现在他能区分光亮与黑暗。
■ 因子宫内没有多余的地方，此时胎儿已转成头向下的体位，准备娩出。

婴儿必需的用品

为你的新生儿购买下列基本用品，出生后再另外添置。

用品

如果可以的话就买全新的婴儿用品。如果是二手物品，一定要仔细检查以确保其安全性。你需要准备：

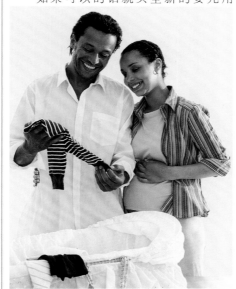

■ 婴儿床或婴儿睡觉用的摇篮。
■ 合适的床上用品。
■ 软的床围。
■ 如果你有车的话，需要一个婴儿座位，它折起来像个椅子。
■ 婴儿浴盆及用品。
■ 两条软毛巾。
■ 更换尿布或衣服的垫子。
■ 尿布及更换尿布的用具。
■ 人工喂养器皿（如果你打算人工喂养或者作为母乳喂养的备份）。

衣服

婴儿生长得很快，你要给婴儿准备：
6件宽领的或包领的内衣；8件有弹性的婴儿套装；2件开襟的毛衫；2件睡衣；2双软袜；太阳帽或毛线帽。

性生活

在妊娠期间由于激素水平的增高，你更容易动情，又因为在这期间不必为避孕担心，所以对性生活常会更有兴趣。

示爱的其他方式

有时，尤其在妊娠最初和最后几周内对性生活会失去兴趣。这并不意味着夫妻间连互相的示爱也要停止。如果你感到做爱太疲劳或太笨重，可采用其他方式表达感情，例如接吻、拥抱、抚摸等。

姿势的改变

在妊娠期的最后几周，你可能发觉传统的男在上的性交姿势不舒服，可试用其他姿势：或许你坐在丈夫大腿上，或自己跪着而让丈夫在你后方，又或者用双方都侧卧的方式会更好些。

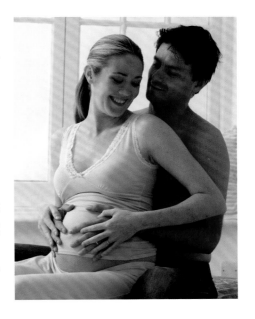

妊娠36周

到这时你该停止工作了，为婴儿诞生所做的准备也应差不多了。你可能渴望妊娠期快些结束，你始终对分娩、婴儿的诞生以及即将成为母亲感到担心。胎儿身体已占据了子宫内所有空间，以致他只能动动手脚，而很少能转动整个身体。如果此时胎儿即娩出，也能够很好地生存下去。

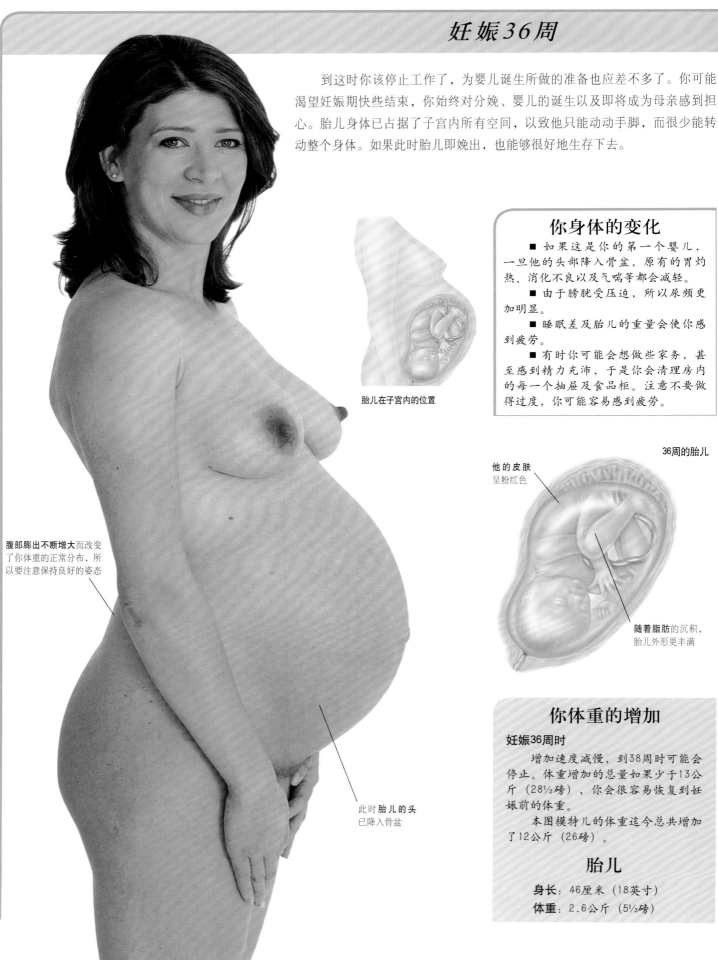

胎儿在子宫内的位置

你身体的变化

■ 如果这是你的第一个婴儿，一旦他的头部降入骨盆，原有的胃灼热、消化不良以及气喘等都会减轻。

■ 由于膀胱受压迫，所以尿频更加明显。

■ 睡眠差及胎儿的重量会使你感到疲劳。

■ 有时你可能会想做些家务，甚至感到精力充沛，于是你会清理房内的每一个抽屉及食品柜。注意不要做得过度，你可能容易感到疲劳。

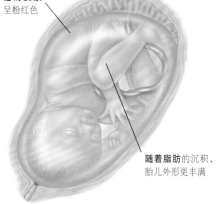

36周的胎儿

他的皮肤
呈粉红色

随着脂肪的沉积，
胎儿外形更丰满

腹部膨出不断增大而改变了你体重的正常分布，所以要注意保持良好的姿态

此时胎儿的头
已降入骨盆

你体重的增加

妊娠36周时

增加速度减慢，到38周时可能会停止。体重增加的总量如果少于13公斤（28½磅），你会很容易恢复到妊娠前的体重。

本图模特儿的体重这今总共增加了12公斤（26磅）。

胎儿

身长：46厘米（18英寸）

体重：2.6公斤（5½磅）

做些什么？

■ 把两脚抬高，无论何时都可预防踝关节肿胀及静脉曲张。

■ 从现在起直到分娩应每周做一次产前检查。

■ 你如果在医院分娩，应事先去参观一下分娩室及产科病房。

■ 购买喂奶时用的胸围。

■ 为了你在医院时以及返回家中时食用，可在食品柜或冰箱中贮存一些食物。

■ 如去医院分娩，就要整理好小提包；如在家分娩则把一切需要的东西集中起来。

■ 检查一下为婴儿准备好的每件东西。

问与答

"分娩过程中我是否应由丈夫陪同？"

■ 很多医院都积极地鼓励丈夫陪伴着妻子分娩。分娩会是一个漫长的过程，如果没有亲近的人在旁边陪伴的话，常会感到孤独。陪伴者首选自然就是你的丈夫。但是如果他确实不想参与此事，给他太大压力也是不公平的。由亲戚或好朋友来替代他也是可以接受的。

生长中的婴儿

■ 如果这是你的第一个婴儿，此时胎儿的头已降入骨盆，准备娩出。

■ 柔软的指甲已长到手指及脚趾的尖端。

■ 如果是男婴，睾丸应已下降。

■ 在子宫内的胎儿，在这最后4周内每天体重大约增加28克（1盎司）。

妊娠后期的休息

在妊娠最后几周内，你可能变得非常容易疲倦。你睡得可能不如平时好，胎儿的体重也使你感到筋疲力尽。重要的不是去驱除这种疲倦感，而是要尽可能多休息及让自己放松。

避免使自己疲倦

白天任何时间，只要你需要就把脚抬高。休息时做些轻闲的事：慢慢地做松弛训练，听听柔和的音乐，看看书或杂志，或者为婴儿编织毛衣。如果你想做些事，就要比平时慢些，使你不致过于疲倦。

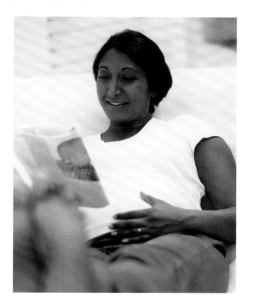

喂奶期用的胸围

婴儿出生后，如果你打算母乳喂养的话，至少需要两个前面开口的喂奶胸围。尺码务必要合适，最好不要在妊娠36周前就购买。

怎么选择？

喂奶胸围主要有两种款式：一种是有盖的，打开盖就可以露出乳头及部分乳房；另一种是在前方有扣的，解开后整个乳房都能露出。以前面开口的为最好，因为在婴儿吸吮的同时，可让他感觉到并且摸得着乳房更多的部分。还要挑选全棉的、肩带较宽并且在两个罩杯下面都有拉链的。

测量尺码

戴上一个你平常用的文胸再测量。购买时如果你对尺码的准确性有任何怀疑的话，可在商店里请人再帮你测量。

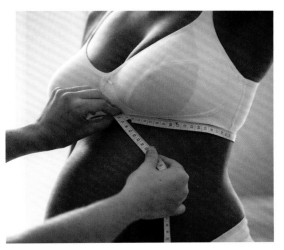

1 使用女装裁缝用的标准卷尺，测量乳房下的尺寸，确定胸围的大小。

2 测量环绕乳房最隆起的部分，所得尺寸即罩杯的大小。

妊娠40周

这个时期你会感到非常笨重，由于腹部膨大常会碰到周围的东西。你最着急的是生孩子，但毕竟已经临近产期，所以你也会感到兴奋和宽慰。

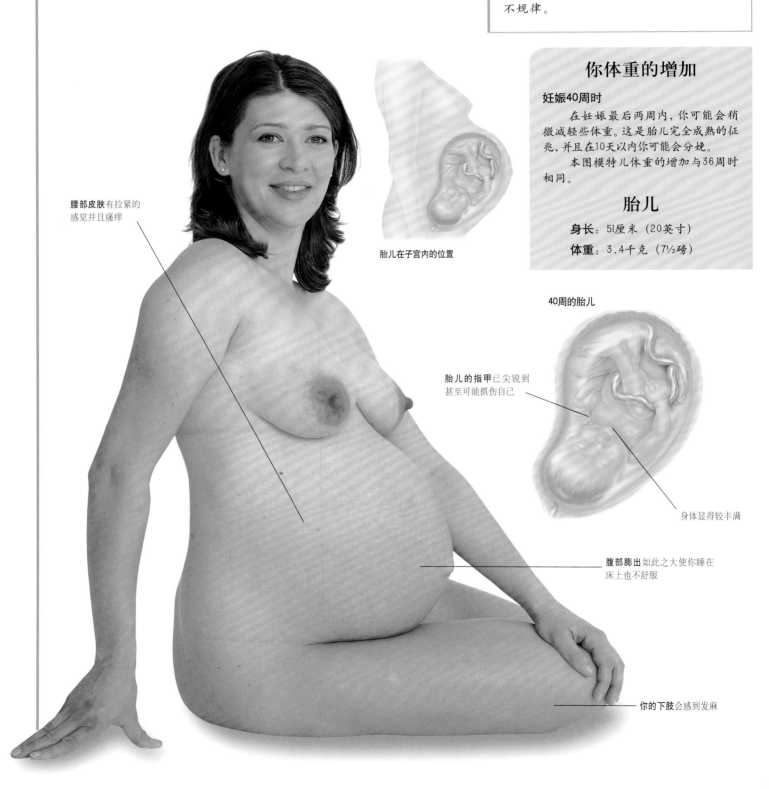

你身体的变化

- 你做每一个动作看来都很费力。
- 你会感到下腹部有沉重感。
- 子宫颈为准备分娩而变软。
- 布拉克斯顿·希克斯表征可能很明显，以致你认为就要分娩了，但收缩并不规律。

你体重的增加

妊娠40周时

在妊娠最后两周内，你可能会稍微减轻些体重。这是胎儿完全成熟的征兆，并且在10天以内你可能会分娩。

本图模特儿体重的增加与36周时相同。

胎儿

身长：5l厘米（20英寸）

体重：3.4千克（7½磅）

胎儿在子宫内的位置

40周的胎儿

腰部皮肤有拉紧的感觉并且瘙痒

胎儿的指甲已尖锐到甚至可能抓伤自己

身体显得较丰满

腹部膨出如此之大使你睡在床上也不舒服

你的下肢会感到发麻

做些什么?

■ 尽可能多休息，再享受最后几天没有孩子的清闲日子。

■ 胎儿一天内至少活动10次，如果你感觉不到的话，就要请医生或助产士检查一下胎儿的心率。

■ 如果布拉克斯顿·希克斯表征很明显的话，做呼吸技巧练习。

■ 婴儿如果未能在预定日期出生，不必担心，婴儿比预产期提前或推迟两周出生是完全正常的。

总体重的增加

妊娠期间体重增加的平均数量是不同的，一般在10—12千克（22—27磅）之间，但是你可能多于也可能少于这个平均值。总体重增加的各部分比例如下：

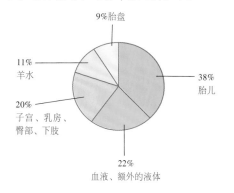

9%胎盘
11% 羊水
38% 胎儿
20% 子宫、乳房、臀部、下肢
22% 血液、额外的液体

生长中的胎儿

■ 虽然在两肩、上肢及下肢部位仍覆着少量胎毛，但大部分已消失了。

■ 胎儿的皮肤表面可能覆盖有胎脂，或者只在皮肤褶皱处存有少量。

■ 一种称为胎粪的黑色物质聚集在胎儿的肠道内，出生后将在其第1次大便中排出。

■ 如果这是你第2个或第2个以上的胎儿，此时胎儿的头部可能已进入骨盆入口，开始通过骨盆下降。

参阅：

布拉克斯顿·希克斯表征 P.56
呼吸技巧 P.49

做母亲了

经历了数十周的准备和计划以后，你终于能够怀抱着自己的婴儿。你可能感到有一股势不可当的动力要去保护这个纤小的人儿，而他的一切又全要依附于你。

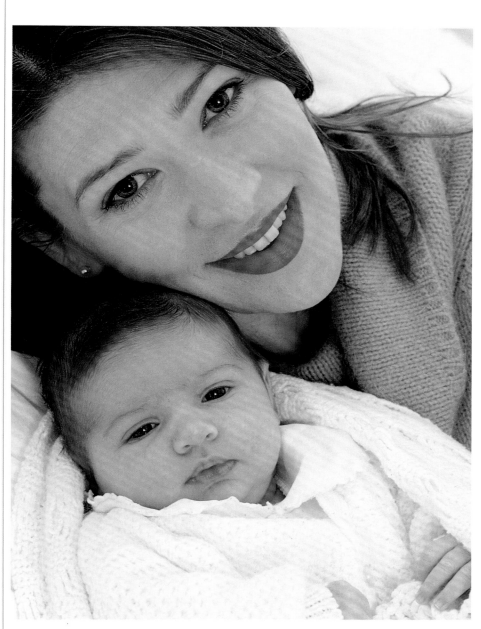

最初的几周

在开始的几周内，生活的一切都围绕着婴儿转。但是一旦你们彼此熟悉后，你就会更善于照料他，而他也会变得更安宁，渐渐进入常规的生活。

产前护理

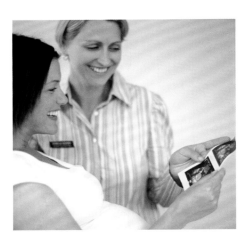

现今从怀孕直到婴儿诞生的全过程都是很安全的。这主要是产前护理发挥了有效的作用。在整个妊娠期间有定期检查及化验，可以确切证实你和胎儿一切正常，使你在分娩过程中不出麻烦。如果出现任何问题也能及早发现并进行有效处理。妊娠期早些开始产前护理是至关重要的，因为第一份检查和化验报告可为以后评价所出现的任何变化提供基本依据。所以，证实妊娠后，向医生请教以便尽快做出适当的选择。医生会对你的产前护理以及分娩进行安排。

在哪里生孩子？

首先需要决定的一件事是你打算在哪里生孩子。目前多数婴儿是在医院里出生的。在英国的一些地区，产妇可以选择去产科医院，也可以选择在家生孩子。

医院分娩

产前护理的类型： 如果你即将在医院待产，你将从医院的产前临床中心获得"全面护理"或"共享护理"，共享护理一部分在医院的产前临床中心获得，而大部分共享护理来自你的全科医生或当地的健康中心。

生产过程： 医院有完整的设备及专业技术，可以帮助产妇缓解疼痛，可以监测婴儿的娩出进程，可以在分娩过程中随时为产妇和婴儿提供帮助，还可以为产妇提供各种紧急救护。产妇产后在医院休息的时间各不相同，有的也许当天就可以回家。虽然在医院休息的时间不长，但是助产士可以给产妇一些建议和帮助，他会到家中进行探望。

然而，由于医院的护理人员是班组形式的，所以每次在产前门诊时，不能保证你都能看到同一位医生，也无法确定哪位助产士将为你接生，因此在临产前没有机会彼此建立联系。

医院病房里可能十分嘈杂，除此以外，在不熟悉的环境中你会感到有点害怕。但是多数医院都举办产前课程（见P.17），如果你参加了这些课程，可能有机会让你参观一下产房及产科病房，借此可让你预先熟悉周围的一切。

每个医院的设施不尽相同，有的医院提供分娩套房，更像是在家里，有些医院有分娩池，可以使分娩更舒适。因此，在你去医院之前，绝对有必要先看看当地的医院所提供的设施，然后再做决定。

助产中心单元

产前护理的类型： 如果你即将在助产中心或者在家生产，助产士将会为你提供所有或者大部分产前护理，医院可能会派医生来协助做一些检查项目（比如超声波扫描）。

生产过程： 这些单元，也称分娩中心，由助产士运行，提供更有家庭氛围的环境。它们或是位于大医院之内的产科，或是在当地的教区或社区医院自立门户。这些单元被设计为用来处理常见的孕期问题，或是完成在低技术、非正式环境下的分娩。然而，这些小的单元并不拥有医院里完整的医护设备。

在家分娩

产前护理的类型： 如果你考虑在家里生宝宝的话，应该确定你已经找好了一个受过训练的独立的助产士，他（她）将会负责你所有的产前检查，引导你度过产前的阵痛和分娩时刻。

生产过程： 如果你的身体状况良好，整个孕期都很顺利，觉得在家能够应付分娩过程并且能更放松的话，就可以选择在家分娩。但是一旦出现并发症，就必须到医院去。这就可能会延误给产妇和婴儿采取急救的时间。在家分娩缓解疼痛的措施有限，而且不可能采取硬膜外麻醉。如果你的医生不愿意到家里来为你接生，你所在地区医院的助产士主管人就会提供给你一名助产士，一些独立的助产士专门从事家庭分娩。除此之外，你还可以请你所在社区的保健委员会或保健局向你推荐当地其他比较擅长产科的医生。

应该关心的问题

医院的规章制度各有不同，所以要在门诊时和工作人员讨论你认为是重要的问题。对临产及分娩预先有些想法是自然的事，然而，真实情况往往与想象的大不相同。以镇痛为例，即使你已确定不想要镇痛，也应留有余地，先不决定，如果需要镇痛时便提出来。你可能要询问的一些问题现罗列于下：

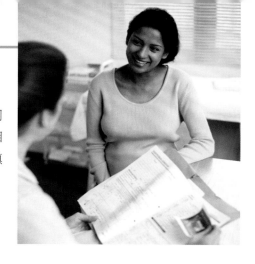

临产时的问题

我丈夫或者朋友在临产阶段是否能一直陪伴着我？是否任何时候都可以叫他（她）离开产房？

临产期间我能否按照自己的意愿到各处活动一下？

医院对于缓解疼痛、电子监控常规以及引产（见P.64—66）的规定是什么？

我将接受哪种方法缓解疼痛，适合用硬膜外麻醉还是使用电压脉冲仪（见P.64—65）？

分娩时的问题

我能否用我选择的任何姿势分娩？适合用椅子、大的坐垫，还是分娩凳？

医院对于会阴切开术、剖宫产术以及注射麦角新碱的规定是什么？

分娩后的问题

分娩后我在医院停留多久？

我能否全部时间（包括夜晚）都和我的婴儿在一起？

我丈夫是否随时可来探望？

有无专门的儿科医生和病房？如果没有，一旦婴儿需要治疗应到哪里去？

熟悉你的病历卡

在你第一次去产前门诊时就会给你开立一份病历卡，临床化验结果、关于你妊娠期间的任何其他详细情况通常都记录在此卡上。这张卡为医生提供需要了解的各个事项的记录。有些医院会把你的病历卡直接交给你，你始终要保存好它。不管你是两种情况中的哪一种，你一定要熟悉记录内容代表什么，对任何事项如不清楚可以询问。

AFP	甲胎蛋白	LMP	末次月经
Alb	尿白蛋白	LSCS	下段剖宫产手术
	（蛋白的一种）	MSU	中段尿标本
BP	血压	NAD	未见异常
Br	胎儿臀位	NE	胎头未衔接（未入盆）
C/Ceph	胎位正常	Oedema	浮肿（肿胀表现）
or Vx	头向下	Para O	孕妇未曾生育
CS	剖宫产术	Presentation	先露
E/Eng	胎头已衔接（入盆）	Primigravida	第一胎妊娠
EDD/EDC	预产期	Relation of	胎儿的先露部分
Fe	铁质补充剂	PP to brim	与骨盆上口的关系
FH	胎心	Rh+	Rh阳性血
FHH / FH	听到胎心音	Rh-	Rh阴性血
FHNH	未听到胎心音	SFD	小于胎龄
FMF	感觉到胎动	TBA	需复诊
Fundus	子宫底的高度	TCI	需住院
Hb	血液中血红素值	Tr	发现痕量
	（用以检测贫血）	U/S	超声波
H/T	高血压	VE	阴道检查
LFTS	肝功		

缩写字母是描述胎儿位于子宫内的胎势的。以下是几种姿势：

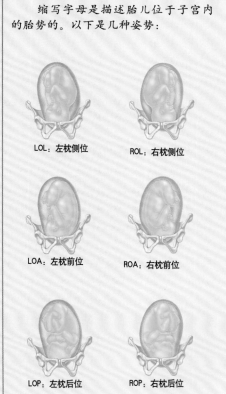

LOL：左枕侧位　　ROL：右枕侧位

LOA：左枕前位　　ROA：右枕前位

LOP：左枕后位　　ROP：右枕后位

去门诊检查

去门诊进行初诊，直到28周之前每月去门诊一次。此后去门诊的次数要更频繁，妊娠36周前，每两周去一次，最后一个月则每周去一次。每次门诊时，医生和助产士都要给你做常规化验检查，以核实妊娠进程是否正常。

血液化验（初诊时化验）

要从你的臂部取血化验，以查对：

■ 你的血型以及你的Rh血型（见P.38）。

■ 你不贫血（见P.38）；在妊娠32周左右，再次取血检查此项。

■ 你对风疹是有免疫力的。

■ 你没有性传播疾病，例如梅毒，也没有肝炎。梅毒必须在妊娠20周以前治疗，否则胎儿会受损害。

如果你以及你丈夫的祖籍是西印度或非洲的话，要检验镰状细胞（红细胞）特性，如果你的家系来自地中海，或者中东及远东，就要测定地中海贫血。这些类型的贫血是有遗传性的，并可危及婴儿健康。

全身检查（初诊时检查）

医生或助产士会为你做体质检查。会听诊你的心脏和肺，也可能检查你的乳房有无肿块及乳头内陷。可能要了解你的牙齿状况，并鼓励你去做一次检查。

体重（初诊时测量）

初诊时要测量体重。妊娠前3个月由于清晨恶心和呕吐的缘故，体重可能会有些下降，这很常见，你不用担心。如果在妊娠后期体重突然增加，可能是子痫前期的症状（见P.38）。

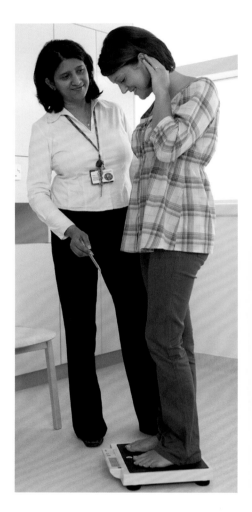

尿液标本（每次门诊时化验）

会检测以下各项：

■ 如果反复发现微量的糖，可能是糖尿病的现象（见P.38）。

■ 尿液中有少量蛋白质可能表示你肾脏功能不够正常。如果在妊娠后期尿液中发现有蛋白质，可能是子痫前期（又称先兆子痫）的症状（见P.38）。

■ 为了收集中段尿标本，会给你一根消毒棉花拭子，由你自己清洁外阴，并给你一个收集尿液的消毒瓶。让开始排出的尿液流入厕内，不要收集，把剩余的尿液收集入瓶。立即化验。

初次谈话

初诊时，医生或助产士会向你提出一些关于你及你丈夫的问题，目的是查清楚是否有影响妊娠以及胎儿的任何情况。门诊常规检查各处不同，但可能问你下列问题：

■ 个人的详细情况，例如你的出生日期，以及你和你丈夫从事何种工作。

■ 你的原籍国家，因为某些类型的贫血是遗传的并且只有某些种族会罹患（见P.36，血清学检查）。

■ 你的健康情况：你可能曾患有严重疾病或接受过手术，你是否有任何过敏反应，或者正在服用药物。

■ 你的家族病史：在你或你丈夫的家族中是否有双胞胎或任何遗传性疾病。

■ 怀孕前你使用哪种类型的避孕用具或避孕药，何时停止使用。

■ 你的月经情况：何时开始，是否规律，末次月经的第1天是什么时候，月经周期是多少天。

■ 以往历次的妊娠情况，包括流产以及终止妊娠。

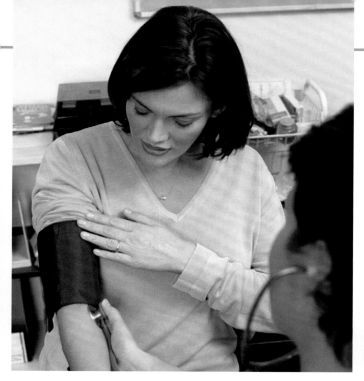

血压（每次门诊时测量）

妊娠期血压可能稍微偏低，要定期测量以发现突然升高的情况并控制在正常范围。正常血压大约是120/70，如果你的血压升高到140/90以上，就要考虑引起升高的原因了。血压升高是很多疾病的先兆，包括子痫前期（见P.38）。

腿、踝部以及手（每次门诊时检查）

医生或助产士将检查你的小腿、踝部及手，触诊检查以证实无肿胀或浮肿（水肿）。在妊娠最后几周内有少许肿胀是正常的，尤其在一天结束时浮肿更明显，但是，过分肿胀则可能是子痫前期的一个症状（见P.38）。还要检查小腿有无静脉曲张（见P.42）。

腹部的触诊检查（每次门诊时检查）

轻轻地触压你的腹部以检查子宫顶部的位置，用它来估计胎儿的生长率。在妊娠末期，通过检查要确保胎儿转成了头先露的正确位置，到了最后几周，胎头应进入骨盆。

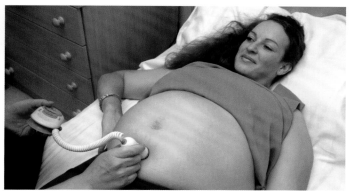

监听胎儿的心脏搏动（14周后每次门诊时检查）

从妊娠的早期就可用助声器（见图）听胎儿的心脏搏动了。助声器可以扩大胎儿的心搏声，所以你也可以听到。妊娠28周后，医生或助产士用喇叭状的胎儿听诊器可以测听胎心音。

孕期筛查和诊断检查

孕期你可能要进行一些检查，以便发现可能会导致胎儿残疾的因素。有一些检查是例行产前保健的一部分，而另一些检查是在特殊情况下进行，通常是当怀疑胎儿有异常时。

孕期筛查的目的是尽可能早地检测出胎儿存在的任何严重问题，如果能足够早地检测出胎儿问题，你可以自愿选择终止妊娠。但是最可能的结果是，你的宝宝是正常的，这是每个父母都想要的结果。

你的选择

如果你不想做这些检查的话，你也许不必做任何测试。如果你确定如此，你或许选择不做这些检查，可是，无论后果如何，你都不会考虑终止妊娠。即便如此，你或许会对生育有残疾缺陷的婴儿有所准备，如果条件允许，提前分析和处理这些情况。

你可能会接受的检查类型

孕期筛查仅仅能显示你的婴儿是否可能有特别的缺陷。如果检查结果显示你在"高风险组"（阳性扫描结果），你将接受一个诊断测试，但是这并不意味着你的婴儿有什么问题。

诊断性检查

如果筛查表明你是"高风险"，你可能会需要做一个诊断性检查，以确认你的宝宝是不是真的有一些异常。除进行超声"畸形"筛查外，所有的诊断性检查，包括从子宫内提取样本，都可能增加流产发生的风险。

超声波扫描

在妊娠的不同阶段，都会有例行的超声波检查。第一次的超声波检查，当你在屏幕上真正看到胎儿时，你会感受到怀孕是个迷人的现实。

超声波检查的过程是安全、无痛的，在你的腹部涂上薄薄的一层耦合剂，一个手握式传感器放在腹部轻轻地来回移动，传感器发射和接收声波，在屏幕上形成胎儿的影像。

扫描一点儿也不疼，它差不多要持续15到45分钟。超声波扫描是十分安全的。与X射线和其他成像测试不同，超声波并不使用射线，迄今为止，人们还没有发现它带来的任何问题与并发症。

早期扫描

如果你有流产史，或者有下腹疼痛，或是有出血现象，那就需要做早孕扫描检查，大约是在孕期的6—11周时，这样可以确认妊娠是否安全，也可以发现异位妊娠。做早孕扫描时，传感器可能会放在阴道内，不过这样不会有造成流产的风险。

预约扫描

有一些医院会在妊娠11—14周时做扫描，以帮助确定怀孕的准确日期。

18—20周胎儿畸形筛查扫描

这期间的超声扫描，可以确认怀孕日期，可以确认胎儿的生长是否正常，包括他的心脏、其他内脏器官、大脑、脊椎和四肢发育是否正常。也可以显示可能造成分娩困难的各种情况，如前置胎盘。

进一步扫描

如果你被怀疑有双胞胎，或者医生认为你的婴儿没有适度生长，你也许需要再做一次扫描。在孕期最后6周的一次扫描是为了判断婴儿的"体位"和子宫的位置。

颈后半透明带厚度（NT）扫描（11—14周）

在有些地区，你可能需要做一项特殊的扫描，来判断胎儿发生唐氏综合征的风险性。这种扫描是测量胎儿颈部后侧的积液厚度。11—13周的胎儿这个部位都会有积液，但患唐氏综合征的胎儿积液量会比较多，NT增大。这个扫描结果，结合孕妇的年龄和血液化验结果，可以推算出胎儿罹患唐氏综合征的风险大小，并由此决定孕妇是否需要做诊断性检查。

多普勒超声波扫描（需要时）

多普勒超声波扫描是一种特殊的扫描，通常用来检查通过脐带流向胎儿的血液。如果胎儿没有按预期的速度生长，可以用多普勒扫描来检查胎盘是否正常和胎儿能否得到足够的氧气。分娩过程中，多普勒扫描也常被用来监测胎儿的心率。

血清学检查

你或许需要做一个血清学检查，来测试你的婴儿罹患唐氏综合征的风险以及其他异常情况。

三联试验（或巴氏试验）（15周左右）

检测孕妇血液中三种成分——AFP（甲胎蛋白）、E3（雌三醇）和HCG（人绒毛膜促性腺激素）的含量。这是用来预测神经管缺陷、唐氏综合征和其他染色体异常的风险的。有的医院只检验其中两项（二联试验）。

HIV（人体免疫缺陷病毒，也即艾滋病毒）检查（预约）

你或许还需要做一项艾滋病毒测试，这种病毒会在怀孕及分娩时甚至母乳喂养时传给你的宝宝。即使你没有症状也有可能传染给胎儿。然而，如果你的医生知道你是HIV阳性，就可以采取预防措施，将婴儿分娩时被感染的风险降到最低。即使你认为你或你的丈夫不是高风险人群，这也是一项值得做的检查。

乙型肝炎检查（预约）

这个检查是为了发现乙型肝炎病毒。这种病毒如果传给婴儿是可能致命的，但是通过使用抗体是可以预防的。

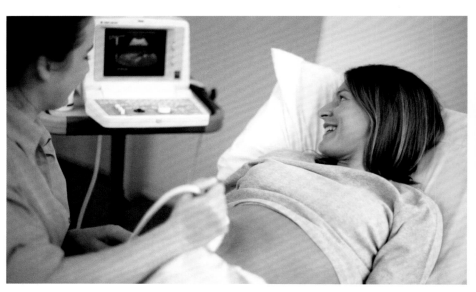

超声波检查
这或许是最令人兴奋的，你可以在超声波的影像中看到你的婴儿，并且确定你的婴儿发育正常。

羊膜穿刺术（15—20周，但通常在16周）

羊膜穿刺术能够用来发现胎儿的某些畸形，如唐氏综合征及脊柱裂。该项检查不属常规范围，因为它在每100名孕妇中，只会导致大约1名流产。

在下列情况下，医生会建议进行羊膜穿刺：

你的年龄超过35岁，胎儿罹患唐氏综合征的风险增高。

你有遗传病的家族史，例如脊柱裂。

你的筛查测试结果呈阳性。

先用超声波扫描以确定胎儿及胎盘的位置，把装有注射器的空心针头经腹壁插入子宫内，抽取环绕在胎儿周围的液体标本，其中包括一些胎儿的细胞。为发现异常而检测这些细胞。3周后得到结果。

绒毛采样（10—14周）

一些遗传性疾病可以通过检查手指大小的一小片组织来发现，这些组织将来会发育成胎盘的一部分。样本可以通过阴道进入子宫或者在超声波引导下通过腹壁插入一个针头直接进入子宫取得。这项检查带来的风险略微高于羊膜穿刺术。

结肠穿刺术（18—24周）

如果羊膜穿刺术和绒毛采样还是不能确诊，结肠穿刺术可以用来诊断一些血液病。当宝宝还在子宫内时，结肠穿刺术也可以被用来发现先天性心脏缺陷和呼吸障碍等问题。

筛查和诊断性检查列表

时间	检查项目	检查目的	缺点
预约检查	HIV(艾滋病毒)测试（诊断性检查）乙型肝炎检查（诊断性检查）	艾滋病毒抗体的存在 乙肝病毒的迹象	阳性结果可能会引起惊恐。测试后，所有接受测试的妇女在得知结果的时候，都会被提供顾问指导
10—14周	绒毛采样（CVS）（诊断性检查）	唐氏综合征 一些血液病 胎儿性别	可能觉得过程不舒服，而且担心会增加流产概率（大约2%）
11—14周	颈后扫描（筛查）	唐氏综合征	"高风险"的结果可能会造成不必要的焦虑
11—14周	多普勒扫描或三联试验（筛查）	唐氏综合征 染色体异常	"高风险"的结果可能会造成不必要的焦虑 "低风险"妇女也可能会分娩出有缺陷的婴儿
15—20周	羊膜穿刺术（诊断性检查）	唐氏综合征 染色体异常和一些遗传病	过程中会担心并有一点儿不舒服，有导致流产的风险（0.5%—1%）
18—20周	超声波扫描胎儿异常（诊断性检查）	确认怀孕时间 检查胎儿异常	显示情况依赖于放射性技师的操作技能、设备的好坏和胎儿的体位
18—22周	胎儿血样检查（脐带穿刺术）（诊断性检查）	染色体和血液病	不常见 导致流产率1%—2% 检查需要3—4天出结果

需特殊照料的几种妊娠

几乎所有的妊娠都是正常而且顺利的，但也有许多情况使医生考虑到可能有并发症的较大危险，因此在妊娠期间你需要严密的监护。这种情况可能是因为你患有全身性疾病，或者是因为你怀的是双胞胎。有时症状的发生也提醒医生你需要特别的照料。

贫血

许多妇女在怀孕前就有轻度的贫血，通常是由于铁质缺乏引起的。矫正贫血是至关重要的，因为要应付孕期血液需求量的增加和分娩时的血液流失。

治疗　饮食多样化，多吃富含铁质的食物可以预防贫血。不过，在怀孕期间应该避免食用动物肝脏和肝产品（见P.52）。如果门诊血液化验显示你是贫血，医生可能会给你开铁质补充剂。要在饭后立即服用补铁片，要多喝水，因为这些药片会引起便秘、腹泻或恶心。

糖尿病

妊娠期间对于糖尿病必须精心地加以控制，并且要经常检测你的血糖值。如果做到了这些，妊娠就应该是顺利的。

治疗　保持血糖值的稳定是绝对必要的，因此，为了妊娠，医生可能要调整你的胰岛素摄入量，并且你应特别注意饮食，还需要比平时更多地去产前门诊检查。有些妇女在妊娠期间第一次出现轻微的糖尿病，分娩后总是很快就会消失。

宫颈机能不全

如是正常妊娠，宫颈管在分娩前保持闭合状态，但如果经常在怀孕3个月之后发生复发性流产，则可能是由于宫颈管的松弛，宫口张开，从而使胎儿流出。

治疗　医生可能建议在妊娠开始时做一次小手术，把子宫颈紧紧地缝合起来。接近妊娠期的末尾，或者分娩开始时再拆去缝合。

子痫前期

在妊娠后期子痫前期是更常见的问题之一。先兆症状是：血压升高达140/90以上；体重增加过度；踝部、脚或手水肿；尿中出现蛋白。如果你出现任何上述症状，医生就会非常仔细地对你进行监护。

如果血压升高未经治疗，有可能发展为极为危险的子痫并会出现痉挛。

治疗　目前还没有有效的方法可以预防子痫前期。如果病症严重，即使你自我感觉良好，也一定要住院接受治疗。如果血压升高，你需要使用药物降压，或许要接受引产（见P.66）。

Rh阴性的母亲

当你第一次去门诊检查时会给你做血液化验，看看你是Rh阳性还是Rh阴性。大约有15%的人是Rh阴性，如果你是其中之一，并且生下个Rh阳性的婴儿，你将在下次怀孕期间出现问题。你和婴儿的血型是不相容的，虽然不会损害第一个婴儿，但在以后的妊娠中你可能会有问题。

治疗　所有的Rh阴性孕妇都需要接受一种叫作抗D抗体的保护性免疫接种，通常在妊娠28周和34周时接种，也可以在有任何出血情况发生时或者分娩出Rh阳性的婴儿后接种，这样可以预防以后怀孕时再出现问题。

"小于胎龄"儿

在子宫内不能适当地生长并且出生时很小的婴儿称为"小

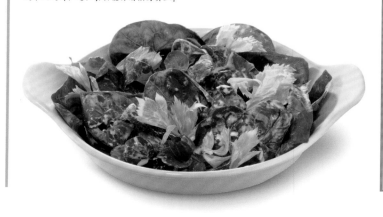

贫血时所吃的食物应是富含铁质的，诸如菠菜及瘦肉，这些食物能协助预防贫血。

急症症状

如果你有下列症状立即请求急症治疗：

▲ 不能消除的严重头痛。

▲ 视力模糊。

▲ 严重而持续的胃痛。

▲ 阴道出血。

▲ 液体漏出，它提示你已有羊水早破。

▲ 排尿频繁，疼痛（在此期间应喝大量的水）。

如果你有以下症状在24小时内要去看医生：

▲ 两手、面部及两踝部水肿。

▲ 严重、频繁地呕吐。

▲ 体温达38.3℃（101°F）。

▲ 妊娠28周后，胎儿连续12小时无活动，或者活动少于10次。

流产现象

妊娠在怀孕24周以前就结束的称作流产。其发生比例在妊娠中约占1/5，多数流产发生在前12周，甚至常在孕妇知道自己怀孕前即已流产。一般往往是由于胎儿发育不正常所引起的。第一个症状多是阴道出血，如果你立即看医生并且卧床休息，可能会保住胎儿。

先兆流产

如果是轻度出血而且无痛，那么妊娠往往是可以保住的。你可能需要做一个超声波扫描（见P.36），这样可以看到胎儿是否还活着。

流产

如果出血严重并且你有疼痛，这可能意味着胎儿已死亡。你应住医院，在全身麻醉下进行刮宫手术。

你的感受

即使在妊娠早期就失去了胎儿，你仍会感到很难受。其他人不可能完全理解你内心的悲伤，并且不得不接受失去孩子的事实。你担心究竟是否还能再有一个正常又健康的婴儿，这种心理是很普遍的。尽管不能责怪你，但你还是会有犯罪的感觉。其实真的不是你的过失。有些医生建议流产后至少要来过3次月经后才可再怀孕，然而，只要你愿意，很快再有另一个胎儿，也是十分安全的。除非你曾有过多次流产，否则根本没有理由认为你下一次不能成功地妊娠。

于胎龄"儿。发生这种情况的原因是：孕妇吸烟或饮食很差，或者胎盘功能不正常（一般是母亲有全身性疾病）。

治疗　检验结果如显示胎儿很小，在整个妊娠期你将接受严密的观察，以检查胎儿的健康及输到胎盘的血流是否适量。一旦胎儿停止生长，或者出现窘迫，将会通过引产或剖宫产手术使胎儿早些娩出（见P.66—67）。

双胞胎

如果怀双胞胎，虽然你将要经历两次第二产程，并且可能过早分娩，但妊娠和分娩仍会正常地进行。出现贫血、子痫前期等并发症以及胎儿在子宫内发生位置异常的可能性都较大。你还可能发现妊娠期的所有常见疾病都会加重，特别是在最后几个月内。

治疗　如预计你是怀有双胞胎，那么定期去产前门诊检查是必要的，以便尽早发现并发症。多胎妊娠给你身体增加了比平时更多的负担，所以要注意你的姿势以及尽可能多休息，特别是在最后几周内。避免发生消化性疾病，常吃新鲜的、未经过加工的食物，但食入量要较少。

阴道出血

在妊娠期内的任何时候，如果你注意到阴道出血，切勿拖延，即刻看医生，并且要卧床。阴道流血发生在妊娠24周以前，这可能是即将流产的征象。28周以后，可能表示胎盘在出血。以下情况胎盘可能发生出血：胎盘开始从子宫壁剥离，即胎盘早期剥离；胎盘位置过低并遮盖住或半遮盖住子宫颈，称为前置胎盘。

治疗　胎盘是胎儿的生命线，所以如果医生考虑会对胎儿有任何危害的话，会要求你马上住院，查证胎盘的位置。可能在分娩前你要一直住在医院。如果你大量失血就需要进行输血，并且可能要通过引产或剖宫产术（见P.66及P.67）使婴儿尽快娩出。但是，如果只是轻微出血并且还差几周即到预产期的话，医生可能决定等待你自然分娩，同时对你进行严密的观察。

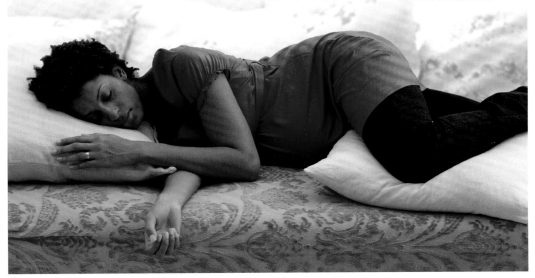

怀了双胞胎你可能发现这种姿势休息更舒服。

常见的病症

在妊娠期你可能经受各种不适，虽然当时会使你感到烦恼，却是完全正常的。许多不适是由于激素的变化而引起的，或者是因为妊娠期你的身体处于特别压迫下所造成的。无论如何，个别症状应视为严重情况，如果你出现了在第38页上橘色线框格中的症状时就应看医生。

病症	症状	做些什么
牙龈出血123　　妊娠期牙龈变得较松软并且更容易受损伤。牙龈红肿，牙菌膜积聚在牙冠近龈处，引起牙龈疾病及蛀牙（即龋齿）。	牙龈出血，特别在刷牙后更明显。	▲ 进食后用牙线及牙刷彻底清洁牙齿。 ▲ 看牙科医生，但不应接受X射线或全身麻醉。
气喘3　　妊娠末期，生长中的胎儿压迫横膈膜，妨碍你自由地呼吸。分娩前1个月当胎儿的头部进入骨盆时，气喘常可缓解。贫血也会引起气喘。	当你用力做事甚至讲话时感到透不过气。	▲ 尽可能多休息。 ▲ 如果你感到透不过气并且附近没有椅子就试着蹲下。 ▲ 夜晚多加一个枕头。 ▲ 如果气喘严重就去看医生或与助产士商量。
便秘123　　妊娠激素孕酮（即黄体酮）使肠道肌肉松弛，肠蠕动减慢，使你更可能发生便秘。	排出硬而干的大便，次数较平时少。	▲ 要吃富含高纤维的食物并喝大量的水。每当你有便意时就去厕所。 ▲ 经常运动。 ▲ 服用医生开给你的任何铁剂药物时，应饭后服用并喝大量的水。 ▲ 如持续便秘就要去看医生，不要自己乱服药。
痛性痉挛3　　缺乏钙质可引起痛性痉挛。	常发生在夜间，一般是腓肠肌（俗称小腿肚）和脚部肌肉发生痛性收缩。通常由于伸腿伴脚尖向下的动作而激发。	▲ 按摩发生痉挛的腓肠肌或脚。 ▲ 为了改善血液循环，可以走一走活动一下，若疼痛减轻就可多走一会儿。 ▲ 去看医生，他会开给你钙及维生素D的补充剂。
晕厥感13　　妊娠期你的血压较低，所以很可能会有晕厥感。	感觉头昏眼花，站不稳，需要坐下或躺下。	▲ 不要站立太久。 ▲ 如果你突然感到晕厥，要坐下并把头放在你的两膝之间，直到感觉稍好。 ▲ 热水浴后，由坐位或卧位起身时要慢，如是仰卧，先将身体转向一侧再起来。

（续表）

病症	症状	做些什么
尿频13 　　由于子宫压迫膀胱引起频繁的排尿。在妊娠中期常会减轻。	常常需要去小便。	▲ 如果发现夜间要起来去厕所，则在傍晚时就少喝水。 ▲ 若感觉排尿疼痛，可能有感染，要看医生。
胃灼痛3 　　妊娠时由于激素的变化使胃的入口处瓣膜松弛，所以胃酸逆流到食道而引起胃灼痛。	在胸部中央有强烈的烧灼性疼痛。	▲ 避免吃大量谷类、豆类、有很多调味料的或油煎的食物。 ▲ 夜晚饮一杯温热的牛奶，多用一个软垫把头垫高。 ▲ 看医生，他会开给你治疗胃酸过多的药物。
漏尿3 　　由于骨盆底肌肉无力以及生长中的胎儿压迫膀胱而引起漏尿。	每当你跑、咳嗽、打喷嚏，或者大笑时，会有尿液漏出。	▲ 经常排掉小便。 ▲ 经常进行骨盆底肌肉的锻炼。 ▲ 防止便秘，避免提重物。
晨吐1 　　"晨吐"特指孕妇晨吐。这常是妊娠最初体征之一，它可发生在一天里的任何时候。疲劳可使症状加重。12周后恶心一般可以消失，但有时稍后又会出现。	常在闻到某些食物或吸烟的味道时就会感到不舒服。多数孕妇发现，晨吐总是发生在一日中的特定时间。	▲ 在很难受的状态下设法吃些东西以抑制恶心。 ▲ 避开使你感到不舒服的食物以及气味。 ▲ 全天要少吃多餐。
痔疮23 　　由于胎儿头部的压迫，造成你肛门周围的静脉肿胀而形成痔疮，用力排大便会使痔疮加重。轻者在分娩后不需治疗通常就会消退。	发痒、疼痛以及排便时会有出血现象。	▲ 防止便秘。 ▲ 设法不要长期站立。 ▲ 把冰袋敷于患处可减轻瘙痒。 ▲ 如痔疮持久，要告知医生或助产士，他（她）会给你药膏或塞剂。
皮疹3 　　常见于超重并大量出汗的孕妇。皮疹是由于激素的变化引起的。	红色皮疹常发生在乳房下或腹股沟处被汗浸湿的皮肤褶皱内。	▲ 用无香味的肥皂清洗患处并使之干燥。 ▲ 用炉甘石洗剂（一种痱子水）减轻皮肤的不适。 ▲ 穿宽大的棉质衣服。
失眠123 　　胎儿在踢动，想要上厕所，不断膨大的腹部等，这些原因都使你在床上感到不舒服，所以会失眠。但医生不会给你开安眠药。	首先是入睡困难，而且醒来以后就很难再入睡。有些孕妇会做有关分娩或胎儿的噩梦。不要为梦而烦恼，梦到的事并不能反映将要发生的事。	▲ 看书，缓和的松弛运动或睡前洗个温水浴都可能有帮助。 ▲ 尝试一下多加一个枕头的效果。如果你是侧卧睡觉，就把枕头放在上面那条大腿下。

　　在各病症后面的黑体数字1、2、3是代表3个妊娠阶段（即1=妊娠首3个月，2=妊娠中3个月，3=妊娠末3个月），而各病症后面可能有一个或几个数字，即表示这项症状最可能发生的妊娠阶段。在这个周期中，你最可能会被这些问题所困扰。

（续表）

病症	症状	做些什么
妊娠纹23　如果皮肤过度绷紧以至超过了它正常的弹性就会形成妊娠纹。体重过度增加也会引起。妊娠纹很少完全消失，而是颜色变浅成为细的、有银色光泽的条纹。	呈红色，妊娠时有时出现在大腿、腹部或乳房部位。	▲ 避免体重增加太快。 ▲ 涂抹增湿剂并按摩使之进入皮肤会感到清凉和镇静，冷霜及软膏不能预防或治愈妊娠纹。
出汗23　妊娠期间由于激素的改变以及流到皮肤的血液增加，因而引起出汗。	稍用力气后就出汗，或者夜间醒来感觉热并且出汗。	▲ 穿宽松的棉质衣服，避免人造纤维的衣料。 ▲大量饮水。 ▲夜间开窗。
踝部以及手指浮肿3　由于体内积留了额外的水分，所以妊娠时有些浮肿是正常的。一般没有值得考虑的原因。	特别是热天或一天结束时，踝部有轻度肿胀，不会引起疼痛或不舒服。你可能还注意到，晨间手指不灵活、肿胀，并且戒指也不合适了。	▲ 经常把脚抬高休息。 ▲ 做缓和的脚部运动。把两手举到高于头部，弯曲并伸直每个手指。 ▲ 更明显的肿胀可能是子痫前期（见P.38）的先兆症状。要去看医生或咨询助产士。
霉菌阴道炎123　妊娠时激素的变化增加了患上本病的可能。重要的是在婴儿出生前应给予治疗，因为它能感染婴儿的口腔成为鹅口疮并引起喂食困难。用肥皂清洗阴道会加重病情。	阴道有白色黏稠分泌物并奇痒。排尿时感到疼痛。	▲ 如果感到疼痛，局部停用肥皂。 ▲ 用手指将少许纯乳酸放入阴道。 ▲ 避免所有的尼龙内衣、紧身裤以及阴道除臭剂。 ▲ 去看医生，他可能开给你乳膏或阴道栓剂。
疲倦13　妊娠使你身体承受着额外的负担因而出现疲倦。烦恼有时也会引起疲倦。	感觉疲倦，并且白天就想睡觉。夜晚需要睡得更长些。	▲ 尽可能多休息并且进行松弛训练。 ▲ 早些睡觉。 ▲ 不要过多做事。
阴道分泌物123　你可能注意到阴道产生的黏液量有所增加，这是妊娠期激素的改变所造成的。	清澈或黄色分泌物较平时稍多，没有疼痛感。	▲ 避免使用阴道除臭剂以及有香料的肥皂。 ▲ 用淡色的卫生垫。 ▲ 如你感到痒、疼痛或分泌物有颜色或有气味就去看医生。
静脉曲张123　如果你超重或有静脉曲张的家族史，在妊娠后期你患本病的可能性较大。站立时间过长，或者盘着腿坐都会使症状加重。	两腿疼痛，小腿及大腿的静脉疼痛并且肿胀。	▲ 要经常把脚抬高休息。把枕头垫在放脚一端的床垫下，以抬高腿部。 ▲ 紧身裤可能有益，早晨起身前先把它穿好。 ▲ 活动你的双脚。

保持健康和松弛

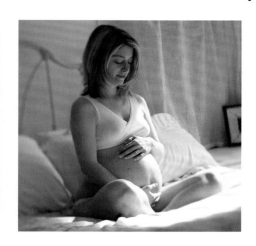

妊娠、阵痛及分娩会给身体增加很大负担，所以在自己身体方面能够多做些准备，就会感到好一些，你还会发现分娩后更容易恢复原来的体形。学习松弛训练是很重要的，它可促使你平静下来，使你有效地应付以后的临产阵痛阶段，对缓解紧张更具效力，并且还可增加输进胎盘的血流。即使你平时并不喜欢运动，也可按下面几页中的练习方法试做一下。松弛运动能使关节和肌肉更柔软，减轻临产前阵痛，并为分娩做好准备。当你一确定是妊娠，就可开始练习，如果你愿意也可以稍早些开始。可在家自己做或去准妈妈教室的产前运动班练习。在你开始练习时，如果已过了妊娠反应期而进入你各方面都正常的阶段，也不必担心，决不要认为开始太迟。首先要逐步养成做松弛练习的习惯，做到每天至少能练习20分钟。

切合实际的运动

如果你一直喜欢运动，妊娠期仍可经常进行。但注意要有所限制：

■ 妊娠期不适合剧烈运动，只能继续做一些你身体已习惯的运动。

■ 运动要适度，不要运动到令自己感到疲劳或上气不接下气的地步。

■ 要避免任何有损伤腹部危险的运动，例如骑马、滑雪或滑冰。

■ 妊娠期的最初和最后数周要格外小心，要避免韧带过分紧张。

游泳
这是极好的并且很安全的运动，水可把你的身体支撑起来。

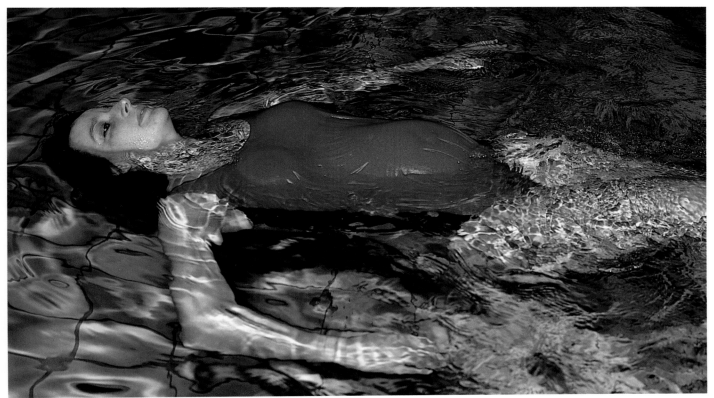

照料你自己的身体

妊娠期间，要好好注意自己的身体姿势，避免背部的弯曲是非常重要的。因为这个时期你患有背痛的可能性要比平时大得多。胎儿的重量使你向前，因此你要稍稍向后仰以抵消向前的重力。妊娠期间，背部下方以及骨盆的肌肉都会拉紧，接近妊娠期末尾时，这种现象尤为明显。

不管做什么都要注意自己的身体。不要提举重物，设法保持背部的挺直时间愈长愈好。穿低跟鞋，因为高跟鞋会使你的重心更向前倾。

保护你的背部

为避免背部不适带来的困扰，每天做家务时，要知道如何保护自己的身体，诸如打扫、抱孩子、提重物等都要注意。妊娠期的激素可以使背部下方的肌肉拉长，并且使之软化，所以如果你过分弯腰（背）、起床太快，或者用错误方法提举重物就更容易使背部弯曲。

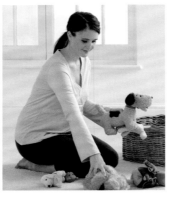

做低处的家务

地面上的活儿你能干多少就干多少，整理花园、扫地、铺床，或者给孩子穿衣等都采取挺直腰板、蹲低或跪着的姿势，用以代替弯腰。

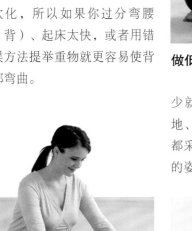

抬举与携带

当你准备抬起一件东西时，先弯曲膝部，采取蹲位，尽量挺直背部，把东西拿到靠近你的身体的地方，切勿从很高的地方抬某物，因为你可能失去平衡。如果你用袋子携带的物品过重，最好把它等分为两袋，左右手各拿一袋。

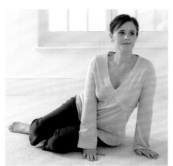

从躺着的体位起来

当你从躺着的体位想起来时，一定要先转向侧卧位，然后再转向跪姿，用大腿的力量把自己推起来。要保持背部挺直。

正确的站姿

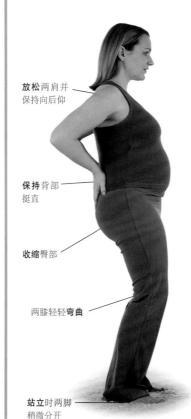

放松两肩并保持向后仰

保持背部挺直

收缩臀部

两膝轻轻弯曲

站立时两脚稍微分开

在可照到全身的镜子前面，就能检查自己站立的姿势是否正确。要让你的背部舒展并且挺直，目的是使胎儿的重量集中到你的大腿、臀部以及腹部的肌肉上，并且受到这些部位的支撑。这种站立的姿势（见左图）将有助于防止背痛，并可增强腹部肌肉的力量，如此训练自己会使你分娩后较容易恢复原有的体形。

不良的姿势

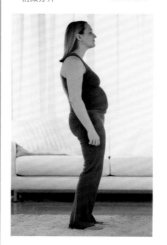

妊娠期间这种不良的站立姿势是常见的。由于胎儿的生长，其重量使你处于不平衡的状态，所以你可能会过分拱背，并且向前挺出腹部。

骨盆底

骨盆底是支撑肠、膀胱以及子宫的肌肉吊带。妊娠期间，这些肌肉变得柔软且有弹性，加上胎儿的重量，就把它们推向下并显得软弱无力，于是使你感到沉重并且不舒服。每当你跑步、打喷嚏、咳嗽或大笑时，也可能有少许尿液漏出。为避免发生这些问题，加强骨盆底肌肉的锻炼是很重要的。

练习时间：
- 等候公共汽车或火车时
- 熨烫衣服或煮饭时
- 看电视时
- 性交时
- 已排空小便时

增强骨盆底的肌肉

要经常做这项运动，每日至少练习3—4次。一旦做熟练了，在任何时间、任何地方你都可以练习，躺着、坐着或站着都可以。你会发现这项练习在第二产程时是很有用的。你知道了如何能使肌肉放松，届时婴儿就能顺利地通过骨盆通道，从而减少会阴撕裂的危险。

仰卧，两膝弯曲，双脚平放。好像要中止排尿那样地用力收紧肌肉。你可以想象阴道正在将某物拉入其内，轻轻往里吸，然后停顿，再用力缩紧，直到你再也使不出更大力气为止，此状态维持片刻，然后逐渐放开。重复做10次。

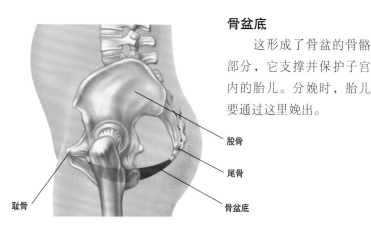

骨盆底

这形成了骨盆的骨骼部分，它支撑并保护子宫内的胎儿。分娩时，胎儿要通过这里娩出。

股骨

尾骨

骨盆底

耻骨

骨盆倾斜

这项练习可助你不费力地活动骨盆，对于将来的分娩很有好处，可增强腹部肌肉并使背部更灵活。你如果患有背痛，此项练习对你会特别有帮助。在你采取双手、两膝落地，趴在地上的体位时，你丈夫可摩擦你背部的最下方以减轻各种疼痛。你可以在任何体位做骨盆倾斜练习，练习时切记保持两肩不动。

练习时间：
- 仰卧时 　　■ 站立时
- 坐着时 　　■ 跪下时
- 音乐伴舞时

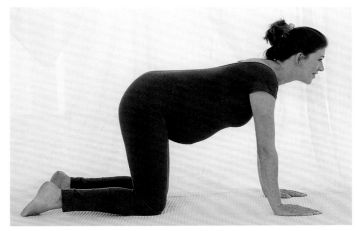

1 双手、两膝着地趴在地上。要设法保持背部平直（第一次练习时可借助镜子加以纠正）。

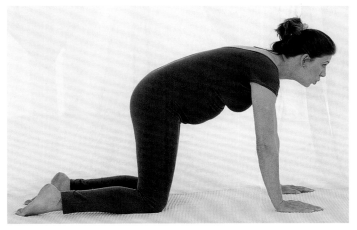

2 收缩腹部肌肉，收紧臀部肌肉，并轻微向前倾斜骨盆，呼气。背部弓起。这个姿势要保持数秒钟，然后吸气并放开。重复数次，目的是使骨盆在此姿势下可以来回摇晃。

盘腿而坐

这项训练可增强背部的肌肉并且使你的大腿及骨盆更为灵活。它还可改善身体下半部的血流，并且促使你的两腿在分娩时能很好地分开。由于妊娠期你的身体较前更柔软，所以下面主要的姿势做起来比看上去会容易些。

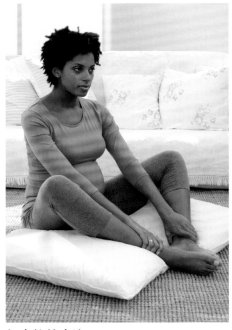

增强大腿肌肉的坐姿

背部挺直地坐下，两脚底紧靠在一起，并让两脚跟贴近身体。抓住踝部，并用两肘向下压迫大腿。这个姿势要保持20秒钟。重复数次。

注意

你进行任何练习时，要牢记以下准则：
▲ 不要做到超越力所能及的限度。
▲ 决不要耗尽自己的全部体力。
▲ 练习中，你如果感到任何疼痛，要即刻停止。
▲ 在妊娠后期，决不要仰卧。

加坐垫的坐姿

如果你感到盘腿而坐有困难，就在每条大腿下放一个坐垫，或者背靠墙壁而坐以获得支撑。切记要保持背部挺直。

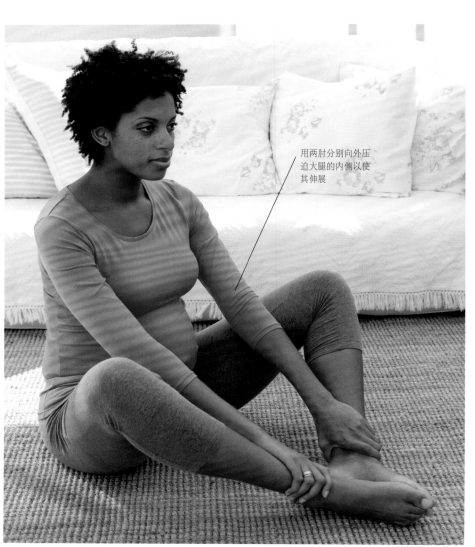

用两肘分别向外压迫大腿的内侧以使其伸展

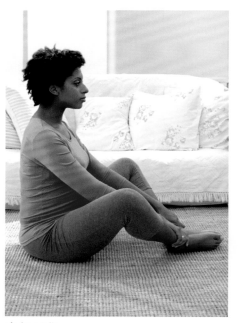

直起后背

端坐，不要向后弯或向后倒。目视前方，不要把目光落在自己的腿上。如果你保持后背挺直有困难，可以借助一面墙来作为支撑。

蹲 下

　　这项训练可使你的骨盆关节更灵活，并且可以增强背部和大腿的肌肉。如果你用蹲下的体位代替过分弯腰（背），可以起到保护背部的作用，并且，如果你患有背痛，蹲位能令你感到舒服。蹲下在分娩时也是可以采用的一种很好的姿势。

　　开始时你会感到完全蹲下有些困难，所以设法用手扶握住牢固的支撑物，诸如椅子或窗架，并且在脚跟下可以垫一条卷起来的毛毯。要慢慢地起来，否则你可能会感到头昏眼花。

以下情况时采用蹲位：

- 在楼梯上透不过气来
- 从地上捡起一件东西
- 从低处抽屉里取东西出来
- 通电话时
- 四周没有椅子

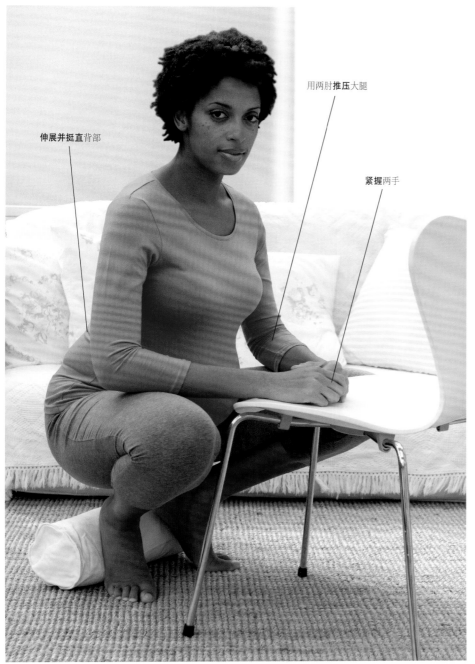

伸展并挺直背部

用两肘推压大腿

紧握两手

扶着一把椅子

　　两脚少许分开面对一把椅子站好。保持背部挺直，两腿向外分开并且蹲下，用手扶着椅子。只要你觉得舒服，这种姿势尽量保持得长久一些。如果你感到两脚底完全平放着地有困难，就在两脚跟下面垫一条卷起来的毛毯。

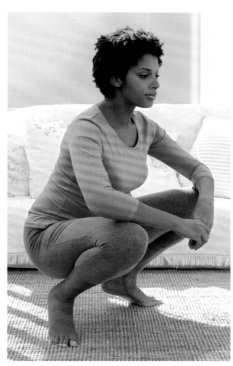

无支撑的蹲姿

　　保持背部挺直，两腿向外分开并且蹲下，两脚稍向外转。试着保持两脚跟平放在地上，并且用双肘分别向外压迫大腿的内侧，借以舒展大腿的肌肉。只要觉得舒服，保持这种姿势尽量长一些时间。

松弛与呼吸

松弛与呼吸练习在你所学的各种练习中是最有用的。分娩期间这两方面的经验都是极其宝贵的，你了解到如何运用恰当的呼吸以及如何使身体肌肉放松，将会帮助你应付宫缩并减少体能的消耗。经常练习松弛和呼吸，到分娩时运用起来就会成为自然的反应。在任何时候遇到不顺利而感到紧张或焦虑时，这里介绍的松弛法也同样会有帮助。

怎样达到松弛

开始练习时最好是在一间暖和的房里进行，这样可以不受干扰。以后，你会发现在任何地方都容易达到松弛。

全身的松弛

仰卧，可用枕头撑起，要做到使自己感到舒适，或侧卧，一腿弯曲并在腿下垫好坐垫。身体各部分的肌肉轮流进行收紧和放松，先从足趾开始，循序向上进行。全身做完一遍需要8—10分钟，你的身体感到柔软无力。设想自己的身体因重量而下沉，仿佛要陷入地面似的。

侧卧

你会觉得侧卧更加舒适，特别是在妊娠较晚阶段。一腿弯曲地侧卧并支撑在坐垫上。头下不要放太多枕头，因为这样会对脊柱不利。

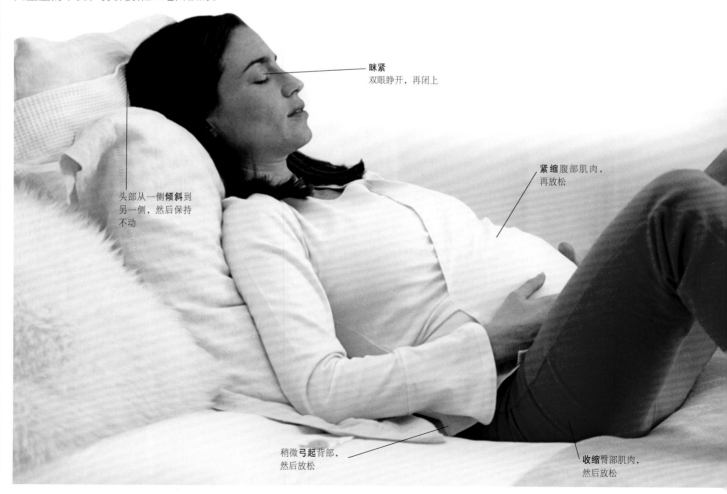

眯紧
双眼睁开，再闭上

紧缩腹部肌肉，
再放松

头部从一侧**倾斜**到
另一侧，然后保持
不动

稍微**弓起**背部，
然后放松

收缩臀部肌肉，
然后放松

你丈夫的作用
背靠着你的丈夫，他能支撑你的重量。

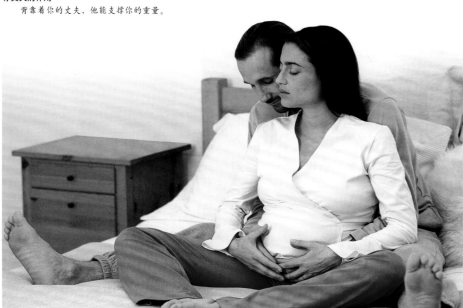

分娩时需要的呼吸法

由一位伙伴或朋友陪你练习各种不同程度的呼吸，目的是在分娩过程中能够放松并且保持平静，甚至宫缩时也能控制自己的身体。

协同呼吸

和你的伴侣，一位朋友或一个家庭成员一起练习呼吸，这会有助于你找到被支持的感觉。一起坐在一个舒适的位置，把你俩的手放在腹部的胎儿位置上。平稳地呼吸，把注意力主要集中在与分娩相关的肌肉上，尽量不要让身体的其他任何部位有不必要的紧张。

浅呼吸

当宫缩达到顶点时，浅呼吸会有帮助。用口吸气和呼气，吸气时只吸到肺的上半部。找个伙伴或朋友，叫她将两手放在你的肩胛上，她会感到你的两肩胛有向上提的动作。一次一次地做浅呼吸，但当你需要时，偶尔做一次深呼吸。

短促的呼吸

第一产程过后，即使子宫颈尚未完全张开，你也总想向外推。但通过两次短促的呼吸，然后呼出一口较长的气，也即"Ha!Ha!Hu!"的呼吸方法，就可抵抗这种推力。

深呼吸

深呼吸有镇静效果，在宫缩开始和结束时，对你会有帮助。舒舒服服地坐好并尽可能地放松。通过鼻子深吸气，使气直达肺底。你的伙伴或朋友应把她的两手放在你的腰部，她会感到你的肋骨骨架即胸廓向外、向上扩张。现在，集中注意力，缓慢地、轻轻地把气呼出。然后自然地接着做下一次呼吸。

绷紧大腿的肌肉，然后放松

收紧腓肠肌(俗称小腿肚)，然后放松

精神上的松弛

放松身体的同时，要设法使头脑平静并消除一切杂念。缓慢地、均匀地呼吸，每次吸气、呼气都要轻轻的，不要太用力。可任选以下两种方法之一使自己头脑平静下来：自己重复地默念一个词或者集中在某些愉快的或和平的想象上。设法不要让脑海中浮现出任何需要思考的问题。

从踝部向下**弯脚**，然后放开

向下**卷缩**脚趾，然后放松

注意

在妊娠末期，决不要采用背部平放的仰卧位，因为这种睡姿会限制氧气输送给胎儿，并且你可能会感到晕厥。

有利于胎儿健康的饮食

胎儿的食物只有一个来源，那就是母亲，妊娠期间，饮食愈多样化、愈平衡就愈好。你无须为此制订专门的饮食计划，也不意味着你需要吃两份。你可选择下列各种新鲜的、未经加工过的营养丰富的食物，以保证得到你需要的所有营养成分。一旦怀孕了，或者在你准备怀孕时，就应该考虑一下平常吃了多少有益于健康的食物，以及你食入或饮进的东西是否有可能对胎儿造成损害。多吃些新鲜蔬菜和水果，少吃些含糖、含盐及加工过的食物。

基本的营养物质

钙质

钙质在保证胎儿骨骼及牙齿的健康发育上是很重要的，大约妊娠8周，胎儿骨骼和牙齿开始发育。你将需要两倍于正常时的钙质摄取量。钙质的来源包括奶酪、牛奶、酸乳酪以及多叶的绿色蔬菜。但是，奶制品的脂肪含量也高，所以，如有可能就选择低脂肪的品种，例如脱脂奶。

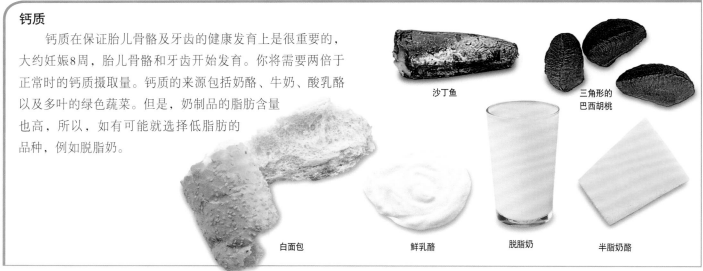

沙丁鱼

三角形的巴西胡桃

白面包   鲜乳酪   脱脂奶   半脂奶酪

蛋白质

因为妊娠期间你对蛋白质的需求会增加，所以设法吃一些富含蛋白质的食物。鱼、肉、坚果、豆类以及奶类食品都可提供蛋白质，但是动物性来源可能脂肪含量也高，所以要限制这类食物的摄取量，并且尽量选择瘦肉。要买新鲜的蛋，不要吃未熟的或生的蛋。

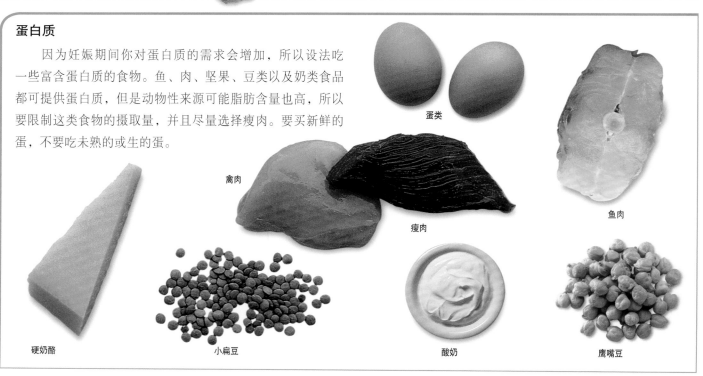

蛋类

禽肉

瘦肉

鱼肉

硬奶酪   小扁豆   酸奶   鹰嘴豆

维生素C

　　维生素C有助于构成一个强健的胎盘，使胎儿能抵御感染，并帮助铁质的吸收。新鲜的水果和蔬菜中含有维生素C。维生素类需要每日提供，因为它不能在体内储存。长期贮藏以及烹调会失去大量的维生素C，所以最好吃新鲜产品，蔬菜可以蒸着吃或生吃。

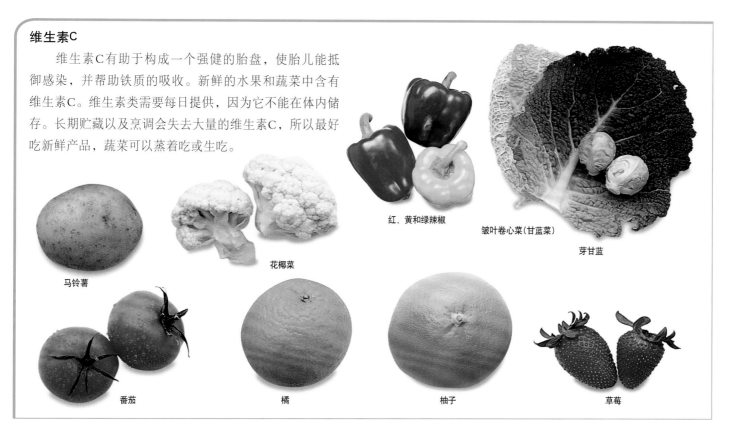

红、黄和绿辣椒　　皱叶卷心菜(甘蓝菜)　　芽甘蓝

马铃薯　　花椰菜

番茄　　橘　　柚子　　草莓

纤维素

　　在你日常的饮食中，纤维素应该占较大比例。便秘在妊娠期是常见的症状，而纤维素有助于防止这种症状的发生。水果和蔬菜是纤维素的重要来源，你每天都可以吃到许多这类食物。不要过分依靠麸糠类食品去摄取纤维素，因为它会妨碍吸收其他营养物质，可以多吃其他富含纤维素的食品。

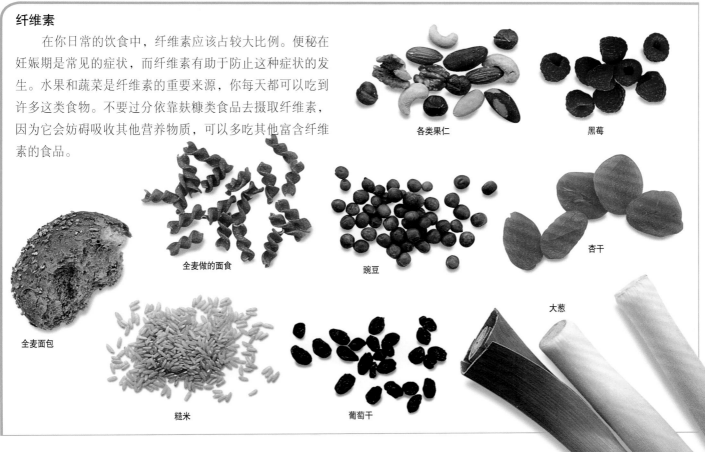

各类果仁　　黑莓

全麦做的面食　　豌豆　　杏干

大葱

全麦面包

糙米　　葡萄干

叶酸

　　叶酸是胎儿中枢神经系统发育所必需的，尤其是在妊娠最初数周内更为重要。体内不能储存叶酸，并且妊娠期间叶酸的排出量大于平时好几倍，所以重要的是每天都要适量供给。新鲜的深绿色多叶蔬菜是叶酸良好的来源，但要蒸着吃或生吃，因为经过烹调，大量维生素会被破坏。

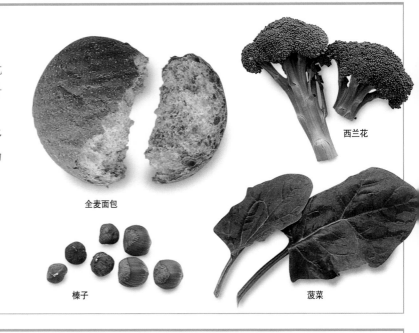

全麦面包

榛子

西兰花

菠菜

铁质

　　妊娠期间铁质的需要量增加。因胎儿为了出生后的需要会在体内预先贮藏铁质，而你在此期间身体会产生额外的血液，也需要铁质以制造携氧的血红蛋白。源自动物的铁质比来自植物，如豆类和干果类的铁质更容易被人吸收。如果你不吃肉，就要将富含铁质的食物与富含维生素C的食物合起来吃，以利于吸收铁质。

　　虽然肝脏是铁质的良好来源，但它也富含维生素A，而过量的维生素A会破坏成长中的胚胎，因此在妊娠期间应少吃肝脏及肝脏制品。

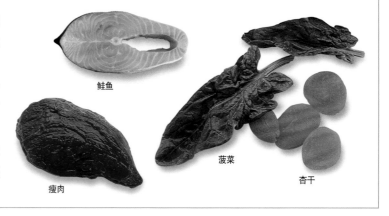

鲑鱼

瘦肉

菠菜

杏干

素食者的饮食

　　如果你每天吃富含蛋白质的食物以及新鲜水果和蔬菜，就能提供给胎儿所需的全部营养。唯一缺少的营养物质是铁质，所以你可补充矿物质。如果你是严格的素食主义者，并且不吃奶制的各种食品，建议你服用钙片、维生素D以及维生素B$_{12}$。

盐

　　许多人在饮食中放入太多的盐。在妊娠期间减少食物中盐的含量甚为重要，因为有些疾病与盐有很大关系，例如水肿以及子痫前期等(见P.42及P.38)。

液体食物

　　妊娠期间为保持肾脏的健康以及避免便秘，液体食物是必要的。水是最好的，你想喝多少就喝多少。

最好的10类食物

　　以下10类食物至少是一种营养物质的极佳来源。尽量每天吃到其中一些。

　　■ 奶酪，牛奶，酸乳酪(即酸奶)：钙质，蛋白质。

　　■ 深绿色的多叶蔬菜：维生素C，纤维素，叶酸。

　　■ 瘦肉：蛋白质，铁质。

　　■ 橙：维生素C，纤维素。

　　■ 家禽：蛋白质，铁质。

　　■ 沙丁鱼：钙质，蛋白质，铁质。

　　■ 白肉鱼：蛋白质。

　　■ 全麦面包：蛋白质，纤维素，叶酸。

　　■ 葡萄干：铁质。

　　■ 全麦做的各种面食及糙米：纤维素。

补充营养

　　在妊娠头3个月，你可以吃叶酸补充剂。如果你患有贫血，可能要服用铁质补充剂，有些医生甚至建议孕妇每天都服用铁质补充剂。如果你的饮食包含了各种新鲜食物，就无须补充营养剂。

保护你的婴儿

平常的饮食中,有害于身体的物质和营养物质一样,也会从食物中经过胎盘进入胎儿体内。

加工过的食物

不吃经过高度加工过的食品,例如罐头食物及各类袋装食物。加工过的食品常常加入了糖和盐,并含有大量脂肪,还有不必要的防腐剂、香料及色素。购买前仔细地查看标签,要选择那些没有人造物质的,或者这些成分含量非常低的产品。

烹调冷冻食物

不吃小卖部里卖的热食,也不要买事先烹调过的在超市出售的肉类以及可以即食的家禽(除非是保持滚烫的)食品。这些食物中可能含有可传入胎儿体内的细菌,会给胎儿带来生命危险。

奶酪

未经高温消毒的牛奶、奶制品及软奶酪,对你可能是有害的,因为其中可能含有李斯特菌。如法国布里白乳酪,是未经高温杀菌的鲜奶制成的,所以最好避免食用。

咖啡、茶及热的巧克力

在所有这些饮料中都含有咖啡因。每天饮用太多会影响胎儿的发育。每天饮用这类含咖啡因的饮料不要超过3杯,如果可以,就一点儿都不喝,而代之以大量的矿泉水。

草药茶

妊娠期间如果你想饮草药茶,最好先核对一下草药的成分。大多数已包装好的茶都对胎儿无害,然而,有些也可能会有不良影响。红覆盆子叶茶则是能促使顺利分娩的一种传统药茶。

糖

含糖食物,诸如饼干、果酱以及发泡饮料等,并不是基本的营养物质,还会使你超重。应从含淀粉的碳水化合物获取能量,例如全麦面包之类。最好去掉吃甜食的习惯。

酒精替代品

妊娠期间,任何含有酒精的饮料都会通过胎盘进入婴儿的血液并造成伤害,所以不要喝任何含有酒精成分的饮品,包括那些声称酒精含量极低的酒,如淡啤酒、葡萄酒等,因为其中可能含有有害添加剂和其他化学成分。

必需的脂肪酸(EFA)

长链多不饱和脂肪酸LCPUFAS是胎儿大脑、神经系统和视网膜发育过程中必不可少的脂肪酸。胎儿自己不能合成,必须依赖于母体通过胎盘和出生后的母乳来提供。油性鱼类,如鲑鱼和鲭鱼,是目前长链多不饱和脂肪酸含量最高的来源,但它们含有污染物,所以建议你每个星期的食用量不超过两份。要避免食用大型食肉性鱼类,如剑鱼等,因为它们可能含有汞。

坚果、种子、全麦食品、深绿色多叶蔬菜等也都富含长链多不饱和脂肪酸。

转基因食品

目前没有足够的证据表明转基因食品是安全的,也没有足够的证据表明转基因食品会对你或你的胎儿有害。基因工程的进程是不确定的。没有人能够确定插入的基因不会与其他的基因相互作用,或是完全准确地按预期发展。例如:很多蔬菜,包括土豆和西红柿,原本都是有毒的,现在的土豆没毒,并不一定意味着它已经失去毒性基因,只是这种基因目前没有表现。土豆的基因工程可能会激活休眠的原始基因毒性,这至少在理论上具备可能性。

要证明转基因食品是安全的,很可能还需要一段时间,所以在这方面你最好还是安全第一,尽量避免食用转基因食品。

特别想吃某种食物

在妊娠期间常会有突然对某些食物产生兴趣的现象,如腌制的洋葱及香蕉之类。如果你很想吃某种特别的食物,而且吃下去并未变肥,也未引起消化不良,那就继续吃吧,享受一下也无妨。

实际的准备

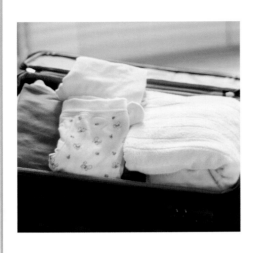

在预产期前1个月左右就应该检查一下已为婴儿准备好的每件东西，并要买些食物以及其他的必需用品，以供产后生活所需。把打算带到医院去的东西整理包装好，这时也是时候了。注意不要带太多东西去医院，病房里没有很多地方。有些医院会提供给你一份应携带物品的清单，甚至列出细目，所以，首先要按医院的清单进行准备。如果你在家分娩，要考虑还需要些什么。

对分娩有用的物品

以下各种物品是在分娩时以及分娩后需要使用的，因为你可能会在仓促情况下使用它们，所以最好分开来包装。

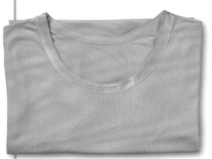

宽松下垂的T恤或一件旧的睡袍
分娩后你还需要一件前开襟的睡袍或T恤。

盥洗用具袋，牙刷及牙膏、唇膏

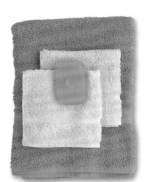

深色的毛巾，两条面巾，肥皂

除臭剂

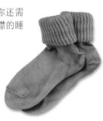

厚袜子
要分娩的后期阶段你可能会感到冷。

一小块天然海绵
用水浸湿，口渴时可吸吮其中的水分。

还需下列物品

■ 热水瓶。
■ 书、杂志、照相机、耳筒收录音机(随身听)。
■ 为你丈夫准备的食物和饮料。
■ 亲友们的电话号码。
■ 打公共电话用的硬币。
■ 在产前课程训练时曾用过的其他物品，以及分娩过程中你想用的东西，但事先应向医院查询清楚，可以带再带。

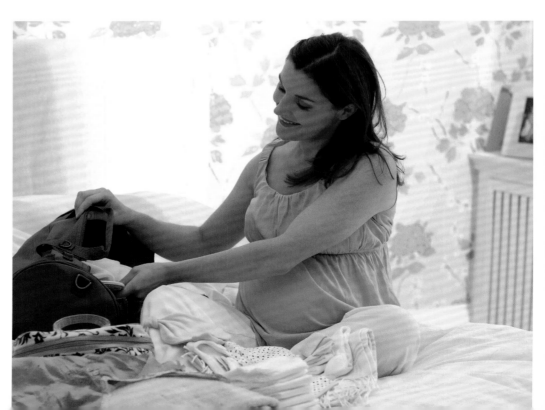

婴儿诞生后

如果你预想不到地突然进入了分娩阶段，以下这些东西可在以后让你丈夫带给你。在你留院期间，医院可能会提供给你分娩所需的一切。

在家分娩

在家分娩需要有几项必备的条件，如果你对其中任何一项有自己的想法，应告知助产士。这些条件是：有一间暖和的房间，房内容易取得热水，附有卫生间及电话。你的住所救护车应该能够到达。

你需要的东西

■　配有稳固床垫的床（如有必要可在床垫下放一张木板）。

■　床的附近有两个清洁的平面，其中一个放器材，另一个供助产士检查出生的婴儿。

■　几条干净的毛巾、床单及毛毯。

■　1张塑料床单。

■　1个中等大小的胶碗。

■　大的垃圾袋。

■　2包背面有粘胶的卫生垫及两三包具有超吸收效能的生产用卫生棉。

■　宽松下垂的T恤或睡袍。

■　前开襟的睡袍、胸罩以及几条内裤。

■　婴儿用的尿片、内衣、有弹性的连衣裤或者睡袍，以及毛毯。

分娩床的铺法

床上铺一条干净的床单，在它上面再放一张塑胶布，上面再加一张干净的床单，分娩后拿掉上面这两条，床上留下一条干净的床单。

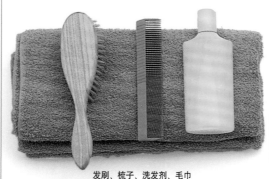

发刷、梳子、洗发剂、毛巾

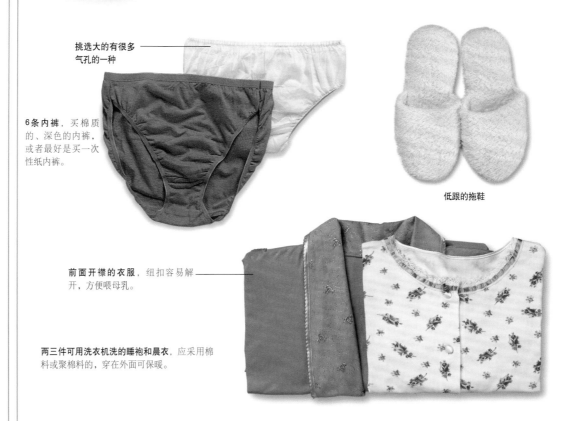

胸垫，把它塞进胸围的里面以吸收渗漏出的乳汁。机压成乳房形状的一种最好。

还需下列物品

■擤鼻涕用的卫生纸。

■吹风机，既可吹干你的衣服，又可吹干头发。

■大塑胶袋，为了放要洗的脏衣物。

挑选大的有很多气孔的一种

6条内裤，买棉质的、深色的内裤，或者最好是买一次性纸内裤。

低跟的拖鞋

前面开襟的衣服，纽扣容易解开，方便喂母乳。

两三件可用洗衣机洗的睡袍和晨衣，应采用棉料或聚棉料的，穿在外面可保暖。

回家

准备好一套衣服，留给丈夫在你出院时带来给你穿用。不要选择过于紧身的衣服，因你尚未恢复到怀孕前的身材，婴儿也需要回家穿的衣服，所以下列物品也应准备好：

■　两块尿片（如果不是使用纸尿片就不要忘记带别针和塑胶内裤）

■ 内衣汗衫
■ 有弹性的连衣裤或睡衣
■ 前开襟的羊毛衫及帽子
■ 毛毯（天冷用）

分娩及婴儿诞生

等到妊娠最后几周过去，分娩就即将来临。分娩是妊娠到达顶峰的时刻，所需时间不过数小时，你能够第一时间看到自己的婴儿。你不知道分娩将如何进行而会感到兴奋和恐惧。如果你自己事先做了充分准备，了解在各产程中你的身体将会发生哪些变化，并且知道怎样去应付的话，你就会有信心。生孩子可能会有一种满足感，如果你能保持镇静和松弛，还可能感到喜悦万分。在宫缩以及应付宫缩伴有的疼痛时，以前你练习的松弛与呼吸技术可帮助你镇静下来，如果你的分娩过程不像预期的那么快，你也不必沮丧。

怎样知道你已临产

你可能担心，自己是否临产了也觉察不到。这种情况多半不会发生，尽管分娩的最初几次宫缩可能与妊娠最后几周内出现的宫缩相混淆，不过大概还是能够知道分娩是否已临近，因为有若干分娩的产兆体征。

分娩的体征
一个产兆

妊娠期内，黏稠的、带有血迹的黏液栓子会堵塞子宫颈，在分娩开始前或进入分娩早期阶段时，栓子会从阴道滑出来。

怎么办? 以上情况可能发生在分娩开始的前几日，所以要等待，直到腹部或背部出现有规律的疼痛时再打电话给医院或助产士。

羊膜破裂

环绕在胎儿周围充满液体的囊袋，在分娩期间囊膜随时都会破裂，于是囊内液体可能突然大量涌出，但因为胎儿的头部已经进入骨盆腔，阻塞了它的涌出，所以更多见的是液体一滴滴地流出来。

怎么办? 即刻打电话给医院或助产士。即使你没有任何宫缩也需要去医院，因为羊水破裂后有感染的危险。在此期间要垫上卫生棉以吸收流出的液体。

宫缩

子宫收缩（常简称为宫缩），开始好像是钝性背痛，或者刺痛，向下发生在大腿。随着时间的进展，宫缩可能发生在腹部，更像剧烈的周期性疼痛。

怎么办? 当宫缩好像已规律时就记录其时间。如果你认为自己已临产，可打电话给医院或助产士。除非宫缩发生得极为频繁(每5分钟一次)，或者十分疼痛，否则不需要即刻去医院。第一胎产程常常持续12—14小时，在家中先等几小时会好些。在周围慢慢活动一下，若需要休息就休息一下。如果羊水未破，可以洗个温水浴松弛松弛，或吃一点儿点心。医生可能建议你一直等到宫缩十分强烈并且每5分钟左右就出现一次时再离家去医院。

出现假象

妊娠最后3个月，子宫出现间歇性收缩，医学上给它一个名称，叫布拉克斯顿·希克斯表征，这种宫缩有时变得较强烈，所以你可能误认为已临产。但是，真正的分娩宫缩发生得很规律，并且逐渐增强，也更加频繁，所以你应该能够辨别。

偶然地发生几次宫缩，然后又消失，可以照常活动，宫缩到时会再出现。

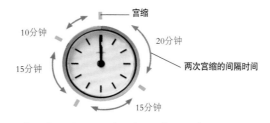

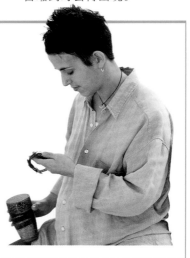

宫缩的计时

宫缩
10分钟
20分钟
15分钟
两次宫缩的间隔时间
15分钟

测定1小时以内子宫收缩的次数，并记录每次宫缩开始和结束的时间。宫缩应逐渐增强和更为频繁，如果已确定即将分娩，每次宫缩至少持续40秒。上图表示你在分娩过程中早期可能出现的两次宫缩的间隔类型。

第一产程

在第一产程期间，子宫肌肉的收缩使子宫颈张开，分娩时婴儿经此而娩出。对于第一胎，第一产程平均要经历10—12小时。

在第一产程的某些时候，如果你突然感到惊慌失措也不要感到意外。不论你的准备做得多么好，都会出现恐惧感，觉得自己的身体已陷入一个不能控制的状态。保持镇静，尽力适应身体的变化。此刻也是你最希望你的丈夫或好朋友能在身旁陪你的时候,特别是如果他(她)懂得有关分娩方面的知识，并且参加过产前课程则更好。

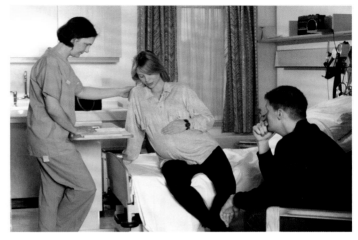

入院时助产士会检查你的记录并询问你的宫缩情况。

接收入院

一旦你到了医院，就会看见助产士进行多项常规的准备接收你住院的工作。她在做这些工作时，你丈夫可以陪伴你。如果你在家分娩，助产士可能会以基本相同的方式为你做好准备。

助产士提出的问题

助产士将核对你的记录以及病历卡，并且向你询问：是否已经破水？是否出现过分娩的产兆？她还会了解你的宫缩情况，诸如何时开始出现宫缩，频率如何，宫缩时有什么样的感觉，每次宫缩持续多长时间等。

给你进行检查

你换上医院的长外衣或你自己带来准备分娩时穿的衣服以后，为了婴儿能顺利诞生,医院要给你进行各项检查。助产士为你量血压、测体温和脉搏，并且为你检查子宫颈已张开了多少，还要做阴道内诊检查。

检查胎儿

助产士通过腹部的触诊核对胎儿的位置，用胎儿听诊器或助音器测胎儿的心搏频率。

助产士可能给你系上一个胎儿监视器20分钟左右，用它录下胎儿的心搏频率。这可帮助助产士确定胎儿在宫缩期间是否获得足够的氧气。

其他事项

还要采集尿液标本以化验尿蛋白及尿糖。如果羊水尚未破可以沐浴或淋浴，由医院决定你是否需要马上直接去产房或分娩室(即待产室)。

内诊检查

助产士会按时给你进行内诊检查，以确定胎儿的位置并了解子宫颈已开大到什么程度。你可以询问检查的结果。子宫颈不断开大会使你感到鼓舞，然而，它扩张的速度会时慢时快。

一般是在两次宫缩之间进行内诊检查，所以你感到一次宫缩来临时要告知助产士。她会让你仰卧并用枕头支撑上半身，但是，如果你觉得这种体位不舒服，也可以侧卧。设法尽量放松，使不适减轻到最低限度，你也可用医院准备好的一氧化二氮(N_2O)及其吸入器，它会使你感到舒服些。

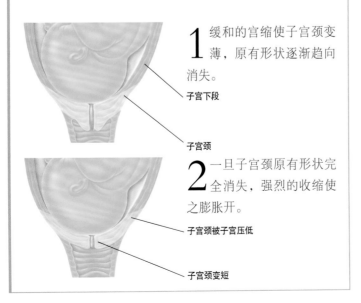

分娩中子宫颈的变化

正常状态下，子宫颈借助坚韧的肌肉环保持紧闭。其他附着于子宫颈的肌肉向上并绕过子宫。分娩期间,这些肌肉收缩，将子宫颈拉向子宫，然后展开变薄，子宫颈口开大，足够通过胎儿的头部。

1 缓和的宫缩使子宫颈变薄，原有形状逐渐趋向消失。

　　子宫下段

　　子宫颈

2 一旦子宫颈原有形状完全消失，强烈的收缩使之膨胀开。

　　子宫颈被子宫压低

　　子宫颈变短

在第一产程的各种姿势

在第一产程过程中，可试用多种多样的姿势，因为不同时间采用不同的姿势可能会舒服些。预先就练习这些姿势，一旦需要时你就能容易地跟随着身体的自然趋势去做。

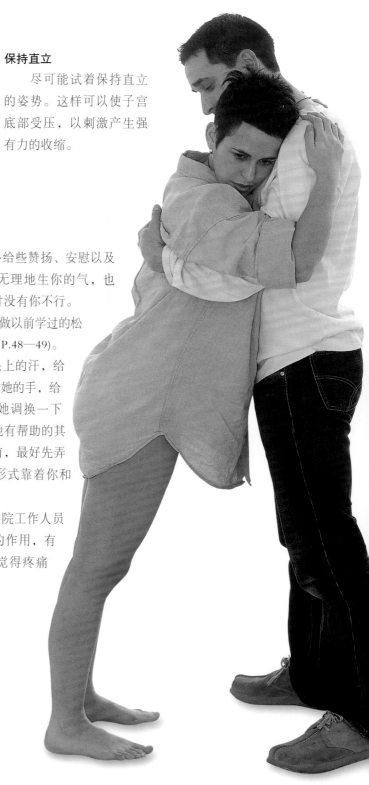

保持直立

尽可能试着保持直立的姿势。这样可以使子宫底部受压，以刺激产生强有力的收缩。

丈夫能做些什么？

■ 妻子宫缩时多给些赞扬、安慰以及支持。如果她变得无理地生你的气，也不要介意，因为此时没有你不行。

■ 提醒妻子做一做以前学过的松弛与呼吸技巧练习(见P.48—49)。

■ 擦去妻子额头上的汗，给她喝一点儿水，握住她的手，给她按摩背部，建议她调换一下姿势，或者做些对她有帮助的其他事。在做这些之前，最好先弄清楚她喜欢用哪种形式靠着你和喜欢怎样按摩。

■ 在你妻子与医院工作人员之间你起着中间人的作用，有你站在身边，她会觉得疼痛缓解许多。

你的丈夫

如果你没有丈夫或者你分娩时他不能陪在你身边，就选择你的母亲或姐妹或其他的家庭成员陪伴你。

分娩初期

在早期宫缩期间，使自己倚靠在附近的一个平面上，如墙、椅子的座位或者医院的床上。

水中分娩

浸在水中，用与体温相似的温水来浸泡身体，能帮助你放松和减轻生产的疼痛。一些医院提供分娩水池，你也可以租用一个便携的水池用于在家中分娩。如果你决定使用分娩水池用于分娩，你一定需要一个有水中分娩经验的助产士来帮助你。

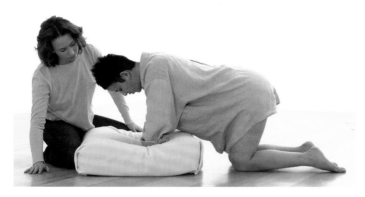

趴在地上

你的双手和两膝着地，趴在地上(你可能发现在床垫上更舒服)，来回倾斜你的骨盆。背部不要拱起。在两次宫缩的间隙，身体放松，重心向前移，把头放在两臂上休息。

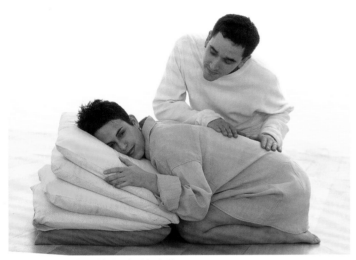

按摩背的下部／身体向前跪着

这样可以缓解背痛，使你感到平静和放松。你的丈夫应按摩你的脊椎底部，用手掌有力地做圆周活动。用爽身粉可以减少摩擦力。双腿分开跪下，身体放松，趴在一堆坐垫、枕头上。尽量保持背部平直，两次宫缩的间隙你可以朝一边侧坐。

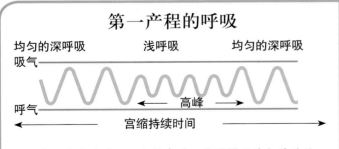

第一产程的呼吸

均匀的深呼吸　　浅呼吸　　均匀的深呼吸

吸气

呼气

← 高峰 →

宫缩持续时间

在一阵宫缩的开始和结束时，要用深而均匀的呼吸，经鼻吸入并从口呼出。在宫缩顶峰时，试用轻微而浅的呼吸，吸入或呼出都应经过口腔。这种呼吸不要进行太长时间，因为你将会感到头晕。

分娩球

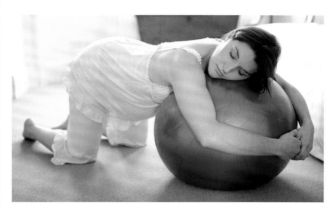

一个分娩球在宫缩时可以给你提供一个舒适的、有支撑的位置。你可以跪下，然后趴在球上。或者拿个枕头放在床边，然后人坐在球上面，头向前趴在枕头上，这样你几乎就是在躺着，但是髋部又可以随着球前后摇来摇去。这在胎儿监测过程中尤其有帮助。当一些医院施行轻微硬脑膜外麻醉时，他们也会提供分娩球。

自我帮助的方法

■宫缩间歇期间保持活动，这会帮助你对付身体上的疼痛。宫缩期间采取你认为舒服的姿势。

■设法尽可能保持直立，这样胎头能稳固地顶在子宫颈上，促使宫缩更有力并且对子宫颈张开也更有效。

■集中精力于自己的呼吸，使自己平静并且尽量别去想宫缩。

■在两次宫缩的间隙要放松(见P.48—49)，以节省体能到需要时使用。

■借助唱歌、呻吟、叹气等减轻疼痛。

■注视一个固定的地方或物体以帮助脑海中忘掉宫缩这件事。

■一次宫缩时，不要想接下去又会有多少次宫缩。或许你可把每次宫缩视为浪涛，越过这些浪涛后就可得到心爱的婴儿了。

■要经常排空小便，以使涨满的膀胱不致占据胎儿的空间。

背痛性分娩

当胎儿面对你的腹部，而不是背对你的腹部时，胎头会压迫你的脊柱而引起背痛。减轻疼痛的方法是：

■宫缩期间，向前屈身，用双手和双膝支撑体重，使胎儿的体重不再压迫你的背部。也可以来回摆动你的骨盆。宫缩间歇可以在周围活动一下。

■请丈夫按摩你的背部，在宫缩间歇期间用装有热水的玻璃瓶压紧你的脊柱。

过渡时期

分娩过程中最困难的阶段常是在第一产程结束的时刻，这时宫缩最强烈。每次持续片刻，两次宫缩之间的间隔时间很短。也就是说，一次宫缩后只有短暂的休息，接着即出现下一次的宫缩。这个阶段常持续半小时左右，称为过渡时期，你会感到疲倦、沮丧，两眼泪汪汪，易兴奋或者是脾气很坏。在两次宫缩之间你可能失去一切时间观念并且会打瞌睡，过渡时期也常常出现恶心、呕吐和颤抖。这时候你可能只想尽快地把孩子娩出。

但是，如果在子宫颈还未完全扩张之前，过早用力向外推出婴儿的话，可能造成子宫颈水肿。当你第一次有强烈愿望想要用力娩出婴儿时一定要告诉助产士，这很重要。她会检查你的子宫颈是否已完全张开，如果还未完全张开，她会指导你在宫缩时做呼吸运动（见右上图）来缓解想要用力娩出婴儿的欲望，直到子宫颈张开至大约10厘米（4英寸）。这时候如果你想改变一下姿势，可以跪着，身体向前倾斜，把头撑在两只前臂上，臀部向上翘起，这种姿势可以缓解你想要用力娩出婴儿的欲望。

如果在过渡时期你的羊水还没有破，他们自然会替你人工破膜。你可以感到羊水涌出或只有轻微的滴出。这时，没有羊膜囊的缓冲，婴儿的头部更直接地挤压子宫底部，分娩速度往往加快。

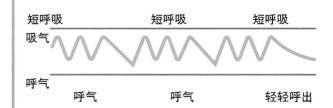

过渡产程的呼吸

短呼吸	短呼吸	短呼吸
吸气		
呼气		
呼气	呼气	轻轻呼出

如果还没有到要推出婴儿的时候，就要采取"Ha!Ha!Hu!"的呼吸方式，即两次短的呼吸，跟着一次较长的呼气。当向外推的动作已受控制时，做一次缓慢而均匀的呼气。

丈夫能做些什么?

■ 设法使妻子放松，鼓励她，并且给她擦去汗水，如果她不希望触碰她，你就照办，但要站在她身后。

■ 整个宫缩期间和她说些甜蜜的悄悄话。

■ 如果她开始发抖，给她穿上厚袜子并紧按她的双腿。

■ 如果她想逼出婴儿时，应即刻告知助产士。

分娩中的子宫颈变化

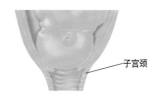 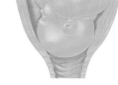

子宫颈

张开至7厘米(2¾英寸)，助产士可以触摸到子宫颈环绕着胎头向外扩展得很好。

当助产士触摸不到子宫颈时(大约10厘米，相当于4英寸)，表示它已完全张开。

第二产程

一旦子宫颈完全张开并且你能够用力将婴儿向外推动时，表示第二产程已经开始。现在你的任何努力都会较第一产程更为有效，你可尽力促使子宫出现强力收缩，帮助将婴儿向外推出。

即使这一阶段的宫缩比第一产程更强烈，也不会感到像以前那么不舒服。向外推动是很辛苦的，但助产士会和你的丈夫一起帮你找到最舒适的姿势。他还会给你指导和鼓励，以便在最需要时，你能很好地用力。此时你已可以从容享受将婴儿慢慢推出的快感。一般来说，第一胎的第二产程持续1个小时左右。

第二产程的呼吸

深呼吸	深而均匀的呼吸	均匀的呼吸
吸气		
	推出	推出
呼气		

当你想用力时（在宫缩期间会发生无数次想用力推出胎儿的情况），如果觉得会有所帮助，就做一次深呼吸并在你能够忍受的时间范围内屏息一会儿。在两次推出动作之间，做几次平稳的可帮助镇静的深呼吸。在宫缩消失时慢慢地放松，这样才能保持体力等待胎儿娩出的进程。

临产时的姿势

当出现用力的情况时，尽可能使身体与地面保持垂直，这样地心引力有助于使分娩顺利进行，而不要采取逆地心引力的姿势。

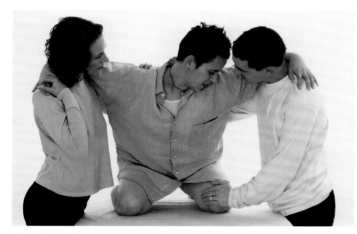

蹲踞式和跪式

蹲踞式是一种非常好的临产姿势，它可以使骨盆充分张开并且能利用地心引力帮助将胎儿推出。但是，除非你事先练习过蹲踞式（见P.47），否则蹲一会儿就会觉得非常累。如果你的丈夫两腿分开坐在椅子边上，你可以在他的两腿之间蹲下，把双臂搭在他的膝盖上来支撑自己。

跪式不像蹲踞式那么累，而且对于推出胎儿也是一个好的姿势。左右两侧各有一个人扶持着你，可以使你感到很稳定。你或者会觉得四肢着地的跪姿可能很舒服，但是这种姿势要保持背部平直。

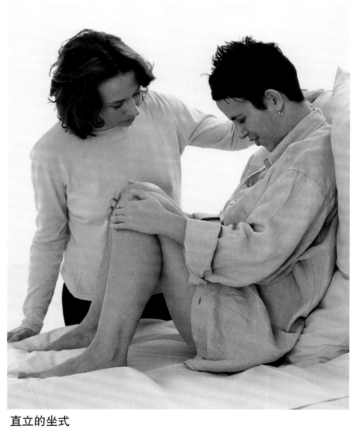

直立的坐式

直立的坐式是一种常见的分娩姿势。坐在床上，背部用枕垫撑起。保持颏部下垂，当向下用力时，两手抓在大腿的下面。两次宫缩的间隙，背部放松并靠在后面的枕垫上。

侧卧位

如果你需要产程慢一些，侧卧位是一个很好的姿势。你丈夫可以支撑起你上面的腿。

自我帮助的方法

■ 宫缩期间要缓和而平稳地用力向外推出。
■ 设法放松骨盆底的肌肉，这样你会感到自己好像完全地处于松弛状态。
■ 面部保持放松。
■ 如果流出一些粪便，或漏出一点儿小便也不要为此担心，这是常见的事。
■ 在两次宫缩之间，尽可能多休息，这样你就会把所有的力气用到将婴儿向外推出的动作上。

丈夫能做些什么？

■ 在两次宫缩之间设法使妻子放松，并且继续给她鼓励和支持。
■ 当婴儿的头露出时，可把自己看到的情况告诉她，但是分娩过程中，如果她没有注意到你，也不必觉得意外。

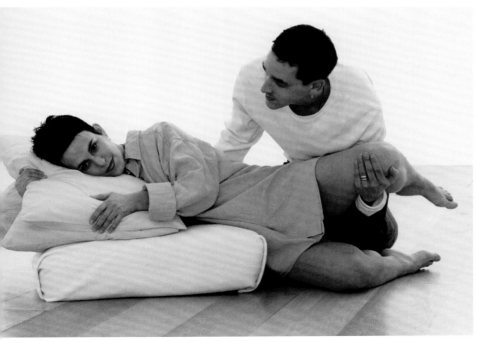

分娩

分娩的高潮阶段现在已经到来。在你的努力下，你可以在胎头露出来时，第一次触摸到婴儿的头。你的伴侣会在这个漫长的分娩过程中给你自信，让你平静下来。如果你们都已经为此而学习过分娩的课程，他就能协助你并且提醒你呼吸和放松的技巧。强劲的肌肉收缩使你感到你几乎不能控制你的身体。你的伴侣可以帮助你抚摸你的背部，摩擦你的前额，并且计数收缩的时间，使你能依靠这些来用劲。他的参与也帮助他感受到他是分娩过程中不可缺少的一部分。如果你的伴侣不在场，你也会感激你的密友、亲人，或是助产士的帮助。一旦婴儿出生之后，你或许会感受到强烈的生理上的放松。也会有欢喜的泪水和伟大的柔情面对你的婴儿。

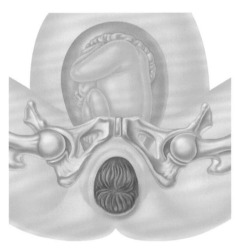

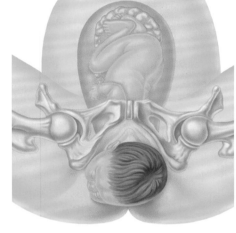

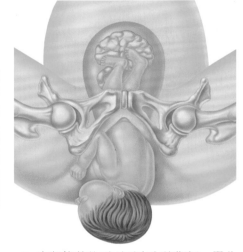

1 胎头移动到接近阴道口，直到最后你丈夫能看到外阴和肛门部位由于胎头压迫骨盆底而显得膨出。不久就会看见胎头，胎头随着每次宫缩向前移动，当宫缩消失时，可能又会稍向后滑进少许。如出现这种情况不要泄气，这完全是正常的。

当胎头的顶部可以看见时，助产士将告诉你不要太用力，因为如果胎头娩出太快，你会阴(即阴道口至肛门之间的部位)处的皮肤可能会撕裂，所以要放松，用几秒钟的时间喘喘气。如有严重撕裂的危险，或者胎儿处于危难时，你将要接受外阴切开术(见P.66)。当胎头扩张阴道口时，你会有刺痛感，随之而来的是麻木感，这是因为阴道组织扩张得很薄，阻滞了神经的传导。

2 头部娩出时，婴儿的面部朝下。助产士可能要检查一下脐带，以确保婴儿的颈部没有被脐带缠住(当婴儿身体娩出时，脐带常会套住头部)。然后，婴儿头部转向一侧，使得头与两肩保持在一条线上。助产士清洁婴儿的两眼、鼻以及口腔，需要时，要把婴儿上呼吸道中的液体吸出。

3 在紧接着的下面两次宫缩期间，婴儿的身体就会滑出母体。通常助产士会将自己的手放在婴儿的腋窝下将他扶出并放在你的腹部，这时婴儿还连着脐带。起初婴儿看起来有点儿发青，皮肤上覆着胎脂并有血迹，会哭。如果婴儿的呼吸正常，可以即刻抱住他搂在怀中。此外，助产士会再次清洁婴儿的呼吸道，必要时还会输氧。

问与答

"我非常担心分娩时我的身体将会受到损伤，请问有这方面的危险吗?"

当你用力向外推出婴儿时你的身体不会受到损伤。因为阴道壁是有弹性的，并且呈皱状，它能扩展到足以使婴儿通过。

"分娩后，我是否可以即刻给婴儿哺乳?"

可试着将乳头放进他的口中并放置片刻，不要立即抽出。此时虽然没有任何乳汁，但新生儿的吸吮欲望却极强烈，并且从吸吮中你也感受到莫大的安慰。

第三产程

　　婴儿娩出后，宫缩有短暂停歇，大约相隔10分钟，又会出现相对无痛的宫缩以排出胎盘，这就是第三产程。在分娩时，或者刚刚分娩后，医生或助产士可能会在你大腿处注射麦角新碱。本药有加强子宫收缩的作用，胎盘几乎即刻就会娩出。如果等待胎盘自然排出，你就可能失去更多的血并且有大出血的危险。

　　为了胎盘的娩出，助产士的一只手放在你腹部上面，另一只手轻轻地拉脐带以帮助胎盘与子宫脱离。

分娩以后

　　医院会为你收拾整洁，如外阴有裂口，需要做局部缝合。助产士将给婴儿称体重及测量，还会很快将婴儿的身体检查一遍。可能会给婴儿注射维生素K，以预防少见的出血性疾病。分娩后不久就要把脐带夹住并剪断，如果已注射过麦角新碱更要这样做。

阿普伽新生儿评分

　　在产后60秒内，助产士对新生儿的呼吸、心率、皮肤的颜色、活动以及对刺激的反应能力等进行评价，并且给她一个0—10之间的阿普伽新生儿评分。

　　大多数新生儿的得分在7—10之间。5分钟后再重测一次，所以如果第一次的得分较低，第二次的得分应有所提高。

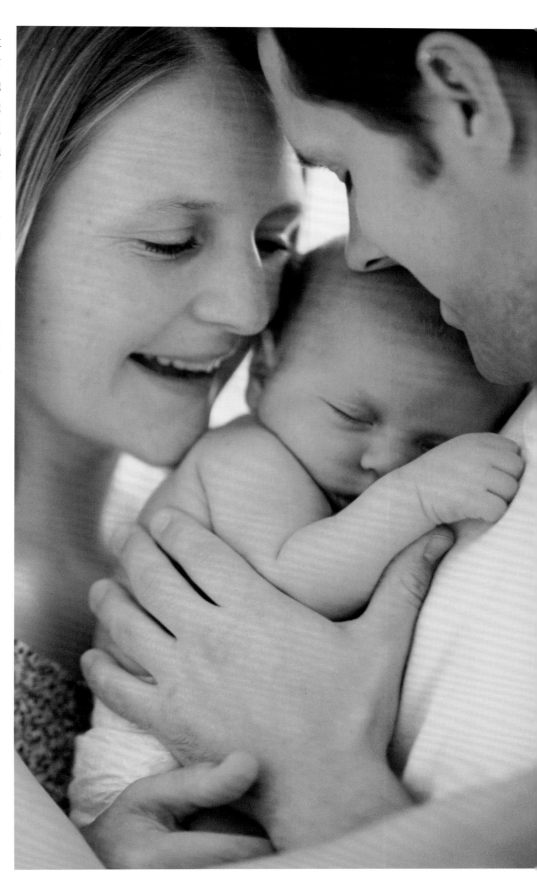

组成了一个家庭
　　分娩以后，你和你的丈夫轻松地与你的新生儿在一起度过宝贵的安静时刻。

缓解疼痛

虽然分娩一般不会是无痛的，但疼痛却是为了一个目的，就是每一阵宫缩都把你向前推进了一步，使你更接近分娩的顶峰——婴儿的诞生。无论如何，你现在可以先不决定要不要镇痛，视情况再决定。你是否需要缓解疼痛大部分取决于你的分娩情况以及你应付疼痛的能力。你可能采用第59页和第61页上的自我帮助的方法就足以对付了，如果你企图对抗疼痛，它往往反而加重。但是如果疼痛程度已超过了你所能忍受的范围，即可请求镇痛，不要感到这是失败。

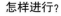

硬膜外麻醉

硬膜外麻醉通过暂时麻醉身体下半部神经而缓解疼痛，对背痛性分娩尤其有效。大部分的医院都可以提供硬膜外麻醉术。

硬膜外麻醉必须慎重地选择好施行的时间，使麻效在第二产程时要消退。另一方面，你将用较长时间才能把婴儿推出，这会增加采用外阴切开术及助产的可能性。

麻醉手术的进行

本麻醉术大约需要20分钟即可完成。会让你把两膝提起放在颏下，使身体蜷曲成球状，这样是使背部尽可能保持弧形。麻醉药经导管注入背的下部。导管留在原处，以便不论何时只要需要就可由此管加入药物。大约两小时麻醉药的作用即消退。同时还要给你从臂部进行静脉滴注并需继续监护，所以你的活动将受到限制。

效果

对于你：如果硬膜外麻醉发挥了恰当的作用，你应感觉无痛，并且不影响你的意识，所发生的一切事情你都知道。过后有些产妇会感到软弱无力，头痛可能要持续几个小时，并且数小时内两腿还有沉重感。

对婴儿：无影响。

气体吸入止痛法(气体及空气)

氧气和一氧化二氮(N$_2$O)的混合气体，使你感到舒服从而缓解疼痛，但不能完全止痛。适用于第一产程。

怎样进行？

你吸入的气体要经过手握式面罩，面罩通过一条管道与圆形气罐连接。半分钟左右气体才能到达高峰，所以在一次宫缩开始时，你需要做几次深呼吸将混合气体吸入。

效果

对于你：氧和一氧化二氮的混合气体可能不能完全止痛，你在吸入气体时可能会感到头昏或恶心。

对婴儿：没有影响。

哌替啶

在第一产程的早期注射，它的止痛效果虽小，但将有助于你在分娩过程中平静和放松。

怎样进行？

本药应从一侧臀部或大腿注射给药。大约20分钟后起作用，药效可持续2—3小时。

效果

对于你：它使一些产妇觉得失控，精神错乱或产生欣快感，有些人会感到放松并昏昏欲睡，也可能会呕吐。

对婴儿：如果给药的时间过于接近分娩，药物会使婴儿的呼吸减慢并且使他想睡觉。

电压脉冲仪(TENS)

TENS是在你的背部通过电流的小脉冲以刺激体内缓解疼痛的自然系统，从而减轻疼痛。

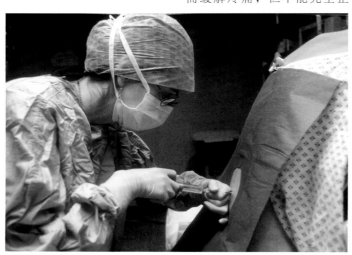

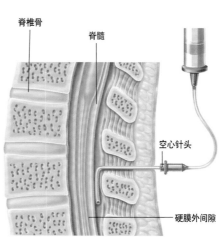

脊椎骨

脊髓

空心针头

硬膜外间隙

进行麻醉

将一个空心针头从你的脊椎骨之间经皮肤刺入硬膜外间隙。再把一根细导管穿过空心针头并将局部麻醉药直接注入。

痛。在你分娩前的最后一个月内，医院应教你练习TENS的使用方法。如果你在的医院没有电压脉冲仪给你用的话，问一问当地分支机构能不能帮到你。

怎样进行?

把4块装有电极的方垫贴附在你的背部(见右图)，在方垫放置的身体范围内，有支配子宫的神经分布。这些方垫通过电线连接到手握式控制器，用它控制电流强度。

效果

对于你：TENS对有些产妇，尤其是从分娩早期就使用它的产妇有减轻疼痛的效果；另外一些人则认为根本没有帮助。如果分娩过程中疼痛剧烈的话，TENS可能达不到足够的镇痛效果。

对婴儿：无影响。

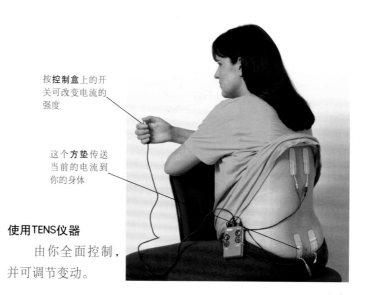

按**控制盒**上的开关可改变电流的强度

这个**方垫**传送当前的电流到你的身体

使用TENS仪器
由你全面控制，并可调节变动。

监测法

在整个分娩过程中胎儿的心率始终应受到监测，这样胎儿因窘迫而出现任何征象时都能尽早地发现。可用胎儿听诊器、助声器或者选用电子监测仪进行监测。

胎儿听诊器或助声器

在分娩过程中，助产士将器具放在你腹部上面，间隔一定的时间，测听胎儿的心跳。

电子胎儿监测(EFM)

电子胎儿监测(EFM)是采用精密的电子仪器记录分娩过程中胎儿的心跳以及你的宫缩的一种方法。有些医院在产妇分娩过程中，用它进行常规的监测；有些医院则间隔使用，但有下列情况时例外：

- 你是引产分娩(见P.66)。
- 你接受硬膜外麻醉。
- 你出现了会使你或胎儿产生危险的问题或情况。
- 在胎儿处于危险的时候。

电子胎儿监测法是无痛的，监测过程对你和婴儿都无不良影响，而且很安全；如果医生或助产士建议继续用此法监测时，他们知道这是对婴儿最好的。

用来监测宝宝心率的是一个小圆塑料装置。用一根或两根有弹性的带子缠在你的腹部以便固定监测仪。这样，无论你是站着，还是坐着或蹲着，监测仪都会被固定在恰当的位置。一些医院甚至有这样的监测仪：允许你走来走去，通过无线信号来进行监测。

电子胎儿监测是如何工作的

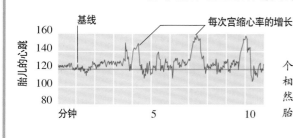

基线
每次宫缩心率的增长
胎儿的心跳
160 140 120 100 80
分钟　5　10

子宫的正常收缩
收缩强度
分钟　5　10

婴儿的心率被记录，并和一个每分钟心跳为120次的基线测量相比对。心率随着宫缩的次数而自然地升高或降低；异常的变化表明胎儿有病痛。

一次单独的仪器读数记录了宫缩的频率和每次宫缩的持续时间。这可以检测到不常见的和不规律的宫缩。当你感觉不到宫缩时，一次硬膜外的监测记录可能是有用的。

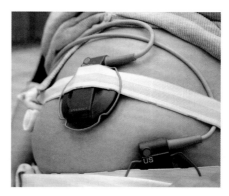

连续的监测
两个监测仪绑在你的肚子上连续地监测胎儿的心率和你的宫缩次数。

特殊的处理方法

外阴切开术	辅助分娩	引产
外阴切开术是在会阴处切一小口以使阴道口增宽从而防止会阴的撕裂。有些医院进行这项手术的比例要高于其他医院，所以，你可以向助产士先了解一下关于你所住医院对此手术的倾向意见如何。 为避免外阴切开术或会阴撕裂，要做到： ■ 学会如何使骨盆底肌肉松弛(见P.45)。 ■ 分娩时保持直立位(即产道与地面保持垂直)。	有时要用产钳或吸引帮助胎儿娩出，称为辅助分娩。产钳只适用于宫颈已开全，而且胎头虽已进入骨盆并已下降，但未能继续下降者；吸引的方法则偶尔用于宫颈尚未开全，第二产程因进展迟缓而延长的情况。	如果你要引产，分娩过程就要人为地开始。当产程进展太慢时，就需要采取一些措施来加快其进展。不同地区的医院有不同的引产指针，因此你要了解你所在医院的规定，以便知道在被引产前你还能等多久。
何时适用? 以下情况适用外阴切开术： ■ 胎儿是臀位，早产儿，胎儿有危险，或者是个大头的胎儿。 ■ 你需要辅助分娩。 ■ 你在控制自己的推出动作上有困难。 ■ 阴道口周围的皮肤扩展得还不够。	**何时适用?** 如果出现下列情况时需要辅助分娩： ■ 你的逼推力不够，不能把胎儿娩出，或许因为婴儿是个大头。 ■ 分娩期间你或胎儿表现出危险的征象。 ■ 胎儿是臀位或早产儿，产钳可以保护胎儿的头，使其在产道中不受任何挤压。	**何时适用?** 如有下列情况可采用引产： ■ 已超过预产期2周以上，并且胎儿表现有危险的征象或胎盘开始剥离。 ■ 因为你患有高血压或其他疾病，或者出现其他情况，以致使你或胎儿处于危险之中。
怎样进行? 　　注射局部麻醉药使盆底区失去知觉，当宫缩达到高峰时，从阴道底部切一个小口，通常向外侧稍稍倾斜。有时来不及麻醉，但是组织的极度伸展也会使其失去知觉，所以你不会感觉到疼痛。 　　外阴切开手术后或者会阴有撕裂时都需要缝合，因为有皮肤和肌肉等不同的组织层次，所以要仔细地将同层缝合在一起。这也可能会感到疼痛，如果需要，可要求再增加些麻醉。缝线会溶化，不必拆线。	**怎样进行?** ■ 产钳，先在你的骨盆底区注射局部麻醉药，然后做外阴切开术。医生把产钳的两个夹适当地分别放在胎儿头部的两侧，并且轻轻地往外拉使头部娩出。你可用力向外逼推加以帮助，婴儿身体的其余部分将会正常娩出。 **产钳** 一个笼状的产钳环抱住胎儿的头部，保护胎头免受挤压和损害。 ■ 真空吸引，将一个连接真空泵的吸杯放进阴道并紧贴于胎头。当你用力逼时，胎儿受到吸杯的吸引逐渐地通过产道而被拉出。	**怎样进行?** 　　引产总是要预先做好计划，并且要求你在前一天晚上就要住进医院。有3种引产方法： 　　1.把含有激素的阴道药栓塞入阴道，它会软化子宫颈。要在晚间或凌晨将药栓塞入，约几小时以后即可进入分娩过程，但是，对于第一次妊娠，单独使用药栓时，通常效果并不理想。 　　2.将羊膜剌破：如在8—12小时内分娩仍未开始的话，医生可能在盛满羊水的囊袋壁(即羊膜)上刺穿一个小洞，让胎儿周围的羊水流出来。对大多数产妇来说不会感到有任何疼痛。这样做后，胎头直接顶压子宫，所以人工破膜后宫缩很快就会出现，分娩也可迅速达到高潮。 　　3.激素的使用：通过前臂的静脉滴注给你一种使子宫收缩的激素，滴注的速度可以根据你子宫颈张开的大小加以控制。你可以要求把静脉滴注用的针头插在你用得少的一只手臂上。
效果 　　外阴切开术以后有些不舒服及疼痛是正常的，特别是如果发生感染，疼痛会加重。正常情况下在10—14天以内伤口就会愈合，但是，如果两周过后仍感疼痛就要看医生。撕裂的伤口较少疼痛。	**效果** ■ 在婴儿头部的两侧会留下产钳压迫的印记或出现青肿，但这些是无害的并且几天内就会消退。 ■ 真空吸杯会在婴儿的头部造成轻度肿胀，以后变成青肿。这也会逐渐消退。	**效果** ■ 阴道药栓的方法是更可取的，因为你可避免人工破膜并且也可在周围自由活动。 ■ 采用静脉滴注激素的方法，会使宫缩更强烈，更觉疼痛，并且宫缩的间歇期也要比自然开始的分娩短暂，灵活性也受到限制。

剖宫产术

采用剖宫生产，即使婴儿从腹腔娩出。你可能事前就知道自己要接受剖宫产术，或者在分娩过程中由于出现了问题而要采取紧急手术。如果是计划好的剖宫产，你会在硬膜外麻醉(见P.64)下接受手术，所以全部过程你都保持清醒，并能在产后即刻抱住自己的婴儿。如果在分娩过程中告知你需要手术，这也是有可能的，但有时需要全身麻醉。

如果你需要接受剖宫产，自然会感到失望，所以医生也许会哄骗你是正常分娩。但是，如果你思想准备充分的话，失望的感觉可以减轻到最低程度。向医院了解清楚：你的丈夫是否自始至终都能陪伴着你。

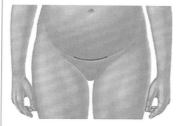

切口

"比基尼"式的切口通常恰在阴毛线上做水平方向切开，当它愈合后，几乎是看不见的。

伤口的缝合

在你和你丈夫怀抱婴儿的时候，外科医生正将伤口缝合起来。

手术怎样进行?

剃掉阴毛，在胳膊上扎上静脉液路，膀胱内插上尿管，然后，你将被麻醉。如果采用的是硬膜外麻醉，在你和医生之间将会放置一块屏幕。通常腹部切口是水平方向的，外科医生排去羊水，用手或借助产钳即可将胎儿取出。当胎盘娩出时，你就可以抱住婴儿了。手术开始到胎儿娩出一般大约需要5分钟，以后要花费20分钟左右进行各组织层的缝合。

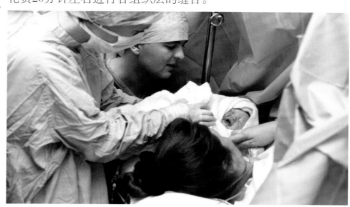

手术以后

分娩后不久就会鼓励你下床行走，几天内切口处是疼痛的，你可要求止痛。在周围活动时要防止伤口裂开，站立时，要用两手托护着伤口。手术后2天左右可开始做些缓和的运动(见P.72)，再过1天左右，伤口上的敷料去掉时你就可以洗澡了。分娩后5—7天拆线，若是可溶性的缝线就不必拆，一周以后你会觉得更好一些。至少在6周内要避免身体扭动或拉紧以防影响伤口，通常要3—6个月疤痕才会变平、颜色变淡。

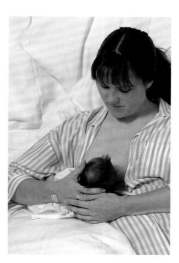

怎样进行母乳喂养?

在你身侧用一两个枕头把婴儿垫起，这样她就不致压靠在你的伤口上了。

初生的婴儿

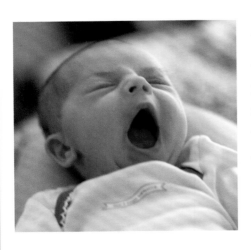

你的新生儿看起来可能和你所期待的有很大不同。他好像比你原来想象的要小，并且十分脆弱。他的头形看来颇有点儿古怪，身体表面覆盖着一层白色的、油腻的胎脂。由于体内各系统尚不能有效地进行工作，所以你必定会注意到婴儿皮肤上有斑点、污点以及肤色的变化，这些都是完全正常的。如果你还有不清楚的事情可向医生或助产士请教。他们会将有关知识告诉你，让你放心。这样你会即刻爱上你的婴儿。开始时你对婴儿的爱也许不会那么强烈，那只是一个时间的问题。你通过照料他，拥抱他，慢慢就会对婴儿变得熟悉了。当你发现孩子对你给予他的一切都有所反应，你说话的声音可使他平静时，母爱自然地会从你心底爆发出来并且不断加深。

第一印象

如果你的婴儿看来不够完美，千万不要感到沮丧——少数婴儿在出生时是这样。你会注意到新生儿的皮肤上有红色的斑点以及其他的污点或不整洁，其中大部分在婴儿两周左右时将会消失。

头部

奇怪的形状通常是由于分娩过程中的挤压造成的。两周后头部的形状就会变得正常了。

在头顶部位有一块软的区域，称为囟门，该处颅骨的骨组织尚未连接在一起。婴儿长到18个月时囟门处的骨骼就长起来了。

眼睛

黄种人的婴儿出生时两眼球呈黑褐色，而白种人的婴儿出生时眼球呈蓝色。

浮肿的眼睑通常是由于分娩时的压力所造成的，数天内即可消退。但要检查一下新生儿的眼睛是否受到感染。

斜视是常见的。有时婴儿在第一个月内可能显得有内斜视。

舌

舌看来好像紧系于口底，所以当婴儿把舌伸出时，舌尖显得有轻微的分叉状。你不必为此担心，在第一年内舌尖会向前生长的。

双手和两脚

双手和两脚可能会发青，这是因为婴儿的循环系统尚未充分地发挥作用。如果你把婴儿的姿势变换一下，手脚会转变成粉红色。

指甲在出生时常会较长，修剪时要小心。

乳房

不论男婴还是女婴，出生时两侧乳房部显肿胀，甚至渗漏出少量乳汁，这都属完全正常。几天内肿胀可消退，千万不要把乳汁挤出来。

生殖器

男婴和女婴在出生时，其生殖器都显得比较大。

女婴阴道内会有分泌物流出，这是由于婴儿体内尚存有母亲的激素造成的，不久即会消失。

男婴的睾丸常停留在他的腹股沟处。如果担心就去看医生。

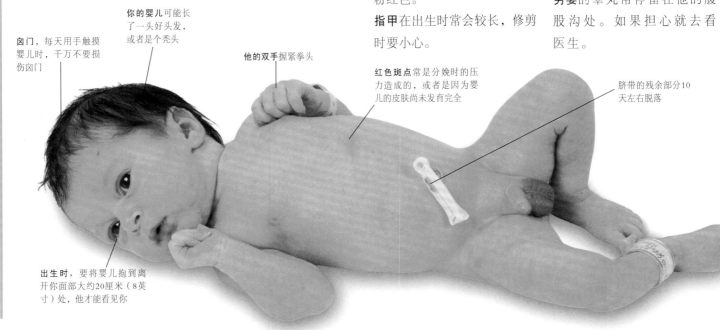

囟门，每天用手触摸婴儿时，千万不要损伤囟门

你的婴儿可能长了一头好头发，或者是个秃头

他的双手握紧拳头

红色斑点常是分娩时的压力造成的，或者是因为婴儿的皮肤尚未发育完全

脐带的残余部分10天左右脱落

出生时，要将婴儿抱到离开你面部大约20厘米（8英寸）处，他才能看见你

检查婴儿

在出生后第1周内，婴儿将接受多次的检查。助产士会定期给他称体重，每天都要查一查他有无不适或有无感染的体征。当婴儿到第6天时，助产士还要为他做一项另外的化验。此外，在出生后最初几天内，医生至少要给婴儿进行一次详细的检查，这是一个好机会，你有任何疑虑都可与医生商讨。

皮肤

斑点及皮疹是很常见的，它们会自动消失。

皮肤脱落，尤其是双手和脚常有脱皮现象，2—3天就会消失。

绒毛状的体毛又称胎毛，尤其是早产的婴儿更为明显，两周以内就会逐渐被摩擦掉。

油腻的白色胎脂是在子宫内保护胎儿皮肤的物质，并且覆盖在胎儿整个身体的表面。胎脂很容易擦去。

胎痣常会消失，包括有：

- 红色斑点，俗称鹳喙斑，常见于眼睑、前额以及颈部的脊侧。这是接近皮肤表面的微血管扩张所造成的。1年左右可以消失。

- 莓状痣，因为它的面积逐渐增大，所以使人担心，待儿童5岁左右时，一般会消失。

- 青斑，又称胎斑，多见于婴儿的下背部，有一块深色的皮肤。

- 葡萄酒色斑是鲜红色或紫色的斑，它是持久性的。

粪便

新生儿第一次排出的粪便为黑色、黏稠状物，并且几乎不臭，称为胎粪。一旦开始喂养，粪便颜色就会改变。

全身检查

医生给婴儿进行从头到脚的全身检查，以确定无任何异常。

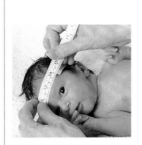

1 医生测量婴儿的头围，并查看有无异常情况。还检查囟门，并且用手指触摸口腔顶部（即腭部），以证实腭部完整，无腭裂。

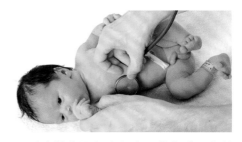

2 医生听诊婴儿的心脏和肺，以查明这些器官是否正常。心脏杂音在新生儿中很常见，通常并不表示心脏有缺陷。

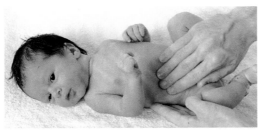

3 医生的手放在婴儿的肚子上触摸，检查腹部各器官大小是否正常。他还会把手放在腹股沟处，以触诊婴儿的脉搏。

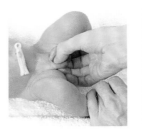

4 检查生殖器有无异常。如果是男婴，医生将查看睾丸两侧是否已下降到阴囊。

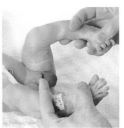

5 医生轻轻地来回活动婴儿的四肢，并要检查两小腿和两脚是否对称、两腿是否等长、两脚有无畸形。

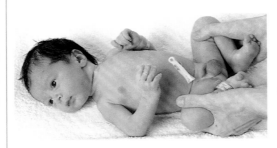

6 医生为了检查两侧髋部有无脱臼，会把婴儿的两腿向上弯起并轻轻地让两腿做兜圈活动。

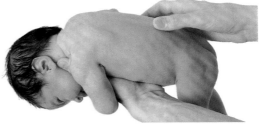

7 医生的拇指在婴儿的背部由上至下顺序触压，以确证所有的脊椎骨都沿着脊柱排列在适当的位置。

苯丙酮尿症筛查GUTHRIE试验

出生后6—7天由助产士到家中进行。在婴儿的足跟处做很小的刺破以取得血液标本。这是为了发现苯丙酮尿症(简称PKU)而进行的化验。

需要特殊护理的婴儿

有些婴儿出生后需要特殊护理。通常都是在妊娠37周前就娩出的早产儿，或者是"小于胎龄"儿(见P.38)。这些婴儿更可能发生呼吸系统疾病，存在喂养及保暖问题，因此他们需要特殊的治疗及监护。婴儿需要特殊护理的这段时间，对于你来说是颇为难过的。不仅将要和尚未熟悉的婴儿分开，而且还要经常面对自己的孩子被一些布局可怕的器械设备包围起来的情景，但这些设备都是在维护他的生命安全。起初你会感到十分恐惧，但如果你请工作人员把设备的作用解释给你听后，感觉上就会好很多。

熟悉你的婴儿

尽可能多花些时间和你的婴儿在一起是重要的事，许多医院都设有专门的房间让你逗留，这样你有可能接近孩子并且能参与部分的婴儿日常护理工作。初时，婴儿看上去如此娇小、脆弱，以致你抚摸他时会很担心。但是，所有的婴儿对母亲给予的各种形式的爱都会做出回应。你通过保育箱侧壁上的箱窗可以和婴儿交谈并且可以抚摸他，甚至还能帮他换尿布，给他穿衣。

提出问题

任何你感到焦虑的问题都可以向医生或助产士咨询。父母通常都不问太多问题，因为他们看到自己的婴儿如此虚弱，使得他们甚至会害怕听到医生的回答。其实，由于采用了现代化的精细护理技术，甚至在妊娠28周前出生的婴儿也能够存活。

喂养

如果婴儿能够吸吮，你就可以正常地给他奶。婴儿如不能吸吮，将要通过饲管喂养，饲管经过婴儿的鼻腔或口腔，下达他的胃内。

黄疸

许多新生儿在出生后3天左右发现轻度黄疸，它使婴儿的皮肤和白眼球微微变黄。由于婴儿的肝脏尚未发育成熟，一种叫作胆红素的色素，在血液中积聚的速度要比肝脏消除它的速度更快，于是造成了黄疸。

新生儿出现黄疸后，比正常时睡得多，需要经常唤醒他，并且促使他吃奶，数日内黄疸就会自行消退。如果把黄疸婴儿的病床安放在靠窗的地方，使他能晒到阳光，这会有助于黄疸的消退。有时黄疸采用特殊的光线治疗，即所谓光线疗法。这项治疗通常是在产后进行，并且只限于接受特殊护理的少数严重的病例。

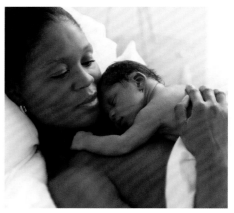

袋鼠式婴儿护理法
你或者你的丈夫，可以给予婴儿皮肤贴皮肤的紧密相连感。可以撑在床上或是靠在椅子上，抱着他，让他贴在你的胸前。

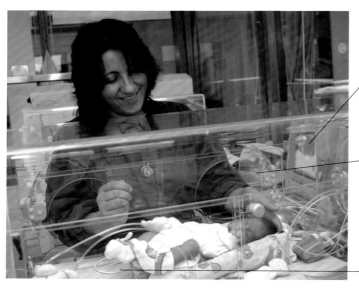

在保育箱内的宝宝
在这个特殊的治疗室内，所有特别的药物治疗都是有效的，但宝宝依然需要和任何正常婴儿一样多的爱和关怀。

控制器可调节保育箱内的温度

箱窗，你可从这里抚摸婴儿并可与他交谈

喂食管通到婴儿的胃，你可以挤出自己的乳汁给婴儿

死产

婴儿出生前即死亡称为死产，这很少见。你还没有来得及认识你的宝宝，他就不在了，这实在让人难以忍受。或许有一个好建议，即出生后去看看他，抱一抱他，给他取个名字，并且像对待成人那样悼念他。你需要这样做。你可能感觉愤怒，并且想知道到底是哪里出错了，想找到可以责备的人或事。羞愧感和犯罪感也很常见。请医生介绍你认识一些有过类似经历的母亲，与她们交流彼此的感受。

恢复正常

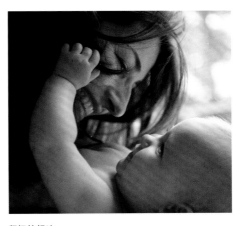

分娩后的第1周，不论何时只要你能够睡就去睡，不要有那种想法，以为应该节省些睡眠时间去补做以前没有时间做的许多事。你需要尽可能多地休息。直到分娩后的第10天，助产士都会来家访视，如果你有不适，她来访视的时间还会延长。她要检查你的子宫、乳房以及缝合部位，并且给你和婴儿应有的帮助，检查婴儿并提出意见。分娩后当你第一次看见自己的身体变了样时，你可能相当沮丧。几个月来你习惯了的膨隆大腹现已不复存在，但你的肚子尚未完全平坦。乳房增大，两腿的上半部感到沉重。但如果你从产后第1天就开始进行产后运动并逐步养成习惯的话，不久就会好起来。

分娩后的感觉

在分娩后的最初几天你会感到不舒服，甚至疼痛。如果有任何使你担心的事可以向助产士询问。

产后的疼痛

你的腹部会感到痉挛性疼痛，特别是在你给婴儿喂奶时更为明显，这是因为子宫收缩重新达到产前的大小。它表示你的身体正在恢复正常，所以是康复的征象。痉挛性疼痛可能要持续数日。

做些什么?如果宫缩较剧烈，服用酚类缓和的止痛药，疼痛会减轻。

小便

产后第1天排出的小便较多是正常的，因为要把妊娠期间体内产生的额外液体排泄出去。

做些什么?起初因为排尿时会感到疼痛，所以小便可能有困难，但分娩后应尽快设法小便。

　■起床活动，能促进小便的排出。

　■浸泡在温水浴中。如果尿液流入水中也不要担心，因正常人的尿液是无菌的，以后再好好地清洗自己。

　■如果局部有缝线，设法用温热的水做局部冲洗，这样在尿液排出时，皮肤就不会有刺痛感了。

出血

产后2—6周内会有阴道出血(恶露)。如果你是喂母乳，通常出血很快就能停止。起初鲜红的分泌物很多，过了几天就会减

少，并逐渐变为带有褐色的分泌物。这种分泌物常持续到产后第一次月经来潮。

做些什么?使用卫生垫吸收流出的分泌物，不要用内用棉塞，以免引起感染。

大便

在分娩后的1-2天内，你可能不会有排出大便的需要。

做些什么?起床并且尽可能及早活动，比如在周围散步。

　■喝大量的水并且吃高纤维素的食物，增加肠道刺激。

　■想大便时应即刻去大便，不要忍着，也不要用力向外逼。

　■大便时是不可能将缝线部位撕裂的，但是，排便时用一个干净的卫生垫敷压在缝线的部位，这样做可能让你感觉更安全。

缝线

1—2天内有缝线的部位可能很痛。大约1周内大部分缝线会溶解；外面的则一个一个地脱落掉。

做些什么?以下一些建议对你会有帮助：

　■产后尽快做骨盆底肌肉训练，以加速伤口的愈合。

　■经过在温水浴中的松弛以保持缝线处的清洁，然后将其彻底弄干。

　■在缝合部位使用冰袋冷敷。

　■躺下或坐在橡皮圈上，以免缝合处承受压力。

妥善处理产后忧郁

许多妇女在产后几天，通常是在乳汁分泌时会出现情绪低落。一方面是因为激素浓度的突然变化，另一方面则是产后不可避免的一种由紧张骤然变为平淡的感觉造成的。这些产后的忧郁不久就会消失。如果你抑郁的感觉已超过4周，或者你压抑感十分严重，可以去看医生或者和来家里探访的保健员进行倾谈。

积极的想法
你拥有了可爱的新生儿，这份喜悦足以胜过分娩带来的一切副作用。

产后体形的改善

分娩后，每天做些和缓的运动，只要3个月你的体形就可能恢复到正常，尽管你腹部的肌肉到这时还不能像以前那样结实。首先要慢慢养成多做运动的习惯。因为你的韧带仍处于柔软及有弹性的状态，如在运动中感到疼痛或疲劳，就一定要停下来。最好是运动量小但能经常坚持。如果你做过剖宫产手术，不要在产后第1周就开始进行腹部肌肉的运动，从产后第2周起才可以每日练习。练习这些运动之前，要先请医生检查，练习时如果感到疼痛就要停止。

注意

如果你做过剖宫产手术，不要在产后第1周就开始进行腹部肌肉的运动，从产后第2周起才每日练习。练习这些运动之前，要先请医生检查，练习时如果感到疼痛就要停止。

第1周

从产后第1天起就可以开始加强运动曾伸展过度的，或许已变得衰弱的盆底肌和腹部的肌肉了。如果你曾接受剖宫产手术，盆底肌的运动以及脚踩踏板的运动也是适合的。

盆底肌运动（从第1日起）

练习缓慢地蹲下和站起的运动（见P.45），每天尽可能多做，它可帮助你消除不能控制的漏尿。你在第2周继续这项训练是必要的。如果分娩中你曾有过缝合，增强盆底肌的训练还可帮助伤口的愈合。

脚踩踏板运动（从第1日起）

这项运动可防止腿部肿胀并改善血液循环。踝部用力将两脚向上弯，再向下弯。随时都可练习。

增强腹部肌肉的练习（从第1日起）

增强腹部肌肉的一种缓和的方法是当你呼气时紧缩腹部的肌肉，维持数秒钟后放松。设法尽可能经常做此练习。

从产后第5天起，如果你感觉很好，还要进行以下练习，每日2次：

1 仰卧，用两个枕头撑住头及两肩，两腿弯曲并少许分开，两臂在腹部上面交叉。

2 抬起你的头和两肩时，呼气并用两手掌分别轻压腹部的两侧，好像把腹部的两侧紧压在一起。这种姿势要保持数秒钟，然后吸气，并且放松。重复做3次。

第2周

将以下的练习带入你的日常生活中，并且坚持至少3个月。在舒适的前提下，尽可能地多次重复这个练习。记住持续这个练习有助于骨盆底的复健。

猫拱练习

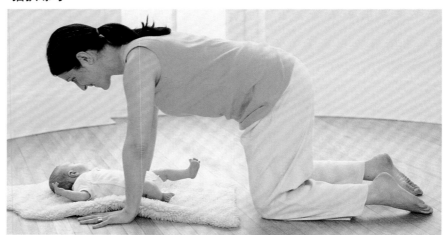

1 将膝盖和手轻轻地分开，两个膝盖和两手着地跪下。你的后背、头和脖子必须绝对伸直。

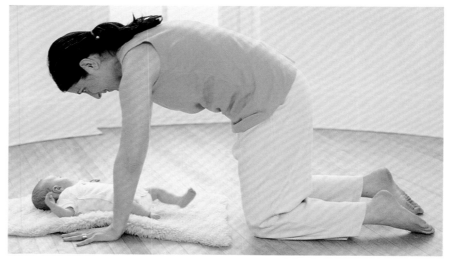

2 紧紧地提起臀部，慢慢地向前拱背。胳膊一定要伸直，但切记不要绷紧肘部。这个练习有助于缓解你下背部的压力。

向前弯体训练

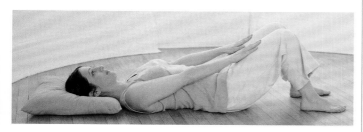

1 仰卧，两臂平放在身体两侧，并且两手掌分别靠拢在两腿的外侧。

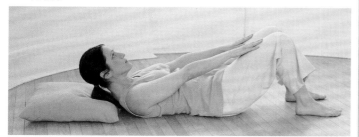

2 头部微微抬起，身体向左侧偏转，左手向下滑动到达小腿。再仰卧，休息片刻，然后向右侧重复上述动作。当作得熟练以后，左右两侧各连续做2—3次，然后再仰卧并休息。

3 这样做感到容易时，不妨一试：慢慢地抬起自己的上半身并且较长时间地保持这种姿势；当你抬举头部及两肩时，把双手放在自己的胸部；当你上身向前抬起时，把自己的双手抱在头后。

侧弯

1 双手放在身体两侧，双脚分开站直，手掌贴着大腿的外侧。

2 腰部慢慢地侧弯，同时向外伸腿。回到初始位置，另一侧重复同样的动作。切记努力呼气，放松时吸气。

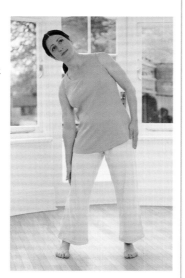

检查自己的盆底肌

产后3个月，盆底的肌肉群应该恢复得强壮了。可通过跳跃试验进行检查，跳跃时如果尿液有漏出的话，再继续练习1个月的盆底肌运动，然后再检查。产后4个月如仍有漏尿问题就需要去寻求医生帮助。

你的身体的恢复情况

你的身体至少要在产后6个月才能完全恢复，但在6周检查时，你应处于正常恢复过程中。你的子宫已收缩到妊娠前的大小，月经又已来潮，并且如果你一直保持运动的话，肌肉也应具有更好的形态了。

6周后的检查

产后当你离开医院时，会通知你大约在6周后要进行一次身体的检查，检查可在医院或在医生的诊所进行。这是你可以和医生商讨任何疑虑的一次大好机会。

检查项目

■ 测量血压、称体重以及取尿液标本进行检验。

■ 检查你的乳房及腹部。医生要查看所有已愈合的伤口缝迹。

■ 可能会给你做内诊检查以核实子宫的大小和位置，可能还要做子宫颈涂片检查。

■ 医生将谈论避孕问题，你可能适合用子宫帽或避孕环。

月经

产后第一次月经经历的时间比平时长，量也多。月经何时来潮取决于你喂养婴儿的方式。如果你是母乳喂养，月经可能直到婴儿断奶后才有；如果你是人工喂养，第一次月经常在产后4—6周就会出现。

问与答

"何时我们能够恢复性生活?"

当你们双方都准备好时就是恢复性生活最恰当的时候。直到产后检查以后(或者你想早些试试看)，恢复性生活时你都会感到很痛、很敏感。

恢复性生活时要缓慢些。你要尽可能地放松。因为你的阴道会比正常时干燥，所以可另外用些滑润剂。

"我是母乳育婴，我们是否仍需避孕?"

即使你是母乳育婴或月经尚未恢复，你们仍需避孕。产后不久医生或助产士就会和你们讨论这件事。如果你想继续服用避孕药，就一定让医生知道你是母乳育婴；如果以前你是用子宫帽，必须重配一个适合你现在的子宫颈大小的新的子宫帽，因为你的子宫形态已有改变。

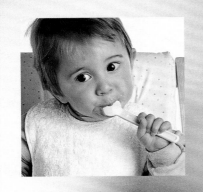

婴儿的照料

一步步地教会你如何具体照料初生至3岁的婴儿。

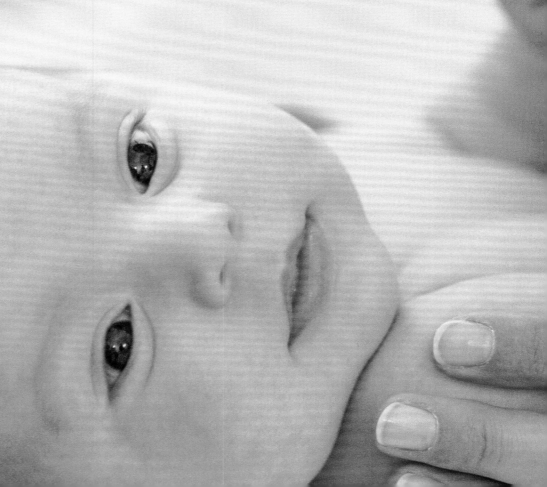

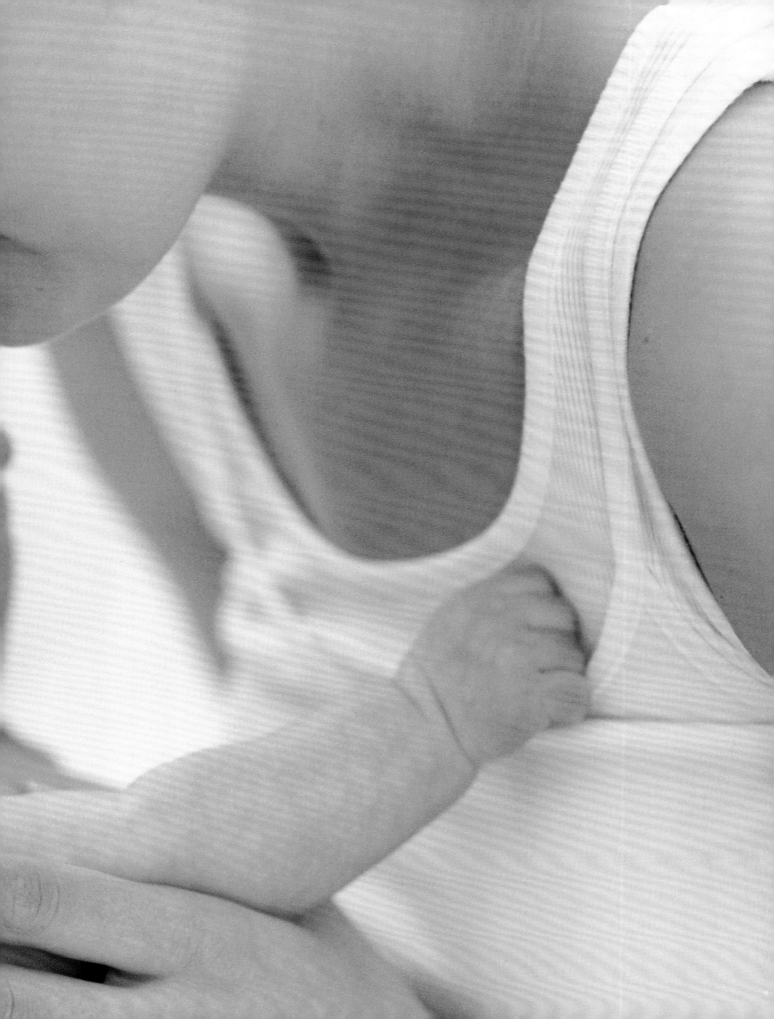

生 命 的 最 初 几 周

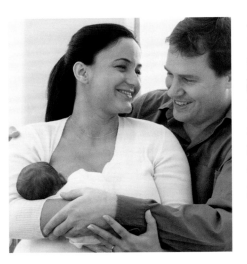

没有什么能为你拥有一个可爱的孩子这个现实做好现成的准备。正因为你要适应初为人母的一切感受，所以婴儿生命中的最初几周就好像是由新的体验与感觉交织成的混乱的旋风一般。你要以热情、关怀及对事物的敏感性融合在一起的态度去照料新生儿，其中有些是本能就会的，但有些则需要学习——你和你的丈夫都要学。但这种混乱和需要调整的早期阶段不会持续很久。你还要学会新的技巧：边给孩子喂奶，边用一只手自己吃饭，这很快就会成为你的第二天性。本章所讲述的是一对夫妇和他们的新生儿艾美(AMY）如何应付孩子生命中的最初几周。每个婴儿都是不同的，所以你应找到自己愉快度过孩子生命最初几周的方法。

"最初几周并不容易度过。你认为自己是一个能干的、有信心的人，但当你要照料一个不能自理的婴儿时，却可能感到胆怯。"

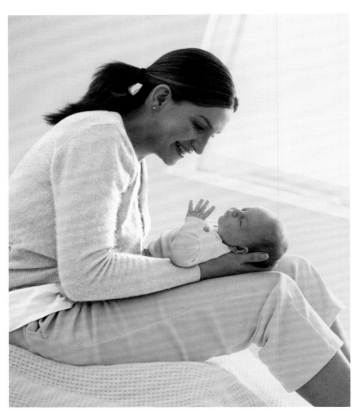

在家中的最初几日

　　和新生儿在一起生活会使你感到惊奇。她看来明显的脆弱，会使你在心灵中涌现出一股新的、强烈的感受，这种感受有时会产生一种混乱的激情，令你突然无缘无故地流出眼泪，听了电视新闻后也会变得忧伤万分。不要抑制自己的这些感受，而要集中精力于你正在尽心养育的这个新生命。

艾美在1周时

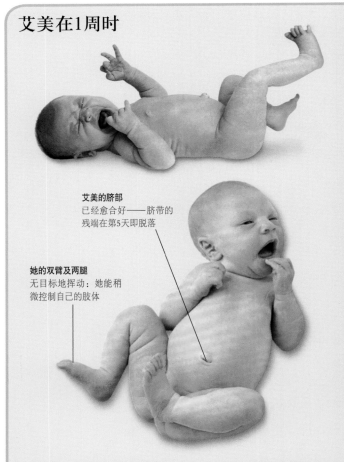

艾美的脐部
已经愈合好——脐带的残端在第5天即脱落

她的双臂及两腿
无目标地挥动：她能稍微控制自己的肢体

　　她正像在子宫里那样蜷曲地躺着，她的拳头通常握得紧紧的，并且她仰卧时，总是要把头垂向一侧，如果她的小手接触到自己的嘴就会吸吮它并从中得到舒服和满足。新生儿的体重照例都会有所下降：出生时3.54公斤(7磅13盎司)，现在是3.4公斤(7磅8盎司)。她到3周时可恢复到出生体重。

一个小家庭组成了

　　现在你们是一个三口之家了。每件事都在改变。你的丈夫不再只是你的爱侣，在面对父母身份的新挑战中他是你的伙伴和助手，艾美是你的孩子也同样是他的孩子。你们经受过考验的家庭关系也会发生细微的变化：你们都不单是别人的儿子或女儿，你们已为人父母，一个新的生命正依赖于你们。

　　通常情况下，在婴儿刚出生后的几天，初为人父的他最容易患上"幸福综合征"。不过，夫妻俩很快就会感到疲惫、睡眠不足，甚至连脾气也变得比以往烦躁易怒。在这时候，夫妻双方要互相体谅，相互支持，也要彼此给对方一些时间来适应。如果你的行为表现得好像宝宝是你唯一要考虑的，就很容易让你的伴侣感到被冷落并认为自己毫无用处。相互交流你们的感受并尽可能让你的伴侣参与照顾抚育你们的宝宝——如果你的宝宝有一个愿意亲力亲为的爸爸，那将成为你一个很大的优势。当他最初触摸到小宝宝那柔软的小身体时可能会比你更紧张，但很快他就会充满信心。

　　首先，使自己放松下来并试着欣赏你的宝宝。刚刚为人父母的你们就像是一座焦虑的岛屿，被有益的忠告包围着，但要切记，在抚养孩子方面，从来就没有绝对的对和错，宝宝在毫无经验的父母的照顾下依然能够存活，宝宝茁壮成长最需要的是快乐幸福和被爱。因此，要勇于相信并依赖你自己的直觉，跟着感觉走，并按照你认为正确的方式去做——有可能对你的宝宝也是正确的。

　　"最初几天我被一些互相矛盾的感受弄得如此混乱：一方面感到兴高采烈并且涌现出一股无法抵挡的作为父亲的自豪感；另一方面又为露芙担心，为了婴儿的需要，她要24小时连续照顾艾美，因而十分疲劳。此外，又为我们在一起度过的愉快而又自由自在的生活已告结束而感到小小的遗憾。"

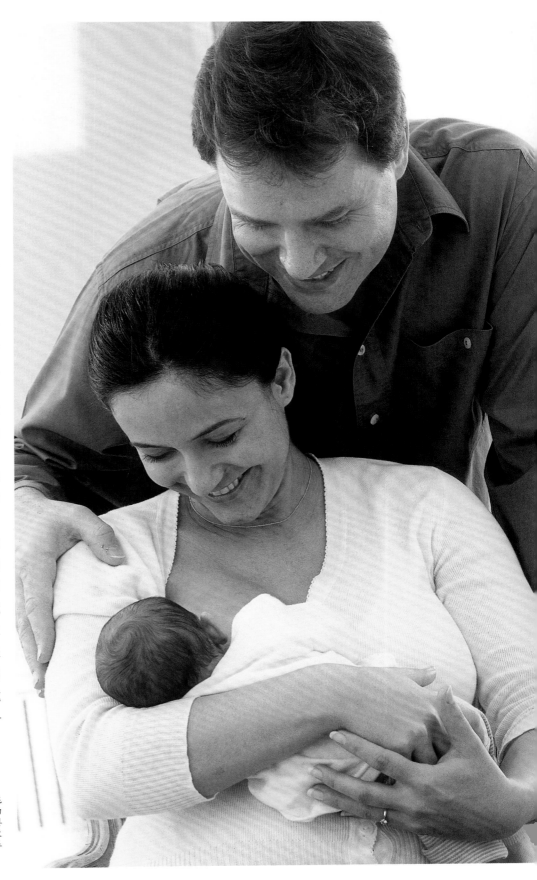

艾美的一天

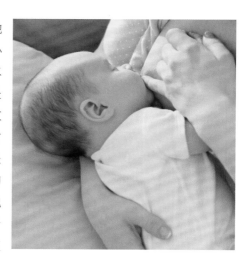

"艾美看起来好像一直很饥饿，她有时甚至能在晚上无休止地哭闹好几个小时，哄都哄不下。我曾担心是否我的奶水不足，但是卫生访视员向我保证说这可能是夜晚腹绞痛（夜闹），它仅会持续3个月左右。尽管夜晚的安静被打乱了，但这同时也成为一个巨大的慰藉，因为我喜爱给她喂奶，而且当我不得不放下她时，我是如此的难过和不舍。我觉得是喂奶使我俩真正地相互亲近。同时，这的确意味着至少阿添开始在更多地照料她，因为当他在家时的夜晚，她醒着的时间占大多数。"

建立起爱的关系

良好的关系奠基于此，你们与婴儿的关系是热烈又真诚的，父母和孩子之间在情感上互相的应答和沟通，将会发展成一种真实的、持久的爱。当你抱起她和她温柔地喃喃低语时，她会全神贯注地凝视着你，目光的接触在你们相互的爱中起了重要的作用。当你们对视的时候，试着把你的舌尖伸出来，她会迅速地学会用同样的方式来回应——这是真正的双向交流。婴儿对你奉献给她的努力也会有所反应，你唱歌给她听并且和她讲话时，你的声音可使她平静下来。她痛苦时希望你能给她安慰。

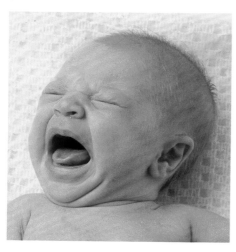

艾美在哭

哭是婴儿表达她需要爱护和安慰的方法。一定要给她回应——不要离开她。

艾美3周左右时典型的一天

上午9时	露芙已经被她身边的艾美的哭声吵醒了：她早上5点给艾美喂过奶，然后她们两人又一起睡着了。现在艾美又要吃奶。	下午1时	露芙吃午饭。
		下午3时	保健员按门铃的声音露芙。对于如何缓解露芙乳的问题她提出一些建议；然艾美并给她进行检查。
上午10时	露芙把艾美抱进浴室给她换尿布和衣服，然后把艾美放到手提婴儿床里，露芙一边和她聊天一边自己穿衣服。		
		下午4时	保健员走了，但艾美醒而生气，所以露芙给她喂安慰。
上午11时	艾美入睡。露芙把要洗的衣物放入洗衣机并整理房间，然后把自己的两脚抬高，稍事休息但未入睡。		
		下午5时半	露芙把艾美放到婴儿在新鲜的空气里步行到车阿添。小车的摇晃使艾美睡着了。
上午11时半	艾美因为饥饿而哭，给她喂奶后就开始打盹儿了。露芙也小睡了一会儿。		

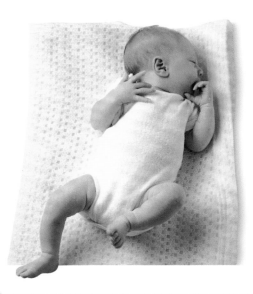

"现在白天要完成一件小事竟然变得非常困难，这使我感到惊讶。阿添下班返回家中，准备晚饭的事就要落在他身上。有时一天下来，我甚至还没来得及更换衣服，打扮一下自己。我变得混乱而茫无头绪，完全不习惯这种很少有私人时间的生活。"

"揉摸艾美的肚子是使她安静下来的一个好办法，但要快而确实地抚摩。按我的天性做非常轻柔的抚摩则不管用。你很快就会知道孩子是多么固执。"

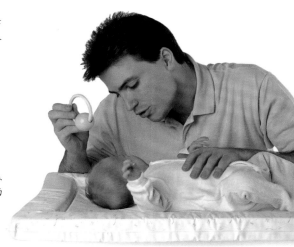

傍晚6时15分	回到家里，艾美开始哭，露芙给她喂奶，然后把她抱在手臂中摇晃。每天这个时候，只有喂奶才能使艾美真正安静下来，然而露芙的乳头是一碰就痛的，所以喂奶是件麻烦的事。阿添抓紧时间睡了一会儿。	晚上10时	艾美仍在哭，她平静一会儿然后再哭。阿添和露芙让她吸奶，抱她走来走去，并把她放到小车里推来推去。
		凌晨1时	无论如何艾美总算睡着了。疲倦的阿添和露芙上床睡觉。
晚上8时半	阿添醒了，他和露芙轮流陪伴艾美并准备晚饭，艾美每次只打几分钟的瞌睡，然后醒来就哭，露芙只好停下做晚饭给艾美喂奶，或者用事前挤好放在奶瓶中的乳汁喂她。	凌晨3时	艾美醒了并且哭，露芙抱她到床上来喂奶。阿添也醒了，等艾美吃好奶以后，他帮着摇艾美，让她再睡。
		早晨7时	闹钟响了，阿添起床要去工作，他夜间只睡了4小时，好在傍晚时睡了2小时。

与其他家庭成员间的来往

你们双方的父母、姐妹及兄弟可能都渴望来看看你们的婴儿，但是，如果担心太多人的来访会打扰艾美的话，适当地对来访者加以谢绝，对此也不必感到内疚。

要有充分的休息

每一位新做母亲的人都应学会妥善处理睡眠过少的问题。对此只有一个答案——抓紧任何能够得到的时间尽量多休息。如果你是母乳喂养，这点显得尤为重要，任何时间只要婴儿一睡，即使你睡不着也要赶快休息。你此时的身体对繁重的家务已不胜负荷，一些做不完的事就放一放吧。

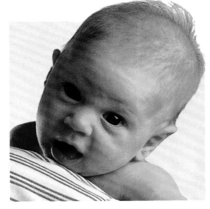

醒着的艾美
艾美倚在你的肩上，她要好好观看这个世界，她要享受醒时的乐趣。

6周时的艾美

"艾美到了6周时已经是真正能懂点事的人了，不像几周前还只懂得贪婪地吃奶及大声地哭叫。她有自己的一套方式对我们每个人做出反应：起初，通常是在我给她换衣服或更换尿布时对着我微笑，但有时只对露芙微笑。我们感到很幸运，艾美非常活泼，很讨我们的喜欢。当你有了新的婴儿时，凡是有关孩子需要的每件事，很快就可以学会、做好。"

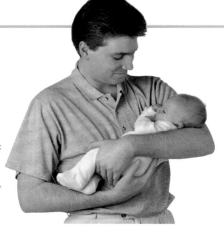

6周时的艾美

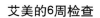

艾美已经有了一些面部表情

与躯干的其余部分相比，她的肚子又圆又胀

现在艾美更能控制自己的四肢，她喜欢挥动两手和踢动两脚。她不再保持蜷曲着的体态，两只小手也不再紧握拳头了。当艾美俯卧时，她可以把头抬起一瞬间。她哭得不像以前那么频繁了，白天她有一定醒来的时间。艾美现在可以快活地坐在她的摇摇椅中，看着照顾她的爸爸以及周围的一切，乐不可支。

早产的婴儿

如果你的婴儿过早出生的话，在家中的最初6周会感到特别困难，孩子可能不停地哭并且拒绝安抚，或者非常贪睡而不愿意吃奶。此外，对于自己的孩子你或许会有一种天生的担心，你可能觉得他不接受你，他没有使你感到他是爱你的，因此你反过来去爱他也较困难。其实，你的早产婴儿需要你给他更多额外的照料，比如，他会迅速失去体热，所以你要把房间弄得暖和些，在给他洗澡或换衣时更要特别注意。你需要频繁地给他喂奶以促进其生长，即使他食欲较小并且喂起来有麻烦，也得每隔3小时喂一次奶。每次喂奶时，他想吃多少就给他多少。倾全力在他所需要的各方面给以照料，过一段时间以后，婴儿对你会有更多的反应，你也会更好地了解自己的婴儿。

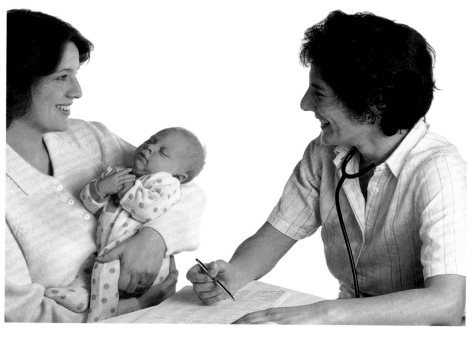

艾美的6周检查

出生后第6周时的体格检查，对于新生儿是第一次较重要的发育方面的检查。要在友好、轻松的气氛下由家庭医生或母婴健康院的医生进行检查。

1 一般的评价　医生和露芙一起讨论艾美的一般健康以及行为情况。医生唤醒艾美并且和她说话以评价她对陌生面孔的反应如何。医生注意到艾美迷人的一笑，这是艾美发育正常、能和他人"交往"的确切体征。医生拿一个嘎嘎响的玩具在她视力范围内移动，借此检查艾美的视力，她的双眼随着玩具移动，证明她视力正常并无斜视体征。

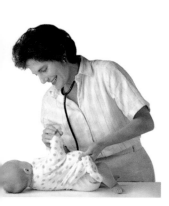

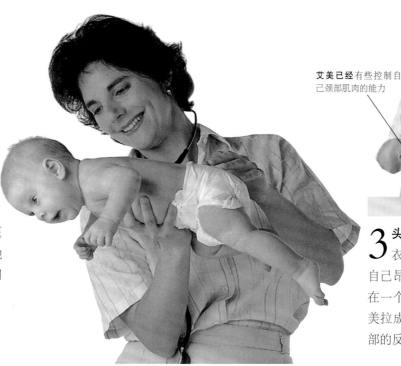

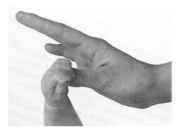

2 四肢和肌肉的健康状况 医生帮艾美脱去衣服，观察她肌肉的健康状况，并且活动其四肢，以检查四肢活动情况如何。

艾美已经有些控制自己颈部肌肉的能力

3 头部的控制 给艾美脱了衣服，医生抱起她，让她自己昂起头部，以和身体保持在一个平面；然后医生再把艾美拉成坐着的姿势并观察其头部的反应。

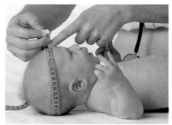

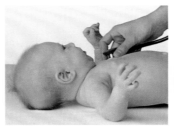

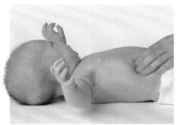

4 抓握反射 婴儿生下来就能抓握住你放在她手掌中的指头并且抓得很有力。6周时，正像艾美一样，一般婴儿的抓握反射会有所减弱。

5 头围 要测量艾美的头围，以核实她正常的发育状况。现在她的头围是38厘米（15英寸）。

6 心搏 医生用听诊器听艾美的心脏：第一年正常的心搏是每分钟120次左右。

7 内脏各器官 医生仔细地触诊检查艾美的腹部，以确信她的肝脏、胃以及脾脏全都在健康地发育生长，没有体积过大或形态异常。

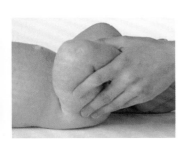

8 髋部的检查 髋关节脱臼还是可能发生的，所以医生用手操纵着艾美的两腿，为的是检查髋关节的活动是否有异常。

艾美的体重记录在她个人的生长图表中

9 称量体重 艾美到现在一直是每隔一周包着尿布称量体重一次，都是去婴儿门诊部随访时称量的。有时露芙想知道她的体重，又给她称量一下。体重正常增加意味着是个健康的婴儿。艾美的体重图对于她未来的几年是一个重要的记录。

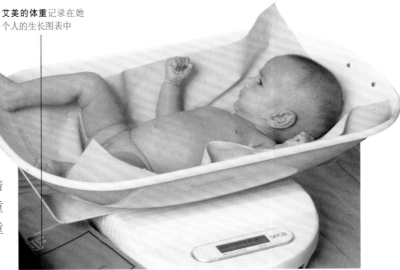

婴儿的抱法

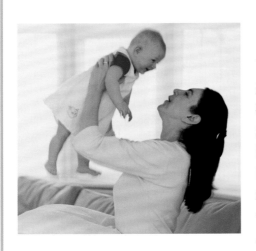

婴儿一生下来就需要食物、温暖与睡眠，也需要别人亲近、安抚。开始照料及抱婴儿时，你可能感到十分紧张：他的四肢软绵绵的，头昂不起来，颈也无力，你的手显得似乎很笨拙。其实，婴儿头顶柔软的前囟都有一层硬膜保护着，你只要正确地、小心地照料，并不会伤害到他。但是，如果你突然抱起他，或突然拉他的手脚，就会使他受惊；或者他以为会掉下时，也会感到害怕。无须多长时间，你们双方彼此间都会更有信心。当婴儿能控制他的肌肉时，他会喜欢玩一些令他兴高采烈的游戏：4—5个月时，他可能喜欢被你举起到你头顶上，或坐在你肩膀上。如果他比较胆怯——有些婴儿是这样，在他的性格变得较外向之前，抱他的动作要十分温柔。你要根据婴儿情绪上的反应，来调整你的动作的轻重缓急。

如何抱起初生的婴儿

如果你是第一次做父母，起初你会发现抱起一个新生儿让人有些畏缩，因为你的宝宝看上去是如此的纤细柔弱，以至于让你无所适从。但只要你使用了恰当的方法，你就会发现，宝宝是绝对安全的，而且她很喜欢被抱着。

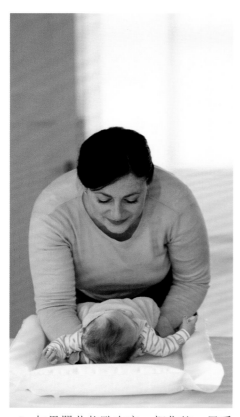

1 如果婴儿仰卧在床，把你的一只手轻轻放在她的下背部及臀部下面。

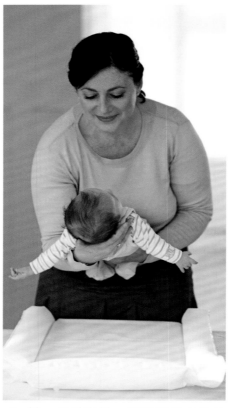

2 另一只手在另一侧轻轻放在她的头、颈下方。

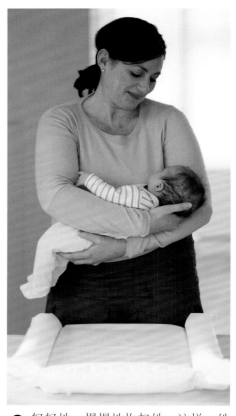

3 轻轻地、慢慢地抱起她，这样，她的身体有靠傍，头不会往后耷拉。

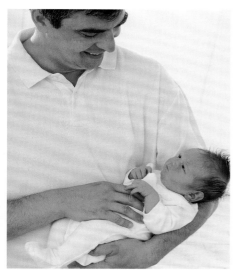

将婴儿抱于手臂中

　　将婴儿抱在你的臂弯里，使其头部及肢体受到很好的支撑，有安全感。

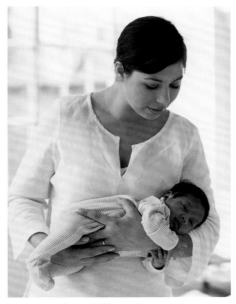

将婴儿面向下抱着

　　你的宝贝可能喜欢面向下被你抱在手里，她的下巴及脸颊靠着你的前臂。

将婴儿靠着你的肩膀抱着

　　一只手放在她臀下，支持其体重，另一只手扶住她的头，像这样直着抱，她会感到安全。

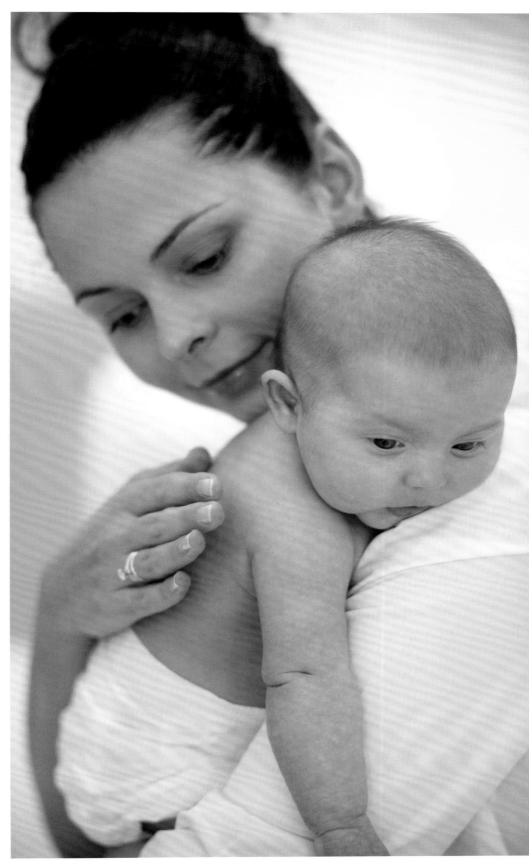

放下初生的婴儿

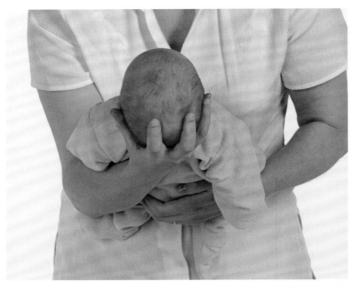

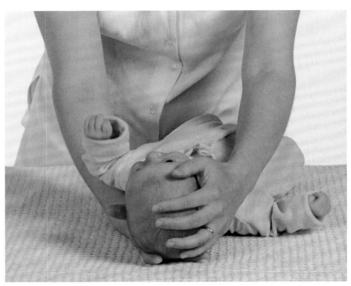

1 把一只手置于她的头颈部下方，然后用另一只手抓住其臀部，慢慢地、轻轻地放下她，手一直扶住她的身体，直到其重量已落到床褥上为止。

2 从婴儿的臀部轻轻抽出你的手，用这只手稍稍抬高她的头部，使你能够轻轻抽出另一只手，轻轻地放低她的头，不要让头向后掉到床上，或太快抽出你的手臂。

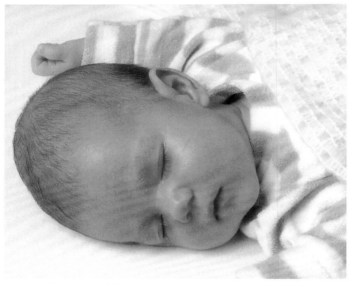

让你的婴儿平躺睡觉

近期的研究表明让婴儿平躺睡觉比起侧睡或趴下睡觉要安全得多。虽然我们不知道确切的原因，但是平躺睡觉的确降低了婴儿睡眠死亡的风险。尽管过去认为如果婴儿在平躺睡觉时呕吐，就会有窒息的危险，但专家相信即使婴儿平躺睡觉，当他感到不舒服时，扭头也不会有困难。

安全第一

为了让婴儿自己玩乐或是你需要去做些别的事情时，你经常会让婴儿自己躺一会儿。无论是在你自己的家里还是在别人家里，下列预防措施能确保你的婴儿在任何时候都是安全和完好的：

▲ 任何时候都不要将婴儿的椅子、婴儿睡篮或手提式婴儿床放在抬高的平面上，只有地板是最安全的。

▲ 任何时候都不要将婴儿放在散热器、火或者开着的窗户附近。她可能会烧伤自己或者着凉。

▲ 任何时候都不要让婴儿单独和狗、猫或是其他动物在一起。

▲ 任何时候都不要将婴儿放在能够碰到不稳固的家具或是别的重物的范围，她可能会碰倒它们而伤到自己。

▲ 无论是在床上、沙发，还是椅子上，永远不要让你的婴儿处于未被监管的状态——哪怕只有一秒钟。

▲ 将婴儿喜欢的玩具放在她身边可以让她开心，但是注意不要让她接触到任何尖利的东西，要避免那些能塞进嘴里的小东西或是可能会伤到她的较重玩具。

背带的使用

最初的3个月，想带你的婴儿四处走时，使用背带是最好的方法。紧靠你的身体以及你走路时造成的摇动都能安抚他，你自己的双手也可腾出来。无人帮忙时，穿背带并不困难。脱背带的方法与穿背带一样简单，只是反着做。

穿上背带

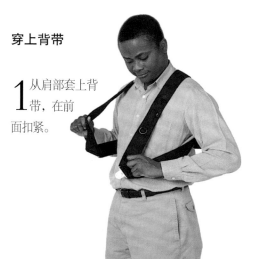

1 从肩部套上背带，在前面扣紧。

2 扣紧背带上的环扣，来连接填垫过的三角部位。

3 将按扣送入圆环，并且安全地扣拢，从而合上一侧的背带。

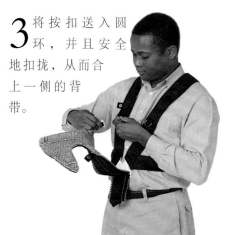

4 抱住婴儿，使他面向你。如果他还很幼小，用你的手扶住他的头。先把他的腿放进已扣拢的一侧，再用你的手轻轻地环托着他，以免他滑落。

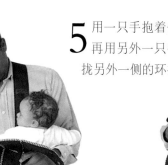

5 用一只手抱着他，再用另外一只手合拢另外一侧的环扣。

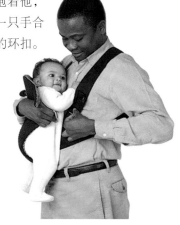

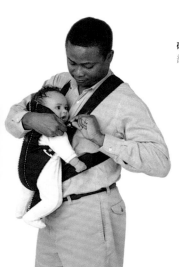

6 合拢上部的环扣使两侧形成能放胳膊的口子。背垫可支撑更小婴儿的头部和颈部。

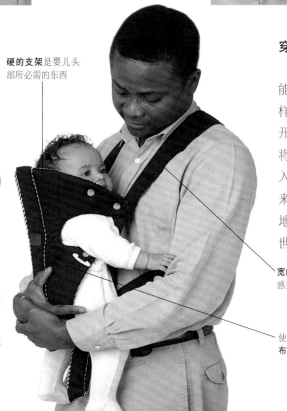

硬的支架是婴儿头部所必需的东西

宽的肩带使你感到最舒服

使用**可以机洗的布料**最理想

穿上背带

3个月以后，婴儿可能喜欢面向前方。按照同样的步骤操作，但在开始放入的时候，将他面向前放入。把背垫折下来，以便他更好地看到他周围的世界。

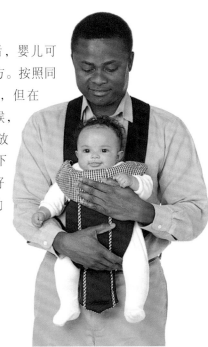

婴儿的不同抱法

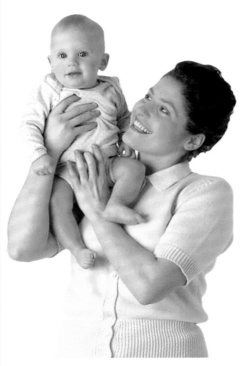

让婴儿坐在你肩膀上
让你的6个月大的婴儿坐在你的肩膀上，这样她就高过你，从高处看周围的一切，会使她很兴奋。

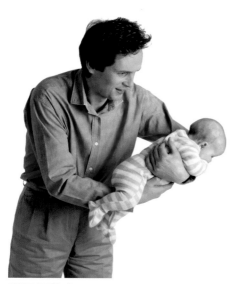

玩摇摆游戏
来回摇摆婴儿，如果她喜欢的话，可以越摆越高。这种摇摆动作也是哄婴儿的好方法。

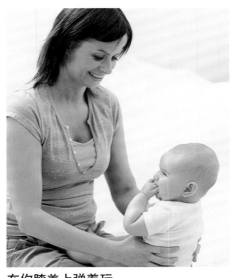

在你膝盖上弹着玩
你的4个月大的婴儿喜欢坐在你膝盖上、被你的膝盖有节奏地轻快地弹上弹下的感觉。抓住她的双臂，以免她突然向后倒。

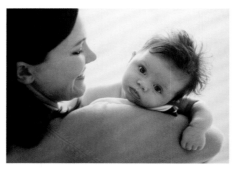

让婴儿面向前
你3个月大的小乖乖很机灵，能很好地看清面前的东西。把一只手放在她两腿中间，另一只手围住她的胸部，她便不再需要你去扶住她的头了。

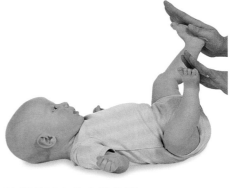

让婴儿躺在地上伸伸腿
最好不要让孩子习惯被抱，让她躺在地上伸伸腿，而且你可以摸她。

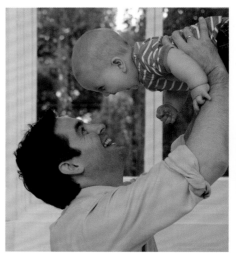

目光交流
你的婴儿喜欢你把她举高，望着你。最令她高兴的，就是能看到你的脸庞。

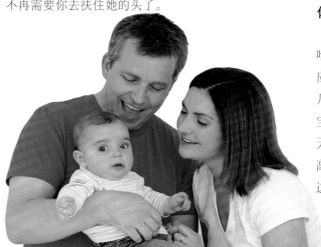

休息一下
尽管你与你的婴儿嘻嘻哈哈玩得很开心，过后还是应该温柔地、静静地搂抱她几分钟。你经常可以从你的宝贝那儿得到启示：如果今天的打闹使她不像平常那样高兴得咯咯笑，你就不要再这样做了。

婴儿的喂养

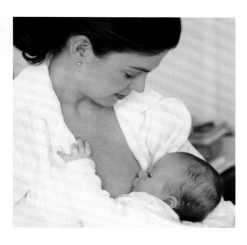

除了极少数例外情况，建议所有婴儿都由母乳喂养。因为母乳喂养的婴儿一般都比较健康，很少有耳朵、胸部、胃肠道和尿道感染，也很少患有过敏、哮喘、湿疹和糖尿病。母乳喂养的婴儿更容易被安置，带着出门旅行更方便。

母乳喂养对你来说也是有好处的。分娩后立即给婴儿哺乳会降低子宫大量出血的风险，继续母乳喂养也可帮助你更迅速地恢复到你怀孕前的体重。而且，研究表明，哺乳妇女患乳腺癌的风险可能会较低。如果你决定不给孩子哺乳或无法给孩子哺乳，请记住：你的爱和搂抱，对于你的婴儿来说，和奶一样重要。

母乳喂养还是人工喂养？

你可能知道你要怎样喂养你的婴儿。如果你想母乳喂养，几乎可以肯定，经过良好的专业辅导，你一定会成功。但是，即使你已确定采用人工喂养的方法，还是应该考虑一下人工喂养的优缺点，并且倾听其他母亲的议论。这个决定在即将到来的几个月里，将会影响你、你的丈夫及婴儿。哪一种喂养方法才是你最好的选择？对此存在疑问是自然的。即使你已经做出了选择并认为它是最好的……

"我明白，母乳喂养给婴儿吃的是最好的奶。我可以断定母乳婴儿容易消化，而且我知道母乳恰好含有各种合适的营养成分。"

在你的婴儿的免疫系统发育好之前，母乳含有的一些物质可帮助他抵御疾病及抗过敏——如果你的家族有过敏史，这一点很重要，而人工配制的奶就没有这两方面的功效。

"我喜欢母乳喂养，因为方便：乳汁是现成的，又不用消毒，温度也合适。"

如果母乳喂养，旅行比较方便：不需要热奶，也不用担心配好的奶在温度较高的环境下放着会变质。

"婴儿哭闹的时候，喂奶经常是哄他的最好方法。他不一定是饿，只是需要吮吸奶时的那份安抚。"

人工喂养时婴儿本身的食欲比较不可信，容易喂得过多，使其超重，也更易接触到微生物，导致腹泻及呕吐。

"保健人员告诉我，我能这么快恢复妊娠前的苗条身材，完全是因为我坚持母乳喂养之故。没想到，听从她的劝告，竟获此好处。"

最初几周，母乳喂养很费时间：部分因为母乳喂养次数较多，部分因为婴儿喜欢吮吸。事实上，吮吸是一种需要，是一件快乐的事。而随着婴儿逐渐长大，母乳喂养的次数就逐渐减少，喂起来也较快。

"我很累，婴儿吮吸得太频繁了，但我妈妈和丈夫给我很多帮助，母乳喂养很成功。"

所有的妈妈在生产之后的几周都需要帮助。她们需要集中精力在婴儿身上，而且也需要练习熟练地哺乳。

"我总是被人认为不能哺乳——我的乳房如此小，但是我最终还是成功了。我的乳汁很多，我的宝贝肯定也不在乎我的乳房小。"

所有的妈妈都有足够的母乳用于哺育婴儿，如果你的婴儿没有增加足够的体重，回顾一下你的哺乳方法，喂得频繁一些，并且和你的家庭医生一起分析一下原因。

"母乳喂养唯一使我不高兴的事是夜间喂奶，我不怎么乐意挤奶，也不高兴整个夜间喂奶全由我承担，但是，在我们的生活中，这种情况仅仅是几个星期而已。"

躺着哺乳是一个非常好的可以放松的方法。然而，这对于和父母睡在一起的小于6个月的婴儿来说，也可能是非常危险的，即便是睡在沙发或扶手椅中，特别是如果父母一方吸烟、饮酒、使用镇静剂或者兴奋剂。如果你确实想和你的婴儿睡在一起，用一个床中床（见P.126），再用你的手来抚慰他。

"当我看到我的丈夫喂我们孩子时那么高兴，我感到我选择人工喂养是正确的了：从一开始喂奶，他与孩子之间就培养起浓厚的感情。"

父亲和母亲在孩子生活中都非常重要，但扮演的角色不同。

喂养的要点

按需喂养

按照需要喂食，简单来说，就是婴儿饿了就喂奶，而不是按钟点喂奶。

饥饿对新生儿来说是一种新的感觉。在子宫里，他是连续不断地"填肚子"，现在，他必须忍受一段较长时间没有食物。他的消化系统尚未发育完全，如隔较长时间给较多的奶，他就应付不来。开始时，小量多餐是喂食的原则。

当婴儿哭着要吃奶时，让他等待没有什么好处——等下去唯有使他疲倦到最后不愿吮奶，到时又不得不去安抚他，使他平静下来，才可喂食。满足他的需要，并不是娇纵他。最初的几周，胃中无食物，是他醒来哭闹的常见原因。他的胃长大了，消化系统逐渐发育好之后，每次喂食时，进食量就会增大，两次喂奶之间的间隔时间也因而可以较长。

隔多久喂一次奶？

你的婴儿需要食物时就会闹着要吃，开始时，需求频繁。对新生儿来说并没有什么严格的喂食方式。头3—4天，大概每2—3个小时喂奶一次，白天8次左右，晚上还有不少临时喂食。夜间可能需喂2—3次，因为6周以下的婴儿，很少可以一次睡5小时以上而不会因饥饿而醒来。用母乳喂养婴儿，喂食次数要多过人工喂养，因为母乳比人工配制的奶更易消化，也更快消化。

你的婴儿到了3个月大时，通常大约4小时喂一次，白天5次，加上夜间1—2次。如果是人工喂养，可以更快确立每4小时喂一次的惯例。

特殊情况

早产儿　胃口可能较小，需要频繁喂食。他们有睡得多的倾向，即使在需要食物时，可能也不会醒来要吃，因此，你要每隔3小时就唤醒他喂食。

如果你的婴儿留在医院期间，你已挤奶给他吃，那么带他回家后就可接着用母乳喂食。要婴儿适应从人的奶头吸奶，经常并不是那么容易。为了帮助他，在哺乳前先挤一点奶，使乳头突出，按摩乳房，让奶流出乳头，让婴儿尝到奶。

双胞胎　完全可以成功地用母乳喂养双胞胎。开始，一次喂一个，当你更有信心时，你会发现，同时喂两个并不难：把他们的腿抱在你的手臂里，头躺在你的手上。

吞下的气体及其排出

无论你的婴儿是母乳喂养还是人工喂养，喂食中，当他停下休息时，给他一个打嗝的机会，排出吞下的气体，这些吞入肚中的气体会使他感到腹胀。如果半分钟之后，其仍未打嗝，就不必再等。那次喂食，他可能不需要排出吞下的气体。

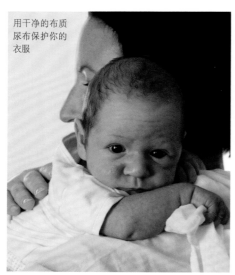

用干净的布质尿布保护你的衣服

新生儿

帮助很小的婴儿排气时，可让其靠在你一侧肩膀，搓背部；或把婴儿抱在你膝上，让她向前倾，你用手在下巴处扶住她软绵绵的头。她很可能还会吐出一些奶液(叫作溢奶)，因此在附近要放一块尿布备用。

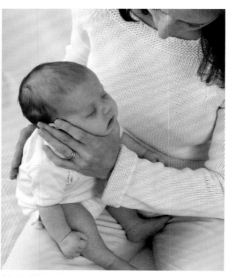

较大的婴儿

3个月大时，你的宝贝可以坐直一会儿了。让她坐在你膝上轻轻摇她，同时给她搓背，这样可帮助她排出吞下的气体。

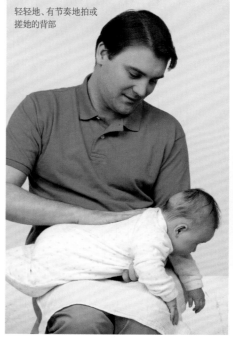

轻轻地、有节奏地拍或搓她的背部

让婴儿面向下

任何大小的婴儿，都可让其横躺在你的膝上或手臂上，面向下，这样可帮助婴儿排出气体。

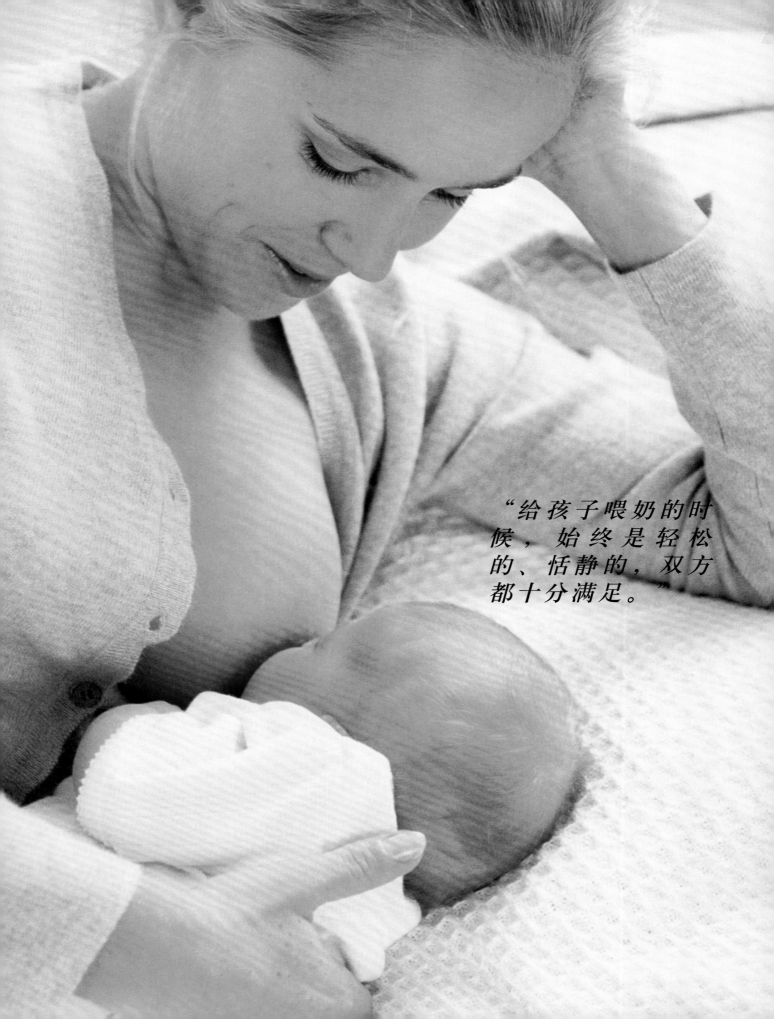

"给孩子喂奶的时候，始终是轻松的、恬静的，双方都十分满足。"

母乳喂养

母乳喂养在照顾婴儿上是最有价值的一个方面，你给她性质上最好的营养，因此，如果在最初几天遇到一些问题，不要不敢哺乳。你和你的婴儿必须一起学习这项新技巧。如果婴儿起初不懂怎样吮吸，或者不能吮吸太长时间，你要有耐心。刚出生时，她不需要许多食物，而你的奶头也需要时间去变得坚挺和习惯被吮吸。许多亲戚、朋友以及医生、护士都会热心为你提供意见。经过一段时间的体验，你可以筛选出最适合你的建议。如果可能的话，去找一个已经成功进行了母乳喂养的母乳喂养顾问，倾听她的意见，这是值得做的事。大约过了一周之后，你就会变得有信心了，可以预期未来几个月的哺乳一定是成功的及令人满意的。

让哺乳变得舒服

让你自己舒服

喂奶有时可能会用差不多1个小时的时间，所以自己要让呼吸平缓，尽量放松两肩。对你的宝贝来说，你的身体越放松，她就越容易静下来吃奶。让她尽量多地接触你的皮肤。如果哺乳时只有你自己在，可以脱去上装。你会发现，没有衣服阻挡，你的婴儿较易"就位"，就是说，她可采取合适的姿势靠上你的乳房，有效地吮吸奶汁。

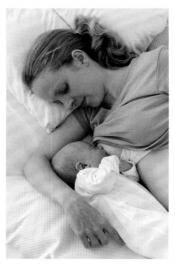
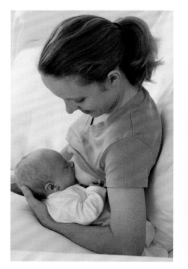

确认你的婴儿有一只手能自由活动，触摸你的乳房

享受和婴儿在一起的时间，给她哺乳时，抚摸你的婴儿并对她说话

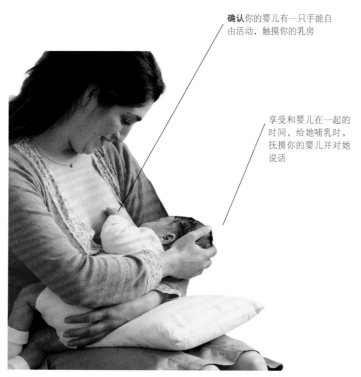

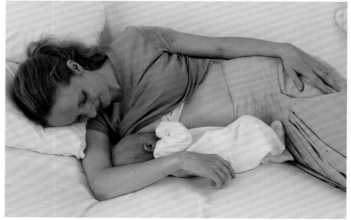

给初生婴儿哺乳

舒适地坐直，背靠在椅子上。没有扶手的矮椅较理想；或者坐在床上，用几个枕头支住你的背部。如果你想舒服一些，可以放一个枕头在你膝上，使婴儿身体的高度更合适，也可以抬高一侧膝盖来支撑她的身体。当你身体前倾哺乳时，背不要弯。

给大婴儿哺乳

一旦你和孩子对喂奶都适应了，你会发现你几乎可以用各种舒适的姿势哺乳。双腿交叉盘坐在床上或地板上就很舒服，尤其是后背靠在枕头或是家具上就更舒服了。

最初的哺乳

找乳头

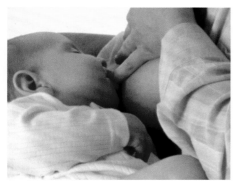
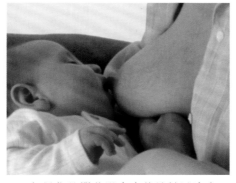
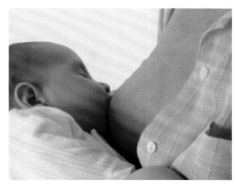

1 婴儿为了找食物，天生具有寻找你的乳头的本能——这是"根深蒂固"的反射。你可在哺乳前，将她的脸颊靠近你的身体，以提醒此一反射。她的脸颊靠近你的身体后，就会本能地转向你的乳房，去寻找乳头。

2 如果你的婴儿没有本能地转过头来，就轻轻挤乳晕后面的部位，直至有奶从你的乳头流出，然后将奶滴到她唇上，以此鼓励她张开嘴。

3 抬高她的头使其靠近你的乳房，这样，她的下巴靠在乳房上，她的舌在你的乳头上方，把你的乳头带进她嘴中。（见下图）

就位

1 婴儿在乳房就位后，并不是用吮吸的方式，而是用她的两颊压乳晕底部的奶库来"挤奶"。如果她只在你的乳头上吮吸，你会感到疼痛，她也吃不到奶。如你感到瞬间刺痛，可以做深呼吸，帮助你放松。

2 从你的角度看，如果婴儿吃得好的话，她的两颌张得很大，整个嘴被你的乳房占满。当你看到她的颊部及耳朵在动，表示她的颊部肌肉在努力工作，也就是说，她吃奶吃得非常好。

释出反射

你的婴儿的吮吸动作会刺激你的乳房排出贮存的奶汁，你可能会感觉到温暖的乳汁冲出。你的婴儿在你乳房就位之后的这种释出反射，会使你立即感到一阵刺痛。并不是人人都会感到乳汁的流出，因此，如果你没有这种感觉，不要奇怪。如果此反射使另一侧乳房渗出乳汁，用一个乳垫或奶套放在乳头上，接住乳汁(见P.96)。

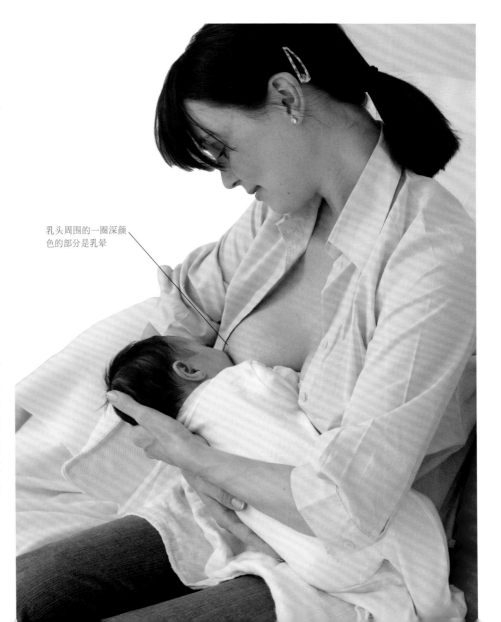

乳头周围的一圈深颜色的部分是乳晕

给她另一侧乳房

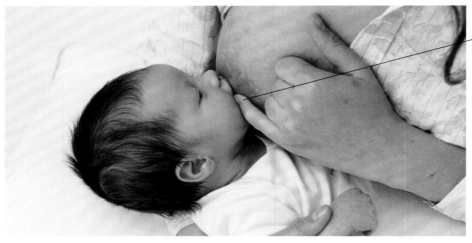

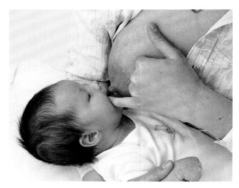

用你的干净的小指去终止婴儿的吮吸

1 用第一个乳房哺乳时，婴儿愿意吃多久就多久，这样，能使这个乳房排空。当所有的奶汁吃光之后，乳房看起来会小些、轻些。在哺乳过程中，婴儿常常只吮吸一会儿奶就暂停。几分钟后，当她一点儿也不吃了，就让她离开乳房，帮她排气。不要拉出你的乳头，这样会伤害乳头，应用干净的小指插入她的嘴与乳房中间，以中断吮吸。

2 当你的婴儿离开乳头后，在你的乳罩内放一块纸巾或是乳垫来接住滴出的奶汁。让你的婴儿坐直，帮她排气。注意在下一次喂奶时，先从另一侧乳房开始，这样，两侧乳房可以受到相同的刺激。

你的乳房是如何产生乳汁的

婴儿出生后的最初几天，你的乳房产生的是初乳——富含蛋白质，并含有你的婴儿抵御疾病所需要的重要抗体。第4天左右，一旦你开始泌乳，你的婴儿会本能地刺激你的身体进而产生大量的乳汁。

供给婴儿充足乳汁的关键是当她想吃时就喂她，这意味着——最初每隔2—3小时喂一次。人乳的产生是遵循供求规律的：婴儿吃得愈多，你的乳房产生的乳汁也就愈多。用人工调配的奶粉补充，会破坏这个规律：如果你的婴儿喝了一瓶奶就饱了，她不会热衷去吮吸你的乳房，你的乳房就得不到所需要的刺激。

人乳不是所有时候都一样的：哺乳开始时，你的婴儿吃到的是前乳，这种乳汁多水而且解渴；然后，她才吃到后乳，这种乳汁富含卡路里，更能满足婴儿需要。因此，每次哺乳时，每侧乳房至少要让她吮吸10—15分钟，否则，她很快就饿了。

你需要做的事

为了分泌足够的奶汁，你要做的事就是：吃营养均匀的和富含蛋白质的优质食物；当你口渴时就喝饮料。哺乳时，手边准备一杯果汁或菜汁。注意尽量多休息。婴儿天然的食欲会自然地影响你的乳汁分泌及其质量。

为了产生乳汁，你需要大量能量，因此，哺乳期不是节食的时候——如果节食，你会疲惫不堪。你要根据食欲进食，同时要确保能从富含维生素的新鲜食物中获取你额外所需要的能量，而不只是依靠碳水化合物。

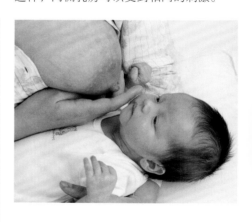

3 在婴儿打了一两个嗝或是小睡之后，你可以把另一侧乳房给她。她也许饿得足以把这侧乳房的奶也吃光，也许只是为了过瘾而吮吸。婴儿对于吮吸的需要和对乳汁的需要同等重要，所以就让她含着吧。

4 你的婴儿吃够了，很快就会在你的怀里睡着，你的乳头就会从她的嘴里滑出。你不用担心你的婴儿会没有吃饱，你应该相信，你的婴儿在任何时候都知道她想吃多少，需要吃多少。

你的乳房来奶了

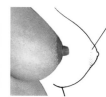

乳晕肿胀，太硬，使婴儿难以抓住，而且乳头变平

正常乳房　　肿胀的乳房

1 开始哺乳的第4天左右，你的乳房产生的不再是此前你所喂给婴儿的初乳，而是大量乳汁。你可能一觉醒来时发现你的乳房变大和变硬了，而且不舒服，这是乳房乳汁满盈之故。你的婴儿会觉得乳房太硬，难以适应，因为乳晕肿胀，使得乳头扁平、不突出。以下几点做法可帮助你的婴儿吃上奶，从而帮你消除肿胀，减轻不适。

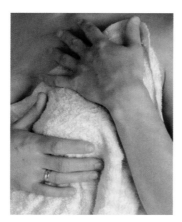

2 哺乳之前，先用一块温毛巾敷乳房几分钟，使乳房变软；或者站着淋浴，用温水淋乳房。

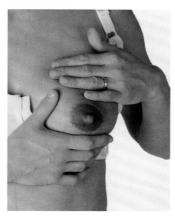

3 用手轻轻按摩乳房，试着压出一些乳汁，以减轻肿胀，并帮助你的婴儿把乳头放入口中。如果这阶段你未能学会挤奶的方法，不要担心，因为很快你就可以学会。

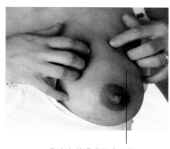

指尖向着乳头的方向按

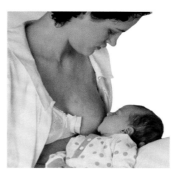

4 当你把婴儿放到乳房前时，你那只可以自由活动的手放在乳房下，把乳房轻轻往上推，这样能使乳头突出，婴儿就可以把乳晕含进嘴里。她的吮吸，很快就可以缓解乳房的肿胀，消除你的不适。

问与答

"Joe哭得很厉害，是不是我的奶不能让他吃饱？"

母乳喂养时，实际上你看不到你的婴儿吃了多少奶，因此有时担心他吃不饱，这是很自然的。但是，只要他一哭你就喂他，而且其体重正常地增加，有时还会猛长，那你就无须担心。记住：出生后的最初几天，你的婴儿体重可能会减轻，直到2—3周大时，才会恢复到出生时的体重。

"哺乳会终生改变我的身材吗？"

在你的婴儿断了母乳之后，你的乳房可能稍微变小，因为一些脂肪组织已被乳腺替代。另一方面，如果你自己哺乳，你可能更快恢复妊娠前的身材，因为哺乳时释放的激素将促进子宫很快地收缩至正常大小。而且妊娠期间所积聚的脂肪用于乳汁的产生，你的腰围也会很快缩小。

"用药方面，我是不是必须像妊娠时那样小心？"

你吃的及喝的东西，可经乳汁转予婴儿。因此，在医生或药剂师给你开药之前，你要告诉他们你在哺乳，这一点显然是重要的。避免刺激性食物，如酒及咖啡，也是明智的做法。如果你的婴儿睡得不好，在你的膳食中去掉咖啡及茶几个星期，以观察情形是否好转，咖啡因会使婴儿难以入睡。

用手挤奶

当你需要和你的婴儿暂时分开时，就需要提前备下乳汁。通过尝试你会找到最适合你的挤奶方法，有的妈妈觉得手工挤奶的效果好，有的妈妈喜欢用吸奶器，还有的妈妈觉得二者的效果一样好。了解如何刺激乳房形成反射，这需要时间和经验，因此如果挤出乳汁的量很少并不意味着你没有足够的乳汁。当你准备用手挤奶时，洗净双手并给器具消毒，洗个温水澡或是用毛巾热敷乳房，这样可以促进乳汁流出。让自己处在一个舒适的高度，把一只碗放在面前。

挤一侧乳房

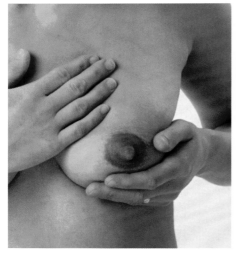 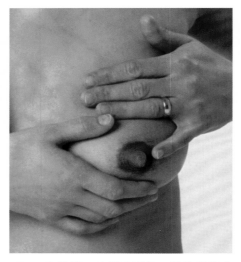 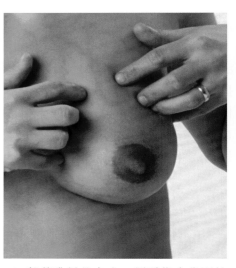

1 用一只手支撑乳房，开始由上至下按摩乳房。

2 一边按摩一边移动手掌，以达及整个乳房四周，包括其底面。至少按摩10次。这样有助于乳汁通过导管。

3 朝着乳晕的方向，用手指尖往下按摩。注意不要压迫到乳房组织。

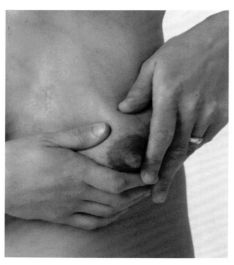

4 用两只拇指及其他手指配合轻压乳晕后的部位。

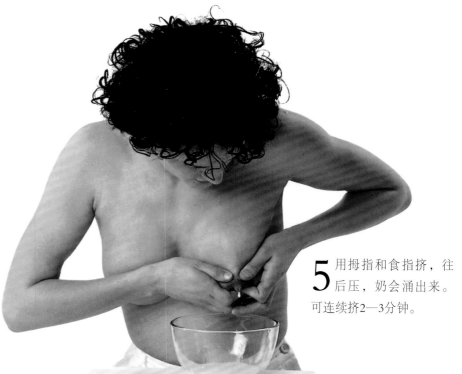

5 用拇指和食指挤，往后压，奶会涌出来。可连续挤2—3分钟。

用吸奶器挤奶

用吸奶器挤奶比用手挤奶更快，而且不容易累。吸奶器近些年来很普及，而且样式多种多样。在选购时要考虑使用的方便性、耐用性和吸力的调整。征询一下你的助产士或是保健师的意见，你的个人情况有可能在一定程度上决定了你选择什么样的吸奶器。例如，如果你经常和婴儿分开或者你生的是双胞胎，你可能会选择双头的电动吸奶器，它可以缩短你的挤奶时间；如果你打算只是偶尔挤奶，手动或是蓄电池驱动的吸奶器就是一个不错的选择。另外，比较昂贵的或者大功率的电动吸奶器通常是可以租用的。最重要的是当你支撑好后背坐在椅子上用泵挤奶时，能最大限度地感到舒服。另一点也非常重要，那就是你越放松，乳汁流出就越顺畅。

准备好吸奶器

挤奶之前先刺激你的乳房，和上页手工挤奶前的刺激方法相同。这对于刺激出奶反射和有效出奶至关重要。把吸奶器的漏斗放在乳房上，使其严密封闭。你的乳头定位在漏斗的中央。轻轻拉动成真空状态并保持5—10秒钟直到乳汁停止流出，然后松开再抽真空，重复这个动作直到这一侧的乳房被挤空。然后换另一侧乳房，用同样的方法挤空。

一旦固定好，奶泵就开始工作了。最好的建议是每侧乳房的吸奶时间不超过20分钟。理想的做法是当一侧乳房流出的奶水开始减少时，就换到另一侧。

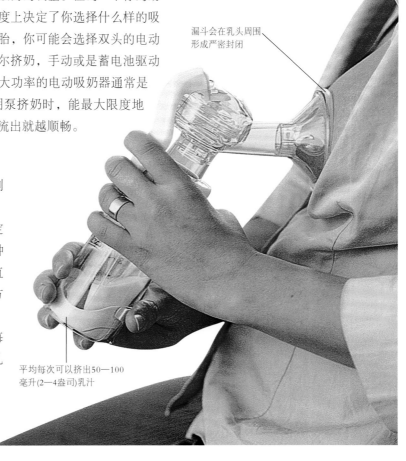

漏斗会在乳头周围形成严密封闭

平均每次可以挤出50—100毫升(2—4盎司)乳汁

吸奶器

手动吸奶器

这种类型的吸奶器现在已经改进，易于使用而且效果很好，它可以让你控制挤奶的速度，但一些妇女还是觉得用手动吸奶器太累。

漏斗 大小一定要和你的乳头相匹配

手柄

储存盖

储存杯
你可以把挤出的乳汁放进冰箱，冷藏能保存5天，如果冷冻能保存大约3个月。少量冷冻可以避免浪费

蓄电池吸奶器

蓄电池吸奶器使挤奶变得轻松了。但是不像手动吸奶器那么容易控制速度。有的蓄电池吸奶器附带一个变压器，需要时可以用电源供电。

电池

容器可以用来储存乳汁

有关母乳喂养的一些问题

如果哺乳过程中出现问题，应迅速寻求专业辅导。"孤军作战"令人沮丧，而且，一些如导管堵塞的小问题，不处理好的话，会导致乳腺炎。如果遇到下列问题不要停止哺乳，停止哺乳会因乳汁积聚而肿胀，使问题更糟糕。

小心护理你的乳房。最初几周，日夜都戴舒适的、有保护性的乳罩。不要戴太紧的乳罩，太紧会束缚乳汁导管。按摩乳房时也要温柔些。让你的乳头经常接触空气，经常用水洗，但不要用肥皂，因肥皂会使皮肤干燥。乳头清洗过后要抹干。

乳房漏乳

在最初几周的两次哺乳中间，你的乳房可能大量漏乳。

处理方法 在乳罩内衬上乳垫可吸收一些乳滴。要经常更换，因为皮肤若潮湿，会引起疼痛。如果乳汁漏出很多，试用塑胶的奶套。

预防 漏乳无法预防。但是，漏乳是乳汁充足的证明，并且此现象有助于预防乳房肿胀。当供求相互适应时，漏乳就会减轻。

乳腺导管闭塞

乳房局部出现红色硬块伴有压痛，通常说明有一条乳腺导管闭塞了。

治疗 用热水浸泡乳房并且轻加按摩，然后，让婴儿吃该乳房的奶。确保你的哺乳技巧合理以及宝宝的吸吮方式正确。你可能会感到片刻的剧烈疼痛，但是，导管很快就会通畅。如果导管仍不通，你当天就应去寻求医生帮助。

预防 确保你所用的乳罩不会太紧；哺乳或挤奶时要小心，不要使劲挤压乳房。

乳腺炎

乳腺导管闭塞可发生感染，引起类似感冒的症状。赶快去寻求医生帮助，乳腺炎如果不处理可导致乳房脓肿，可能需要做外科手术。

治疗 医生将开抗生素给你，你应该吃足整个疗程的药，继续如常用两侧乳房给婴儿哺乳。

预防 出现乳房硬块要及时寻求医生帮助，不要拖延超出一天。

乳头疼痛或皲裂

乳头疼痛通常是由于婴儿吸吮不正确引起的。确定他是将整个乳晕含在嘴里而不是仅仅含住了乳头。如果你的宝宝没有在正确地吸吮，你也不要拉出你的乳头——这样伤害更大。但是你可以把你的小指伸进他的嘴角以中断吸吮，使他离开乳房，然后再重新开始。问题有时是出在一个拙劣的合体胸罩上，它对乳头形成压迫，而且乳垫或者胸罩的内衬会把湿气闷在胸部而使情况变得更糟。

治疗 试试下面的建议：

- 向你的健康顾问寻求帮助以确保你的宝宝吸吮正确。
- 试着挤压出少量初乳或奶水，然后轻轻地研磨在你的乳头上——许多人发现这招确有奇效。
- 喂完奶后，用吹风机的冷风把乳头吹干。
- 每天要让乳头接触几小时的空气。如果乳头有疮口，在宝宝吸吮时你就会感到一种尖锐的刺痛。把奶挤出来喂给宝宝，让乳房休息一天。 疮口将会在几天内痊愈。

预防 确保哺乳时婴儿将全部乳晕含入口中。在喂奶间隙要保持乳头干燥。

乳头药膏
含有金盏花茎质的药膏或消炎喷剂可缓解疼痛。

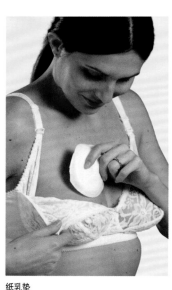

纸乳垫
乳垫可吸收乳滴及漏出的少量乳汁。

情绪和乳汁释放

你的乳汁释放反射强烈与你的情绪变化有关。如果你感到尴尬，筋疲力尽，或者焦虑，你的乳汁就不会像你放松时那样说来就来。安静地抱一会儿你的婴儿能帮助你们彼此放松，而且有助于让婴儿进入吸乳状态。

大婴儿的喂养

大约在6个月大之前，婴儿仅仅吃奶就够了。6个月以后，婴儿就可以进食补充食物了。在婴儿1岁之前，奶仍然是最重要的食物，在以后也很重要。当你开始给婴儿喂补充食物时，你自己可以为婴儿制作既易做又不太昂贵的健康食品。可以同你的保健师讨论如何来做。开始给婴儿喂食固体食物时要少量，而且如果实际点，就在你与家人吃饭时进行，这样，婴儿的日常规律就和家里其他成员相一致。她可以继续吃奶，只要她需要，无论何时，无论多久都可以。

多久喂一次奶

在婴儿的成长过程中，进食的持续时间和频率是非常多变的。婴儿饿了、渴了、觉得冷了或是累了，或者仅仅是想依偎着你时，她都会要吃奶。有的婴儿吃得很频繁，而有的婴儿会少一些，这要由婴儿自己决定。要知道婴儿吃奶模式的变化并不意味着你的乳汁枯竭了，相反，这是你的婴儿刚刚开始长大的信号，是一种正常的变化。当你给她喂食固体食物后将会有更多的变化。

恢复工作

恢复原来的工作，而且继续母乳喂养，这是完全可以做到的，但就意味着要做好计划。你离开时，你的婴儿就必须得用奶瓶，或者如果她已经超过6个月大了，可以用带软喷嘴的幼童训练杯来喝奶。不管你用哪种方法，你的婴儿都得需要时间来适应这种哺乳方法。所以在你恢复工作前，要让婴儿适应由其他人不时地用装了乳汁的奶瓶来喂奶。

如果你想让婴儿只吃母乳，你需要在白天把乳汁挤出来，以刺激乳房分泌乳汁。或者你想让婴儿白天吃配方奶，只是傍晚和夜间你在家的时候吃母乳。你乳汁的供应将随着婴儿的需求量而变化。

应该哺乳多长时间

婴儿吃的母乳越多，她就会越健康。没有一个国际团体或组织提出过关于母乳喂养持续时间的限制，并且都鼓励延长母乳喂养的时间。世界健康组织建议母乳喂养两年或两年以上，甚至是母婴双方理想的更长的时间。如果你的婴儿想停止哺乳时，她会吃得越来越少。

在你恢复工作的几个星期之前，就开始准备在冷冻室里储存挤出的奶。你可以买一些专用的真空袋来存放，冷冻后可以存放3个月。喂奶时，先让它自然解冻，然后放入装了热水的碗里加热（不要用微波炉）。

白天你上班时，需要有消毒的器皿和可供挤奶的场所，加上一个可以储存乳汁的冰箱。用隔热保温盒将乳汁带回家。

必要时，在傍晚和夜间可以额外哺乳，以促进你的乳汁分泌。请婴儿的照料者推迟黄昏前那次喂奶的时间，这样，你回家后就可以直接给婴儿哺乳。

为了万无一失，应该准备好配方奶以防你的婴儿有额外的哺乳需要。

怎样断奶

逐步地用奶瓶或是杯子（根据婴儿的大小）代替母乳喂养。参见第106页建议何时转换奶瓶喂养的指导原则。如果你的婴儿还不满12个月，要用配方奶替代母乳，如果超过12个月，就要经过医生检查来定。你可能想断掉夜间的哺乳，但这个时间对于你和婴儿是特别的，尤其是已经恢复工作的你，继续在夜间哺乳，将会使你放松并享受与孩子在一起的宁静时光。

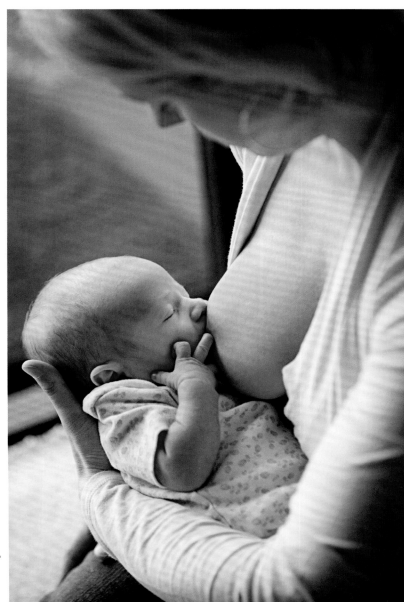

继续母乳喂养
只要你觉得舒服，你就可以继续哺乳，多长时间都行。

人工喂养

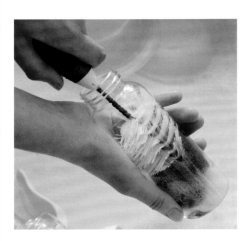

人工喂养有两个好处。首先，你的伴侣可以分担一部分；其次，你能够知道你的婴儿吃了多少奶。你的保健员将密切注意你的人工喂养的婴儿的体重变化。如果他的体重增长太多，可能是因为你喂得太多。你为婴儿调奶时，要按照制造商的指示小心去做，如果奶太浓或太稀的话，对婴儿都是有害的。

人工喂养所需的装置

一个完全人工喂养的婴儿，至少需要8个250毫升(8盎司)的奶瓶。另外买些奶嘴，把它们放在消过毒的阔口瓶内备用，一旦奶嘴出奶不畅(见P.100)，便可更换。有的奶瓶带有密封用的胶盖，新型的阔颈奶瓶可以用保护盖密封，旅行时可以用一次性奶瓶。

奶瓶

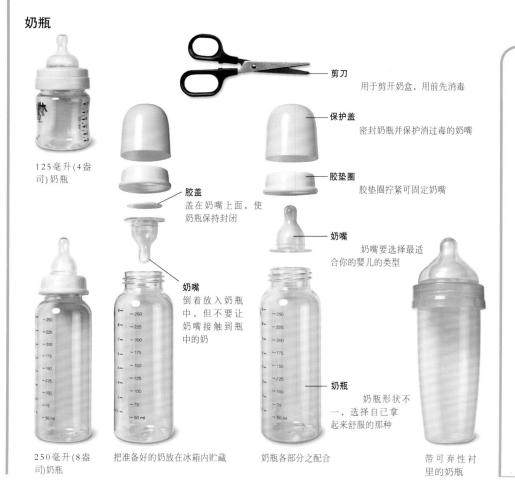

125毫升(4盎司)奶瓶

剪刀
用于剪开奶盒，用前先消毒

保护盖
密封奶瓶并保护消过毒的奶嘴

胶垫圈
胶垫圈拧紧可固定奶嘴

奶嘴
奶嘴要选择最适合你的婴儿的类型

胶盖
盖在奶嘴上面，使奶瓶保持封闭

奶嘴
倒着放入奶瓶中，但不要让奶嘴接触到瓶中的奶

奶瓶
奶瓶形状不一，选择自己拿起来舒服的那种

250毫升(8盎司)奶瓶

把准备好的奶放在冰箱内贮藏

奶瓶各部分之配合

带可弃性衬里的奶瓶

双酚A（BPA）

双酚A是一种含在塑料制品内的化合物，被广泛用于制造许多婴儿奶瓶。在某些情况下——如果瓶子被加热或者由于反复洗刷被刮擦——这种化合物会渗进食物内。尽管宝宝吸收的剂量很小，但是有证据表明，它对生殖系统、神经系统和免疫系统的发育是有害的。因此，作为一个预防举措，一些国家正在禁止销售含有这种化合物的所有瓶子。避免选择那些透明的、不易破碎的聚碳酸酯的塑料瓶子，它们通常有数字"7"在三角循环标志中。最安全的奶瓶应该是由玻璃或软塑料制作而成的，例如聚乙烯、聚丙烯或聚酰胺。在互联网上可找到这些资源。

奶嘴

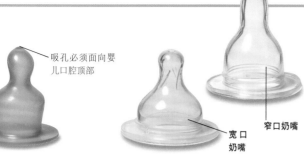

吸孔必须面向婴儿口腔顶部

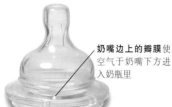

窄口奶嘴

宽口奶嘴

奶嘴边上的瓣膜使空气于奶嘴下方进入奶瓶里

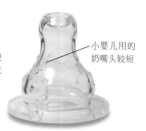

小婴儿用的奶嘴头较短

正牙奶嘴

这种奶嘴放入婴儿口中，一定要将吸孔朝上，以使奶汁喷射到婴儿口腔的顶部。正牙奶嘴对于习惯母乳喂养的婴儿来说是很好的，因为它的形状模拟母亲的乳头更逼真，可能更易于被接受。这种奶嘴特殊的形状可以促进婴儿口腔的正常发育。

标准奶嘴

标准形状的奶嘴使婴儿吮吸起来不太像吮吸母乳那样，所以习惯母乳喂养的婴儿可能会觉得它们很难用。这种奶嘴可以有不同的流速，流速慢的奶嘴适用于新出生的婴儿和母乳喂养的婴儿，流速快的奶嘴适用于大一点儿的、人工喂养的婴儿。

防塌陷的奶嘴

防塌陷奶嘴在婴儿吮出奶时，空气同时进入奶瓶中，这样能防止奶嘴塌陷，奶汁就可以稳定地进入婴儿口中，也减少了因为吞入空气而造成腹痛的可能。和标准奶嘴一样，防塌陷的奶嘴也有不同的流速适用于你的婴儿。

纹理奶嘴

这些硅胶奶嘴上面被做出纹理使其更像是真正的乳头。当你的婴儿吮吸时，她的嘴唇推动奶嘴湿软的底部，奶嘴就在她的嘴里进出。这种奶嘴在不同的奶瓶上不能互换，所以准备组装奶瓶前要挑选适合的奶嘴和固定圈。

问与答

"配方奶粉种类太多了，该买哪一种呢？"

铁强化配方牛奶依然是最可接受的母乳替代品。有的婴儿对标准配方奶粉消化不太好，如果你认为自己的婴儿存在配方奶粉消化问题，请教你的医生或是公共卫生护士。如果医生鉴定你的婴儿存在消化问题，可能会建议你购买其他不是以牛奶为基础的替代品，但是在没有得到专业的建议之前不要那么做。

"配方奶太贵了，什么时候可以换普通奶？"

牛奶的成分和母乳有很大的区别，而且铁质含量特别低。应该等你的婴儿开始吃多样食物时，仅仅将牛奶作为一种饮料给他。一般是在12个月左右。

"我的家人都选用低脂奶制品，我的婴儿何时可以用？"

在你的孩子2岁以前不要用低脂奶制品（脱脂1%和2%）。低脂牛奶产品含有过量的矿物质和蛋白质，脂肪含量低而且缺乏人体必需的脂肪酸。虽然成人选用低脂奶制品很普遍，但不适合给太小的孩子用。

"我怎么知道何时给婴儿排气？"

如果你的宝宝正在欢快地吸吮，那就无须停下来让他排气，等他自然中断吸吮，如果他没有打嗝，那就按常规继续喂他。如果你是实行人工喂养的妈妈，只要你尽可能地采用一种直立体位来喂他，就会减少气体吞咽。

配方奶：它里面都有什么？

你尝过婴儿配方奶吗？比普通牛奶甜一些，而且制造商尽可能地使它的成分接近母乳。因为牛奶不能很好地满足婴儿的需求，不含有婴儿成长所需的全部营养物质，而且浓缩的蛋白质和脂肪让婴儿难以消化。大多数婴儿配方奶都是以牛奶为基础的，但是添加了很多其他的配料。用植物油代替了牛乳脂，添加乳糖使味道变甜，有的配方奶在包装上清楚地标示着还加了额外的铁质。有的配方奶完全以豆浆为基础原料，但是最好不要选这些，除非你的保健医生向你建议。如果婴儿喝奶后出现呕吐、腹泻、痉挛、过量排气、气喘、出疹子或者只是普通的烦躁，立即打电话给你的医生讨论病情，婴儿可能很快就会脱水。

消毒及保持卫生

　　婴儿的奶嘴、奶瓶和其他喂奶用具必须严格保持干净。你可以用手洗，也可以放进洗碗机里洗。婴儿6个月以前，所有喂奶用具在使用之前都必须消毒。

使用洗碗机

　　清洗婴儿喂奶用具的一个有效办法是将其放入洗碗机内，并确保经过高温烘干程序。一般情况下高温足以杀死细菌。奶嘴可能需要分开来煮沸，因为洗碗机可能会把它们洗成不能用的黏团。

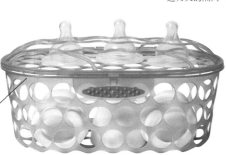

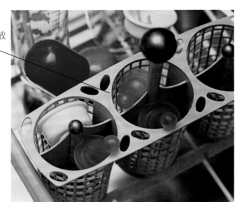

可以用洗碗机
奶嘴可以朝上放进刀叉的隔间

洗碗机篮
可以把奶瓶、固定圈和保护盖放进去，顶部的夹子可以固定奶嘴

洗涤

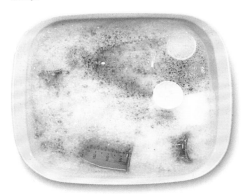

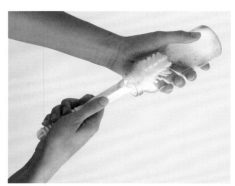

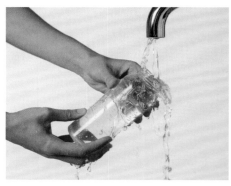

1 所有冲过的奶瓶、奶嘴、胶帽、胶垫圈、胶盖、量杯、漏斗、匙及刀放入水中，彻底洗过。

2 用瓶刷擦洗奶瓶内壁，洗掉全部奶渍，仔细擦洗颈部及螺纹处。

3 在自来水下彻底冲洗奶瓶、奶嘴及其他有关器皿。用针清洁奶嘴的吸孔。

注意检查奶嘴

　　只有当奶嘴可以让婴儿以合适的速度吸吮到奶时，婴儿才能吃得痛快。把奶瓶倒竖过来，你可以看到每秒有1滴奶滴出。如果奶嘴吸孔太小，婴儿要想吸到足够的奶非常困难；奶孔太大，奶就会涌出。奶嘴会老化变质，奶孔会堵塞。备一些消过毒的奶嘴，这样你就可以随时将不合适的奶嘴替换掉，而代之以新的奶嘴。吸孔太大的奶嘴要扔掉，吸孔太小可以用针扩大，然后再检查奶流出的情况。

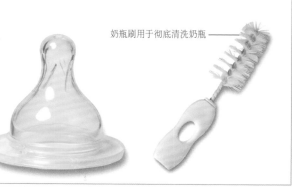

奶瓶刷用于彻底清洗奶瓶

良好的卫生环境和消毒

热过的奶或是在室温下长时间放置的奶，是细菌理想的滋生地。喝了这样的奶就会引起呕吐或者腹泻。对于大孩子来说，呕吐和腹泻不是什么严重的疾病，但对于婴儿来说，就有可能会危及生命。在给婴儿的奶瓶注奶之前，要保证你的双手绝对干净。至少在婴儿6个月以前，要将奶瓶和所有有关的用具消毒，无论是煮沸还是用化学消毒药品。你也可以买一个专门给喂奶用具消毒而设计的蒸汽消毒器或是微波装置。冲好的奶要存放在冰箱的中部而不是上部，不要超过24小时。

消毒器具

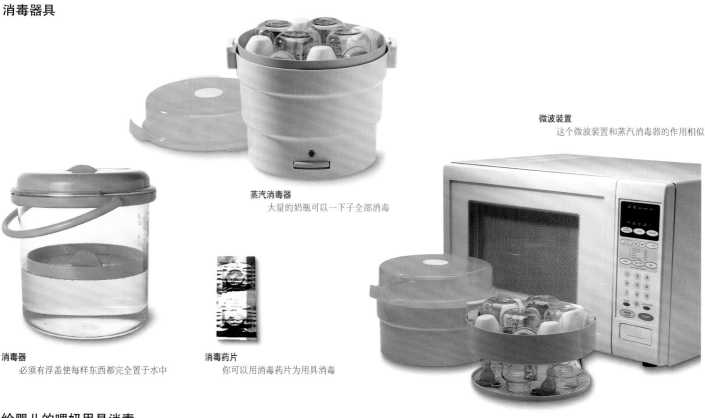

微波装置
这个微波装置和蒸汽消毒器的作用相似

蒸汽消毒器
大量的奶瓶可以一下子全部消毒

消毒器
必须有浮盖使每样东西都完全置于水中

消毒药片
你可以用消毒药片为用具消毒

给婴儿的喂奶用具消毒

用煮沸的方式或是用消毒药片给婴儿的喂奶用具消毒。

如果是用煮沸的方法，把用具洗干净后在开水中煮沸5分钟。用夹具取出热奶瓶，等完全冷却后再注入奶。

如果用消毒药片，先在消毒槽内放入冷水和消毒药片，等药片溶解后将用具放进去。让奶瓶装满水，就不会向上浮起。这些用具在消毒槽里至少要放够一定时间，等需要时再取出来，用开水冲过，放在厨房纸巾上晾干。

在煮沸的过程中，所有用具都必须完全没入水中

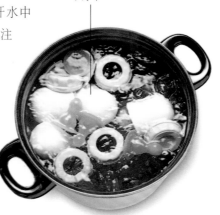

煮沸消毒

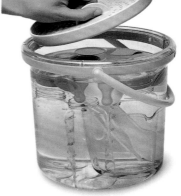

消毒药片消毒

婴儿膳食的配制

最初几周，你要准备好几餐奶放在冰箱里，这样，无论何时，婴儿哭闹需要喂奶时，可以即刻喂，很方便。婴儿未到9个月大时，可以喂婴儿配方奶粉，这是一种经过加工的奶粉。可按医生的意见选择一种合适牌子的婴儿奶粉。更换牌子会使婴儿感到不适，因此，如未征求专业人士的意见，不要更换其他牌子的婴儿奶粉。

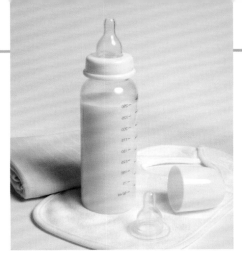

调配婴儿奶粉

最常见且最便宜的婴儿食品是罐头奶粉，需要时用水调配。

罐上的说明会告诉你，每一单位的水中应加入的奶粉的正确匙数。奶粉应是平平地和疏松地装入量匙。准确地按照比例说明去调配，这一点很重要。如果你加太多奶粉，浓度太大，会有危险，婴儿体重会超重，肾脏可能受损；如果你长期加太少奶粉，婴儿体重可能增长太慢。一定要用洁净的冷开水来调配婴儿奶粉，而且只煮沸一次。下述情况的水绝不可用来调奶：

- 再度煮沸的水或滚水壶中剩下的水。
- 接有家用硬水软化器的水龙头流出的水——额外的钠(盐)会损伤婴儿的肾脏。
- 接有家用滤水器的水龙头流出的水——这些滤水器可能藏有有害细菌。
- 矿泉水——钠与矿物质可能有害。

建议直接在奶瓶里配制婴儿奶粉（见P.103）。

已调配好的婴儿奶

某些牌子的婴儿奶已调配好，封装在250毫升(8盎司)大的密封纸盒里，不用再加水。如果你的婴儿是喂这种婴儿奶，你用起来很方便，只是价钱贵一些。

这种纸盒装的奶经过超高温处理（UHT），但未打开的奶要贮存于阴凉处。过期产品不可再用。

奶一旦打开，无论留在纸盒内还是装于盖好的奶瓶里，都需放入冰箱中，于24小时内用掉。除非你确信自己能记得放入冰箱的时间，否则的话，婴儿要吃时，宁可倒出全部的奶，喝剩的奶弃去不要，这样比较安全。

我的宝宝需要多少奶？

平均来说，你的宝宝每24小时每公斤体重所需的奶量大约为150毫升。即使在宝宝6个月大你开始给他断奶时，你仍需使用代乳品来继续满足他的需要。这儿有一个粗略的指导：6个月大的宝宝，每餐需奶量最多为250毫升，5个月大的宝宝，约需200毫升，4个月的宝宝，约需180毫升，诸如此类。过度喂养的危险要大于营养不良。个别的父母应请教他们的保健服务员。

应该喂其他东西吗？

当婴儿吃配方奶的时候，不需要额外添加其他东西。从1岁起，你的孩子要喝普通牛奶时，建议补充维生素。不要给婴儿的配方奶中再添加任何东西，哪怕一片甜面包干。因为配方奶是牛奶加工而成的，它在极少数情况下会引发过敏。发生这种情况，如果可以，就回到母乳喂养，如果不能就去和医生商量替代食品。医生可能会建议喝一种为此类情况特别准备的配方奶，在营养上很全面，而且这种配方奶所含的蛋白质已经被细分过，所以不会引起任何过敏反应。

给婴儿选择合适的奶							
奶的类型		出生	6个月	9个月	12个月	18个月	
婴儿奶粉	由牛奶加工而成，类似人乳，不需要其他补充。				→→→		
助长奶粉	可任意选用。属加工过的牛奶，供6个月及以上的婴儿使用，含有铁及维生素D，无须再补充。				→→→		
全牛奶	9个月时开始选用。需补充铁与维生素D。牛奶是学龄前儿童饮食的重要部分。				→→		

在奶瓶内调制婴儿奶粉

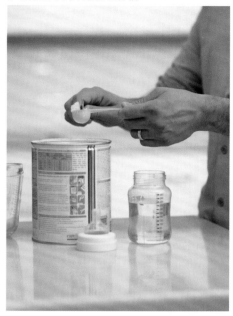

1 在奶瓶内加满新鲜的开水。打开奶粉罐，用其中的特殊量匙取出奶粉，每一量匙的奶粉都用消毒刀背刮平：匙中奶粉既不要堆高，也不要压紧。

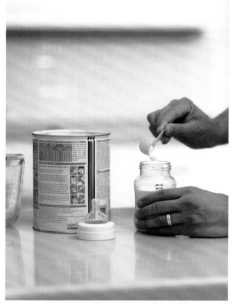

2 把匙中奶粉倒入奶瓶中。严格按照这些水所需的奶粉量加入，不要多加。奶粉在热水中溶解很快。通常每次只需一勺，不需额外多加。

添加了DHA和ARA的代乳品

DHA和ARA是天然存在于母乳内的脂肪酸，也被作为添加剂添加到配方奶粉内。有证据表明，在宝宝出生的第一年，DHA和ARA确实可以促进宝宝的视力和智力发育，但是等到了3岁，食用配方奶粉的孩子和食用未添加DHA和ARA乳制品的孩子之间无显著性差异。含有添加剂的牛奶更贵些，有些孩子食用后会引起胃气胀。

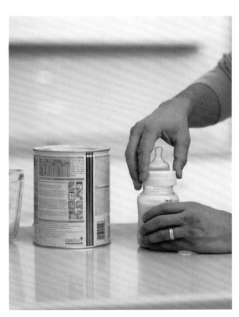

3 确定你加入了正确的奶粉量。把胶盖、胶垫圈和奶嘴装到奶瓶上，拧紧，在摇奶瓶前一定要盖上奶瓶盖。

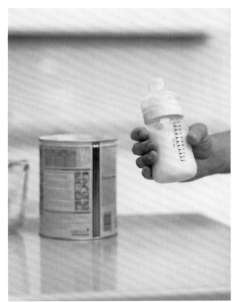

4 摇摇奶瓶，使奶粉充分溶解。把奶瓶放在一个冷水碗内或放在一个流着冷水的水龙头下进行冷却。

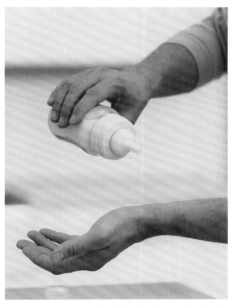

5 给孩子喂奶前要测试奶温。将几滴奶滴在手腕上，以你的皮肤既不感到烫也不感到凉为宜。

使用已调配好的婴儿奶

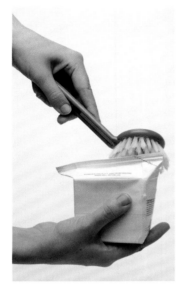

1 用开水冲洗从消毒器里取出的奶瓶，放在厨房纸巾上晾干。在自来水下，用干净的刷子刷盒奶的顶部。

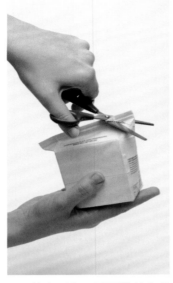

2 剪去顶角，不要摸纸盒剪开的边，因为你的手可能带菌，造成污染。

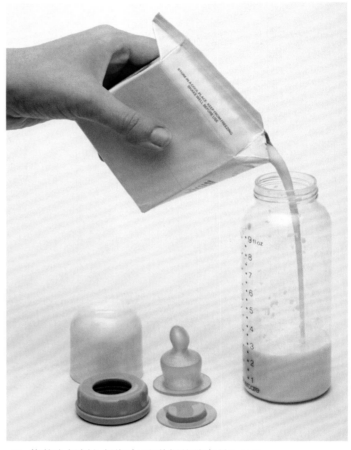

3 将整盒奶倒入奶瓶中(这种奶的贮存见P.102)。

你需要的东西

▲ 盒装婴儿奶　　　　▲ 奶瓶与奶嘴

▲ 板刷　　　　　　　▲ 剪刀

预防婴儿消化不良

　　如果你注意以下几点，应该可以预防你的婴儿感染细菌，不致引起胃部不适或胃肠炎。

　　▲所有的喂奶用具在使用前都要消毒，即使是新买来的也不例外。

　　▲如果没有冰箱，婴儿需要吃奶时才冲奶粉。

　　▲如果婴儿没有吃完奶瓶中的奶，剩下的奶应丢掉，不要留到下一次再喂，因为他的唾液已污染了奶。

　　▲加热过的奶，即使婴儿没有碰过，也要丢掉，因为热过的奶容易生长细菌。

　　▲冲好的奶，放在冰箱里，不可超出24小时。

　　▲奶瓶留在消毒液里，直至要用时再取出(消毒液的有效时间为24小时)，这样，奶瓶就不会被空气里的细菌污染。奶嘴到了有效消毒时间后才能取出，放在厨房纸巾上晾干，然后存放于消毒罐中。

　　▲不要把消毒过的装置放在平常的晾干板上晾干，或者用茶巾去擦干，应该放在厨房纸巾上晾干。只有刀子可直接用厨房纸巾擦干。

　　▲接触消毒物品之前需洗手。

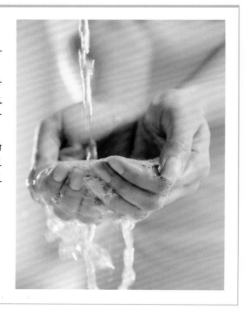

带着婴儿旅行

离开家时

　　如果你计划外出超过两个小时，像平时一样调好一批奶，在冰箱里冷却。把冷却过的奶和一些冰袋一起放进隔热袋或是野餐盒内，这样可以使奶保持新鲜长达8小时。你还可以带一个装满热水的热水瓶，需要时用来给婴儿的奶加热。外出时绝不要用热水瓶来带热奶给婴儿，那样奶中会滋生细菌，引起婴儿肠胃不适。出远门时，用纸盒封装的奶更方便。这些奶经过超高温灭菌处理，所以只要在阴凉的地方就可以安全存放，用一个塑料袋装上消过毒的奶瓶和奶嘴，婴儿需要时就把奶倒出来给她。

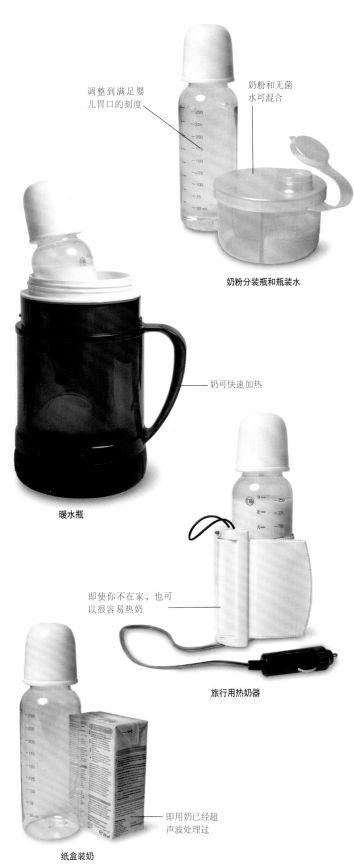

调整到满足婴儿胃口的刻度

奶粉和无菌水可混合

奶粉分装瓶和瓶装水

奶可快速加热

暖水瓶

即使你不在家，也可以很容易热奶

旅行用热奶器

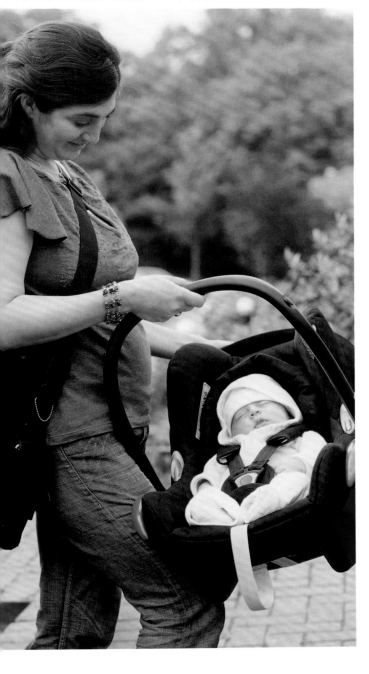

即用奶已经超声波处理过

纸盒装奶

喂婴儿吃奶

喂你的婴儿吃奶是你能为她做的最重要的事情，但是不要产生这种错误想法：她所需要的就是奶瓶里的奶，或者"任何人"都可以喂她。对你的婴儿来说，你的爱、你的搂抱以及呵护，和奶本身一样重要。经常亲切地抱她，搂紧她，对她笑，与她说话——就像你自己哺乳那样做。决不要放下婴儿，让她自己喝奶，这样，她可能会发生窒息。

从一开始，你就要尽量让你的婴儿自己控制喂奶的过程。让她决定吃奶的速度，让她停下来看看四周，摸摸奶瓶或你的乳房——如果她愿意的话。喂奶只需半小时，她想玩就让她玩。总之，吃到何时算是吃饱了，要让她自己决定。

喂婴儿奶时，要让你自己坐得舒服。给婴儿穿上围兜，手头准备一块细棉布的尿布，以防给她排气时发生溢奶。

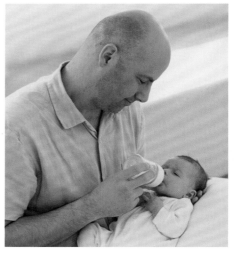

共同喂奶
你的丈夫也可以喂婴儿吃奶。婴儿长大些后，她也会双手抱住奶瓶自己吃奶。

由母乳喂养转为人工喂养

如果因为种种理由，需要从母乳喂养转为人工喂养，记住要逐步转换，还需要专业人士的指导。最好是每隔3天换掉一次母乳，甚至还可以换得更慢一些。开始时，将午餐那次母乳换成奶粉。如果你的婴儿不肯喝奶瓶的奶，第2天在同一时间再试——你可用不同类型的奶嘴，或者滴几滴母乳在奶嘴上来提起他的兴趣。每日一次改用奶瓶喂奶，3天后，再把白天的另一餐母乳改为奶瓶喂奶，这样3天后，再改第3餐。照这样做下去，直到最后连夜间也改为用奶瓶喂奶了。

问与答

"我的婴儿似乎从来没喝完一瓶奶，不知她是否够饱了？"

吃得太少可能是有病的表现，也可能有一些潜在的严重健康隐患，需要引起高度注意。核对一下你的婴儿按照体重应该吃多少奶（见P.102），而实际上吃了多少。如果还是担心，可以向你的保健探访员咨询这个问题，还要确保你的婴儿定期在诊所测量体重，诊所会将体重绘出生长曲线图。吃得太少，又伴随着体重增长不够，那通常就令人担忧了。

准备奶瓶

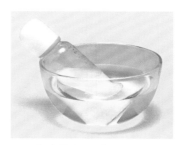

1 从冰箱里取出奶瓶，奶嘴转而向上。在热水中加热，不要用微波炉加热，因为用微波炉加热，虽然奶瓶外面摸起来不热，奶已非常热。

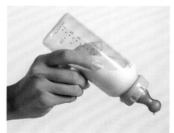

2 检查奶的流速：应该是每秒钟流出2—3滴。如果吸孔太小，婴儿吸起来很困难；太大，奶又会涌出来。如果奶嘴不合适，换上另一个消过毒的奶嘴，再检查奶的流速。

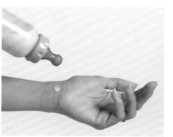

3 倒几滴奶在你手腕的内侧，检测奶的温度——微温为宜。凉奶安全，但婴儿喜欢微温的奶。

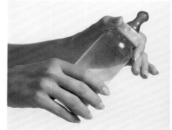

4 将瓶盖松开少许，这样，当你的宝宝吸奶时，空气可进入瓶里，奶嘴不会瘪，奶会不断流出。

喂婴儿吃奶

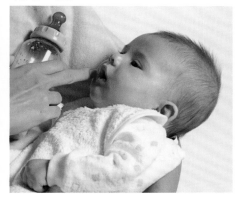

1 摸她靠近你身体一侧的脸颊，她应该会转过头来并张开嘴。如果她没有这样做，在奶嘴上滴几滴奶，去接触她的嘴唇，让她尝到奶的味道。

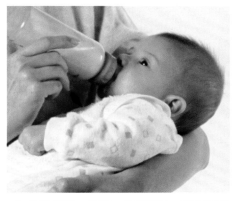

2 拿稳奶瓶，这样，她吮吸时，就不至于拉动奶瓶；奶瓶要倾斜着拿，使奶嘴充满奶而不是空气。如果奶嘴瘪下去，在婴儿嘴里转动一下奶瓶，让空气再进入瓶中。

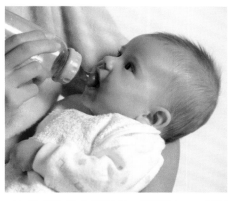

3 当你的婴儿已喝完一瓶奶时，一定要拿出奶瓶。如果她想吮吸，给她吮吸你的干净的小指，很快她就会让你明白她是否还需要多吃点奶。

如果婴儿不让拿走奶瓶

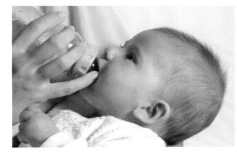

如果吮吸完奶之后，你的婴儿还是不让你拿走奶瓶，可用你的小指沿着奶嘴放入婴儿的口中。

喂奶时睡着了

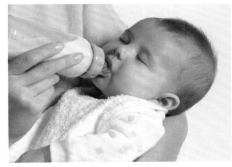

如果喂奶时，婴儿打瞌睡了，可能她肠中有气，使她感到饱了。让她坐直，帮她排几分钟气，然后再给她进食。

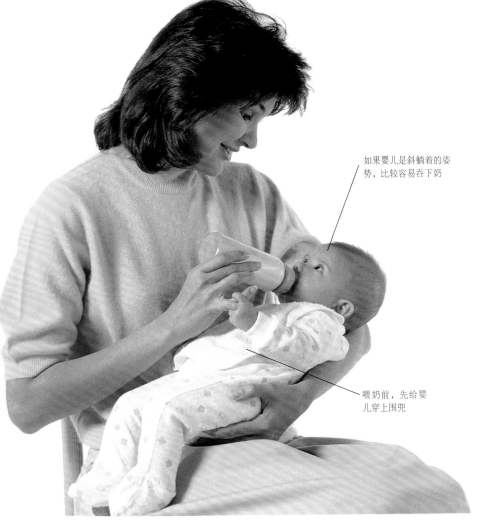

如果婴儿是斜躺着的姿势，比较容易吞下奶

喂奶前，先给婴儿穿上围兜

逐渐改吃固体食物

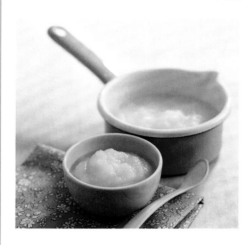

从 6个月起，你的婴儿可以尝试吃一些固体食物了。你可能会发现，即使喂了足够多的奶之后，她似乎还是饿，每天甚至需要多喂一次。在她每次进食时，逐步地增加固体食物的分量，直到1岁以后的某个时间，她不再需要通过母乳或是牛奶来获取营养了。尽你所能，引导她尽量多吃些以前未吃过的食物，这样能让她习惯不同的饮食，对不熟悉的味道或性质不同的食物不会抗拒，当她长大时，也可帮助她避免偏食的毛病。由她自己的食欲决定她吃多少，不要强迫她吃，要让她吃得开心，进餐时间是家庭生活的重要部分，并不只是吃饭的时间。如果从小就让你的婴儿一起进餐，有助于她学习必要的社交技巧，鼓励她加入此类活动。

最初进食固体食物时所需的物品

你的宝宝最初试吃时，所需的物品仅仅是干净的塑胶匙、碗及围兜。很快就需准备饮水的大杯子。一旦她能坐稳了，要给她一张高脚椅子。这些物品无须消毒，你只要在很热的水中彻底把它们洗干净，冲干净，晾干，用厨房纸巾抹干(只要你的婴儿用奶瓶吃奶，就必须对奶瓶消毒)。

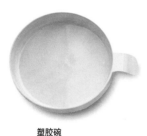

塑胶碗

试吃时的塑胶匙

食物搅拌器

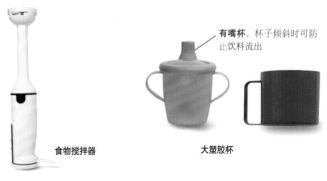

有嘴杯，杯子倾斜时可防止饮料流出

大塑胶杯

防洒碗

一些塑料饭碗带有吸力圈，能将它们牢牢固定在桌子上或吃饭时所用的高脚椅子的托盘上。这是非常有用的，因为当你的婴儿刚刚开始自己吃饭时，将不可避免地会把饭碗和食物一起掉到地板上。

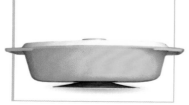

围兜

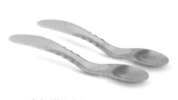

有塑胶衬里的毛巾布围兜
这是适合几个月大的婴儿使用的最好的围兜，塑胶衬里及两边的带子使孩子的衣服受到很好的保护。

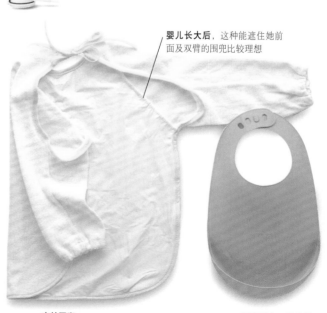

婴儿长大后，这种能遮住她前面及双臂的围兜比较理想

有袖围兜

塑胶围兜，能兜住面包屑

椅子

高椅

你的婴儿在6个月左右时或能坐稳之后，就需要一张高椅。要用安全带把她绑在高椅上而且决不要让她处于无人监管的状态。把椅子放在一块塑胶垫上以防止地板打滑。家庭进餐时，把高椅放在餐桌旁，让孩子和家人一起进餐。

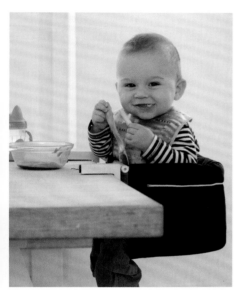

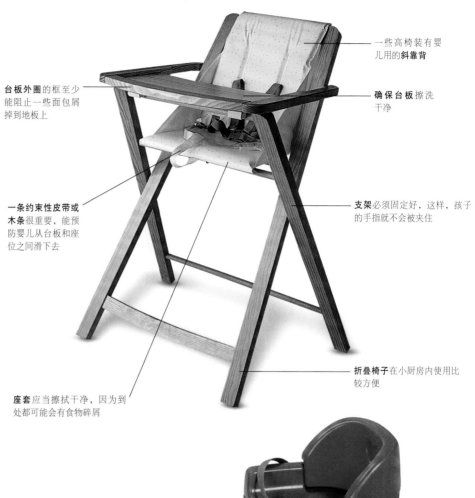

一些高椅装有婴儿用的**斜靠背**

台板外圈的框至少能阻止一些面包屑掉到地板上

确保台板擦洗干净

一条约束性皮带或木条很重要，能预防婴儿从台板和座位之间滑下去

支架必须固定好，这样，孩子的手指就不会被夹住

座套应当擦拭干净，因为到处都可能会有食物碎屑

折叠椅子在小厨房内使用比较方便

带固定装置的椅子

当你不在孩子身边时，这种能夹紧在餐桌上的椅子是很方便的。但是要仔细按照制造商的说明去做，因为有一些桌子不能用这种椅子。注意要使用安全带。

辅助椅

你的孩子18个月至2岁左右时，你可用安全带把一张辅助椅绑到普通的椅子上，使孩子达到适应桌子的高度。使用时可调节其高度。孩子坐辅助椅比坐一般椅垫安全。

为什么不能急于给婴儿喂固体食物？

过去经常在婴儿很小的时候就喂食浓浆状食物，但现在我们知道小婴儿的消化系统还不能消化固体食物，他们的胆和肾脏可以消化配方奶或母乳，但也不能太多。如果你等到婴儿至少6个月以后再开始喂固体食物，发生各种过敏、消化不良、便秘、腹泻的可能性就会减少。太小的婴儿不会把嘴里的食物从前往后送，由于大脑的控制力较差，他们很难找到一个能够吃到并轻松吞咽半固态食物的姿势。

到6个月的时候，大多数婴儿可以坐在椅子上，能够吃用勺子喂给他们的食物。他们可能只长出了1—2颗牙齿，但是牙龈很硬，可以咀嚼。7个月大的婴儿就会扭过脸去来表示他已经吃饱了。

食物口味和偏好

食物的味道和口感与母乳或配方奶是不同的，一口一口地吃不如持续地流入。如果你的孩子一开始就拒绝一种食物或是将其吐出，不用担心，就让孩子玩弄他的食物吧。等孩子一长出牙齿，就给他那些他自己能拿得住的手指状的食物，这样可以鼓励你的孩子去尝试这种奇怪的新的进食方式。

适合婴儿的食物

给婴儿吃的最好食物是你自己准备与烹调的新鲜食物。

质地　开始给婴儿吃的食物，以她能适当接受为宜。在她的尿布里偶然看到大块的食物，是正常的现象。但是，如果时常出现，就要将食物再磨碎些，连续几星期这样做。开水、人乳、牛乳、肉汤(如果未加盐)、水果汁或酸奶酪(6个月以后)，都可用来加入制成浓汁的、磨碎或捣碎的食物中，使其滋润。婴儿的食物滋润，她较易吞下。

温度　食物总是要冷却至微温，才给婴儿吃。

新的食物　凡是婴儿未吃过的新食物都要单独喂，而且24小时后才可再吃，以便观察孩子的反应。如果吃后出现腹泻、恶心或皮疹等情形，几个月内都不要再给她吃。

调味　不要用任何调味品。盐能损害稚嫩的肾脏，而且婴儿也不在乎味道淡。

不宜的食物　婴儿至少4个月大以前，应避免吃咸的、高脂肪的、加工的或者加有香料的食物，因此，意大利蒜肠(沙乐美肠)、腌熏猪肉、咸鱼、牛奶、奶油与印度式烧烤食物对婴儿都不合适。

第一食物（6个月）

质地　半流质的浓汤，味淡，无硬渣，不成团。

制作

- 剔除水果的皮、果核，豆荚的筋等。
- 烹调：蒸或煮烂，过滤成浓汁或成糊状。

其他合适的食物　豌豆，煮得很烂的青豆，花椰菜。

7—8个月

质地　食物切碎或捣碎后，加入液体食物或酸乳酪，呈乳酪状质地。现在可以给婴儿自己用手拿着吃的食品。

水果、蔬菜的制作

- 削皮，去果核、菜筋。
- 煮烂成浓汁或捣碎。

肉、鱼的制作

- 去掉脂肪与皮。
- 烹调：烤或煮。
- 去骨剁碎。

其他合适的食物

动物肝脏，谷类加工的食物。

不宜的食物

饼干、糕点、雪糕、饼类、煎炸的东西。

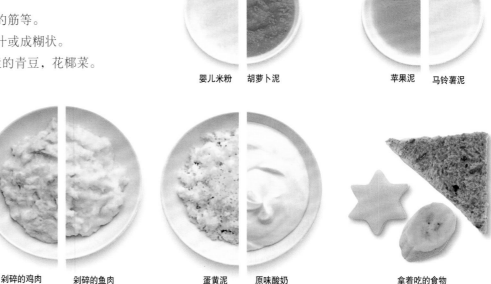

婴儿米粉　胡萝卜泥　　　苹果泥　马铃薯泥

剁碎的鸡肉　剁碎的鱼肉　　蛋黄泥　原味酸奶　　　拿着吃的食物

如何储存婴儿的食物

制作一批蔬菜浓汤并冷藏起来，就可以随时很方便地为婴儿提供家庭自制的有营养的食物。果泥和蔬菜分开盛进碗内，放入冷水中快速冷却。把食物泥倒进制作冰块的托盘里，用塑料膜包好，冷冻。冻好以后，从托盘里倒出成块的食物泥，放入冰箱保鲜袋里。每个袋子放入一种食物，标上食物名称和日期，存放不要超过1个月。

在饭前半个小时，取出一些食物泥块放在碗里解冻——开始时一两块就足够了。将碗放进热水里给食物泥加热，然后倒入婴儿的碗中。

你可以把给婴儿准备好的食物在冰箱内存放将近24个小时，首先要盖好。如果你是从容器中直接去取食物喂给婴儿，等你喂完后，把那些她的小勺接触过的食物全都扔掉，包括购买的婴儿食品。

8—9个月

质地　现在要让婴儿吃比较大块的食物了，食物可切成片或块，而不再捣碎了。给孩子大量可以用手拿着吃的食物，提高他吃东西的技巧。

水果、蔬菜的制作
- 削皮，去果核、菜筋。
- 如果生吃，切片或条。
- 如果熟吃，可剁碎或捣成糊状，也可以切块。

肉、鱼的制作
- 剪掉脂肪与皮。
- 烤、炖或煮。去骨切块。

其他合适的食物
　烤面包片（吐司），牛、羊肉，自家烹调的菜肴（烹调时不加盐）。

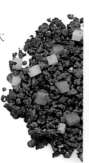 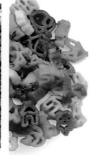 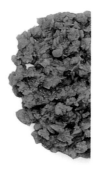 

剁碎的瘦牛肉或小　面粉制品　　　　扁豆泥　　糙米
块羊肉

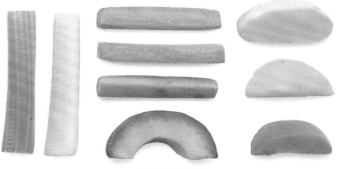

用手拿着吃的食物

10—12个月

质地　几乎可以吃家人所吃的任何东西了。但烹调时，仍然不要加盐。

水果、蔬菜的制作
- 仔细削皮。去果核、菜筋等。
- 如果熟吃，可能的话，最好是用蒸的方法。

肉、鱼的制作
- 剪去脂肪及皮。
- 烤、炖或煮熟切块。

其他合适的食物
- 肉（煮烂），味道较浓的绿色蔬菜，如：花椰菜、青辣椒、番茄（先去皮）。

不宜的食物
　加有香料、肥腻或咸的食物，甜品、水果汁、未经消毒的软奶酪。

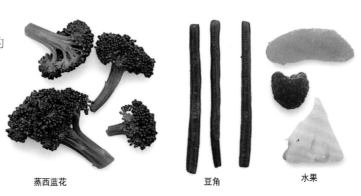

蒸西蓝花　　　　　　豆角　　　　水果

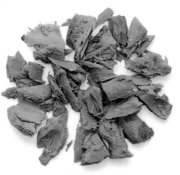

罐头金枪鱼

养成喝水的习惯

　　许多孩子从不喝白水，而以果汁或者浓缩果汁来代替，从这些饮料中，他们得到了大量能量，而这些能量原本是作为日常能量需求的第三位，不是首位，这就影响了他们的食欲，而且也没有给予他们真正的营养。如果这些饮料很甜，也会导致孩子的牙齿发育迟缓。在两顿饭之间，当孩子口渴的时候，给他们喝水，他们就不会养成"喝果汁的习惯"了。可乐和相似的汽水对你的孩子都不适合，并且它们都不是真正的"食用"软饮料，它们都含有高含量的人造甜味剂。

铁和维生素

　　确保你的孩子得到他所需营养的最好方式是给他广泛的食物。他出生时所储存在他体内的铁在他6个月左右的时候就会基本消耗光。良好的铁的来源包括红色肉类、肝脏、干果、早餐麦片、蛋黄、扁豆和绿色蔬菜（比如豌豆和菠菜）。如果你的孩子吃富含维生素C的食物（广泛地存在于蔬菜和水果之中），他就能在同时更好地吸收铁。不要给他喝茶，否则将减少他从食物中摄取的铁的数量。

注意

　　不要给学龄前儿童整粒果仁，尤其是花生，容易吸入气管，引起窒息；小的果仁碎块也可能严重刺激小儿的肺。

开始最初的试吃

6个月左右的时候，你的婴儿可以尝试吃一小点儿固体食物了。如果她看起来只喜欢吃奶的话就慢慢来。记住，在最初的几个星期，只需用勺子给她喂少许的固体食物，让她对固体食物有些印象，仍由乳汁供给她所需要的全部营养。开始时，在早餐或午餐时试吃，避免在下午茶时间试吃，因为试吃的食物可能使她不适而哭闹，使你晚上都睡不好。如果你以试吃的食物部分消除她的饥饿，她会更合作，即在正常喂奶喂至一半时，给她1匙的婴儿饭或水果泥。整个过程可能需要1小时这么长的时间。

先喂奶

坐姿要舒服，装着婴儿食物的碗要顺手可以拿到。给婴儿戴上围兜，喂她吃平常一半量的奶：让她吃光一边乳房的乳汁，或喝完奶瓶一半的奶。帮她排气。未来几个月里，她需要继续吃奶。

宝宝的消化系统正处于发育阶段，因此添加约一汤勺量的婴儿食物也许是合适的，比如，用足够的奶水或微温的代乳品把它调到一个合适的浓稠度。6个月大的宝宝一般可以消化更浓稠些的食物。

市售婴儿食品

瓶装、罐装等包装的婴儿食品很有用，尤其当你不在家或匆忙时更有用。如果婴儿的食物中保持最小量的市售婴儿食品，她的情况将更好，因为这些食品没什么味道，性质差不多一样，而家制的食品性质与味道多种多样。如果你想贮存一些市售食品，不要买那些标明有糖、葡萄糖、蔗糖或盐等成分的食品或把水列为首条的食品——这意味着水是最主要的成分，因此，该食品可能不如家制的同样食品有营养。要经常检查市售食品的有效日期及包装情况。

你需要的东西

▲ 围兜
▲ 小塑胶碗或鸡蛋杯
▲ 小塑胶匙
▲ 约一匙的新鲜苹果泥或梨泥，或婴儿米糊
▲ 湿纸巾或面巾

给婴儿试吃

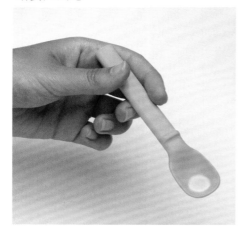

1 铲取一点儿食物在她的小勺子中，仅仅足够铺到勺尖。起初，她或许只能吃一茶勺。你可以给她多一点儿，当她失去兴趣的时候，最好和她喝剩的奶一起喂给她。

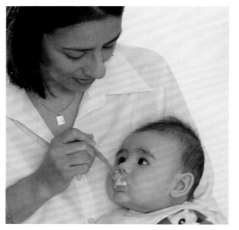

2 首先，尽量让她坐在一个高椅子上，如果她反抗，就把她抱在你的膝盖上，把勺子放在宝宝的上下唇之间，以便她能把食物吮吸走。不要把勺子送进她的嘴里，当她感觉到舌头后有食物时，她会呕吐。开始时，她会惊讶于食物的味道以及食物带给她的感觉。因此，你要对她耐心点，对她说些鼓励的话语。

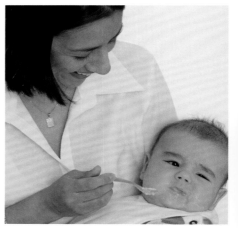

3 她会迅速发现自己正在享受这种新的经历。如果她把食物吐出来，你就擦掉它，然后再把勺放在她上下唇之间。等她已吃完一茶匙量的果泥或菜泥或其他婴儿食物时，擦干净她的嘴和下巴，再继续给她喂奶。

婴儿的营养需求

如何平衡母乳和固体食物或牛奶和固体食物在很大程度上取决于婴儿的性情和你自己的生活方式，最重要的是不要着急，下表是你可以采用的一种喂养方式，假定从婴儿6个月时开始。向你的医生咨询开始喂固体食物的最佳时间。记住，如果你是自己哺乳，你的乳汁生产需要逐渐减弱，每天先减一餐母乳，以后每隔至少3天再减一餐。如果孩子不喜欢某种食物可能是因为不喜欢它的味道——和成人一样，婴儿也厌恶一些食物。

断奶各个阶段指南

阶段／年龄	做法	饮品	饭食与奶				
			清晨	早餐	午餐	下午茶	睡前
第1、2周 6个月（年龄仅供参考）	午餐时间，奶喂至中途时，喂婴儿小量婴儿米糊或水果泥或菜泥。同样的食物喂3天，让她习惯。	如人工喂养，偶尔给婴儿喝凉开水。	■	■	■ ▦	■	■
第3、4周 6个半月	早餐时在喂奶中途加入固体食物，如婴儿米糊或其他无麸质谷类食物；午餐时的固体食物增至3—4茶匙。	将凉开水或稀果汁装在奶瓶中喂她，如果她不喝，也不用担心。	■	■ ▦	■ ▦	■	■
第5、6周 7个月	下午茶时于喂奶中途加入固体食物。几天后，午餐时加入两道固体食物：蔬菜泥与水果泥每样2—3茶匙。	开始使用训练杯子，但是还不能指望她会用它喝水——这只是玩具。	■ ▦	■ ▦	■ ▦	■ ▦	■
第7、8周 7个半月	午餐时，先喂固体食物，然后喂奶至饱。下午茶时可加两道固体食物，如三明治及香蕉。早餐与下午茶仍先喂奶。现在每餐她可吃5—6茶匙的固体食物。	可以开始让她用杯子喝水，但是喝时要帮她拿杯子。	■ ▦	■ ▦	▦ ■	■ ▦	■
第9、10周 8个月	吃完午餐的固体食物后，让她用杯子喝奶，而不再用奶瓶喂。几天后，午餐不给奶，下午茶时先给固体食物。	每餐让婴儿喝杯子里的奶，其他时间喝凉开水或稀果汁。	■ ▦	■ ▦	▦ ■	■ ▦	■
第11、12周 8个半月	下午茶后让她从杯子里喝奶，代替奶瓶喂奶。你可发现，现在她吃完固体的早餐食物之后，常常拒绝再喝奶了。	同第9周、第10周。		▦ ■	▦	▦ ■	■
第13周以后 9个月	早餐前给婴儿喝饮品而不喝奶：现在，她一天有3餐饭食，再加奶粉作为饮品。自9个月后，她可以喝新鲜牛奶了。	同上。现在，你的婴儿可能自己能用杯子了。		▦	▦	▦	■

注解：

■ 奶　　　▦ 固体食物

让婴儿学习自己吃饭

你的宝宝在能熟练地进食以前许久就会喜欢自己进食，尽管她会搞得乱七八糟——你要有所准备，她会把食物搞到脸上、衣服上、头发里以及地上，还会把吃饭的时间拖长许多。但你还是要鼓励她，因为这是她走向独立的第一步。轻松地对待每一餐——如果你的宝宝发现吃饭很有意思而且吃得津津有味，将来在控制她的食物与进食方面，就不会碰到麻烦。

7个月时

到7个月时，婴儿决心努力自己进食，但是她的动作还不能完全把需要的食物顺利地送进嘴里。你动手喂，但不要阻止婴儿弄食物。婴儿把食物涂到脸上，搞得乱七八糟，但是这是学会自己进食的第一步。吃完后，拿一块干净面巾替婴儿擦脸，还要给予大量不同类型的可以拿着吃的食品，拿着吃容易对付，能增加信心，使动作更灵巧。

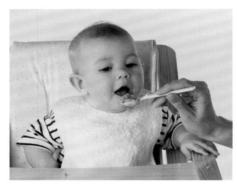

1 开始吃饭时，婴儿感到肚子饿，所以要将饭碗拿得离婴儿远些，用匙喂食。

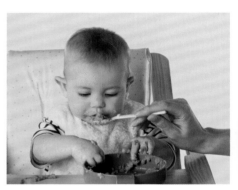

2 喂了一会儿，已不觉饿时，就让婴儿自己也吃，但是你仍继续喂食。

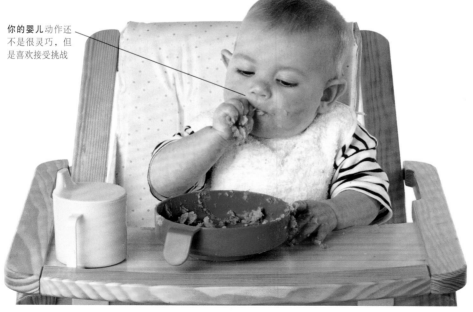

你的婴儿动作还不是很灵巧，但是喜欢接受挑战

3 婴儿把手伸进碗中，抓起饭送入口中，全神贯注，表现得很是满足。你用匙喂食，婴儿便失去兴趣。如果她因为不能很快吃进食物，受到挫折，又感到很饿，婴儿可能会哭，会扭动不安，这样，就再喂几匙。要是她饱了，就让其练习吃饭技巧。对她来说，感到"我自己能吃"是很重要的。何时吃饱，婴儿是知道的。

两点提示

如果她抢着拿羹匙，你要用两只羹匙喂饭，一只羹匙装好食物，放在碗里，让她拿走；另一只准备着，当她的那只羹匙在往嘴里送的过程中打翻时，立即把另一只羹匙装上食物送入她口中，再装满她的那只羹匙，使她可以再试。

手边准备几只干净的羹匙，当她的那只羹匙掉到地上时换用。

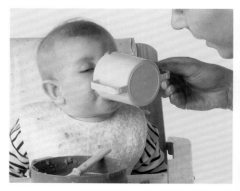

4 固体食物可能使婴儿感到口渴，因此给她喝用奶粉冲成的奶，帮她倾侧杯子——她自己还不能拿杯子。9个月起，开始给她新鲜牛奶。

问与答

"我应该给他吃多少?"

让你的婴儿决定每餐他要吃多少,6个月大时,先给他不超过4汤匙的食物,如果他吃光,再给他一点儿,开始时给他约2汤匙。有些时候,他会饿得狼吞虎咽般吃东西,有时候又会表现得不想吃东西。如果他的体重正常增长,没有必要担心他吃得不够。

"我的孩子只吃花生酱三明治,我该如何做?"

偏食是很普通的事,通常不会持续几周以上时间。不要停止给他其他东西吃,但是如果他不吃,也不要担心——他的健康不会受到损害,除非偏食超过几周时间。如果你担心他缺少重要的营养素,可以请医生给一些维生素滴剂。

"我应该让他吃他似乎不喜欢的东西吗?"

尊重你的孩子的意见。如果他不喜欢某种食物,不要将该种食物和他所喜欢的东西混在一起给他吃,如果这样做,最后他会两样都不爱吃。可以试着以不同形式给予这种食物:如果他不喜欢蔬菜,他可能会吃生的蔬菜,或煮成汤的菜;如果他总是拒绝吃蒸的鸡蛋,不妨做成牛奶蛋糊——这是一种很好的替换食品。

15个月时

你的孩子将试着用匙或圆头的叉自己进食,很成功,因此,将食物切成块,大小要适合婴儿咬。有时,他可能需要你帮助。

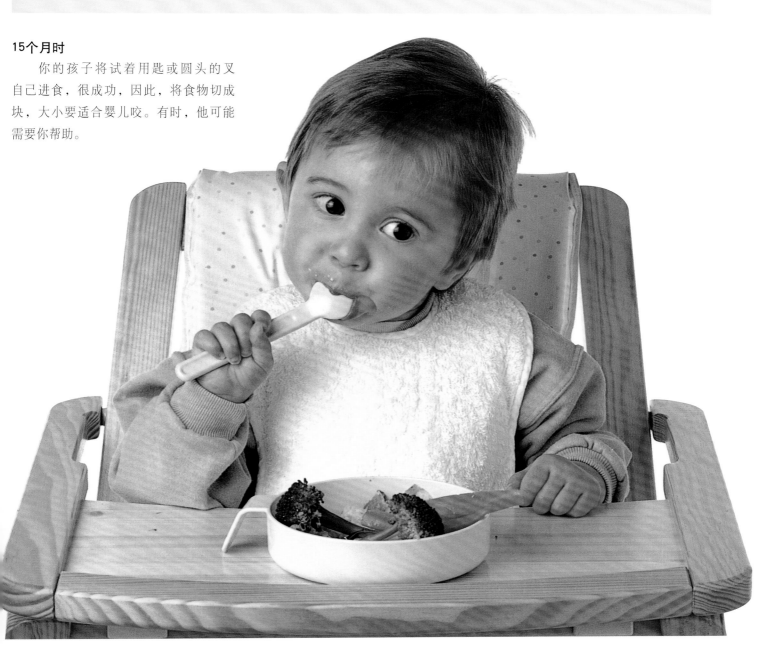

大孩子与饮食

你的孩子到2岁时，将随时可以离开高椅子，和你们一起坐在餐桌边。进餐时间是重要的社交场合，学习如何作为家庭的一员来进餐，是孩子发展其社交能力的重要部分。他吃些什么，也是个重要问题，但是，只要你为孩子提供足够的适当食物，吃不吃由他自己去定。他不会饿了也不吃东西，任何时候他都最清楚他要吃多少。

健康的点心
苹果始终是提供纤维素与维生素的好食物。吃前先洗净或削皮。

避免进餐时出现问题

避免进餐时出现问题的秘诀是你自己对待孩子的态度要轻松而且亲切。一开始，就要让孩子感到吃饭是消除饥饿，令人满足的事。把吃饭的事情演变成意愿的斗争一直是错误的，最终会让你很不舒服，而他下次会更强烈地拒绝进食。正确的做法是你们两个都应正确地对待吃饭问题，吃饭本是让人享受美食的过程。

■ 给你的孩子各种各样的膳食，吃些什么，让他有所选择。他很快就会清楚表明喜欢什么，不喜欢什么。

■ 不要因为孩子不吃某一样东西而惩罚他，也不要因为他吃了某一样东西而给他奖赏。"吃完你的胡萝卜，你就可以玩三轮车。"这样说会使孩子认为胡萝卜一定很难吃，因为要获得奖赏就必须先吃它们。

■ 不要花许多时间特别为孩子准备食物。如果他不吃，你只会加倍生气。

■ 如果他漫不经心地吃，不要催促他，他理应吃得比你慢。如果你吃完了，还想让孩子留在餐桌边继续吃，那么当他慢慢吃时，你也要留在餐桌旁，等他吃完。

■ 如果他不想吃了，不要劝他再吃点。让他自己决定何时他吃够了，他不会饿。如果他正常地成长，那就说明他是吃够了。

合适的膳食

好的膳食的关键是多样化。如果整个星期你为孩子提供许多不同的食物，你就可以充分认为你的孩子正得到他所需要的营养成分。如果他长时间吃某种食物，而不吃其他的，他的膳食就不健康了，如只吃饼干、糕点，或者高度加工的食物，如香肠或预制好的汉堡包。

点心与糖果

两餐之间，常常需要给孩子吃点心，以补充能量。给他吃比饼干更健康而富营养的点心，如一片黑面包、一个苹果、一根胡萝卜或一根香蕉。如果下一顿饭他不是很饿，营养上，他不会损失什么。

糖果是个问题，你可制定规则并加以遵守。不过，完全禁止吃糖果，显然不容易做到，也不现实，禁止他吃，他可能变得更贪吃。但是，糖果除了提供热量外，没有什么营养而且破坏孩子的牙齿。

要控制孩子对甜品的喜好，糖与其他甜味的东西需保持最少量。

■ 大多数进餐时的布丁用水果或不加糖的酸乳酪来做。奶酪也极好，因为奶酪可中和口腔中生成的酸，酸会破坏牙齿的珐琅质。

■ 如果你让孩子吃糖果，尽量在饭后吃，而不要在两餐中间吃。

■ 选择可以很快吃掉的糖果，而不选那些需要吮或嚼很长时间的糖果。

■ 给他稀释的纯果汁而不是果汁饮料，而且只在进餐时给他；其他时间以奶或水作为饮品。

■ 不要用糖果作为奖罚孩子的主要方法。用糖果来奖罚，会使糖果变得对孩子太重要，那样将更难控制。

■ 至少早餐后及睡前，让孩子用含氟的牙膏常规刷牙（见P.144—145）。

改进家庭膳食的做法

■ 以人造奶油与素油代替牛油涂抹面包与烹调。

■ 把牛、羊肉减到最少量：每周吃1—2次就够了。

■ 每周至少烹制3次鸡或鱼。食物要多用蒸、煮或烤的方法来烹制，而不是炸。

■ 采用新鲜食物而非加工的食物。新鲜食物含有更多营养成分，盐与糖较少。

■ 经常买全麸面包及全麸谷类食物。

■ 尽可能生吃蔬菜，或只是稍稍煮一下。任何一种烹调方法都会破坏营养成分，蒸的方法最好。

婴儿的哭闹

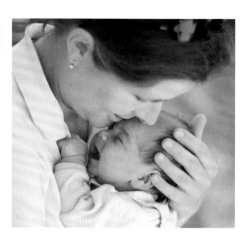

婴儿直到大约3个月会越来越注意到身边的世界，在他醒来的大多数时间他都会哭闹。你的直觉便是抱起他，抚慰他，你无须担心这样做是娇纵他或促使他哭得更多。你的婴儿需要知道你可以是他的依靠。然而，他不断哭喊也会使你在精神上疲惫不堪。如果你觉得婴儿哭得厉害，使你几乎要失去耐性了，你可带孩子去保健顾问处寻求帮助，那儿可以向你提供一些意见，你也可以向其他母亲请教，吸取一些她们的经验，她们能帮你找些办法对付。

安抚婴儿的方法

重要的是，当婴儿啼哭时，你要马上有反应，但不要紧张，显得十分着急，也不要不理他而让他哭下去，那样会使他哭得更厉害。如果你的宝宝有不明原因的哭闹，你可以试着用下面所列的几种方法来安抚他，使他平静下来。但是不要让你的宝宝变得依赖其中的任何一种。无论你感到自己是多么劳累或生气，都不要摇晃孩子。

安抚哭闹婴儿的7种方法

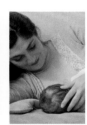

喂奶 第1个月时，饥饿可能是婴儿啼哭的主要原因，喂奶是最有效的安抚婴儿的方法，即使这意味着白天与夜晚都要经常喂奶。如果你的婴儿是人工喂养，而且喂他奶时，他狼吞虎咽，试着在两次喂奶之间的空当，用消毒奶瓶喂他一点儿凉开水，因为他可能口渴。

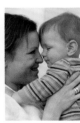

搂抱 要经常搂抱他，搂抱是你的婴儿所需要的充满爱的身体接触，能使他安静下来，停止啼哭。当你直着抱起他，让他靠在你的肩膀上或者面向你的手臂（见P.83）时他便安静了，他可能是因为肠中有气而哭起来。如果他是因为被亲戚朋友抱来抱去而哭，可能他只需要熟悉的爸爸或妈妈安静地抱一会儿。

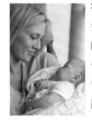

有节奏地摇动 摇晃常常可安抚脾气不好的婴儿，使他入睡。抱在你手上摇他，如果他仍不安静，试着摇快点，每分钟也许要摇60—70次，或者跳快步舞，借换脚使孩子一会儿升高一会儿降低，或许可用背带把他放在你肚子上（见P.85）。如果你有摇椅的话，就在摇椅里摇他，或者把他放在婴儿车（活动床）里来回推，如果你能推他上街走一圈，路面引起的轻微震动，常常可安抚他。

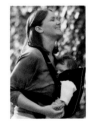

把婴儿包好 用一条围巾或毯子将他牢牢包好，两头折放在他身体下面，形成一个整齐的包，这样会使他舒服，感到安全、稳固。抱起他时可以仍旧包着，直至他似乎快活多了才可解开。把他放下仰睡时，不用解开。如果是因为你对他做了什么事他才哭的，例如，也许他特别不喜欢穿衣服或洗澡，把他包好可能是使他放心及安静下来的最好方法。

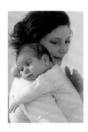

有节奏地拍婴儿 拍他与按摩他的背部或腹部常常能使他安静下来，而且可帮他排气。当你把他放下来换尿布时，你双手的抚摸也常常能安抚他。

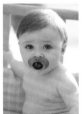

给婴儿一些东西吮吸 吮吸几乎能安慰所有的婴儿。你的干净的小指头像变魔术的道具似的，放入他的口中可神奇地抚慰他，有时还能让他入睡。你如果想尝试给他橡皮安抚奶嘴，用一个扁的配合口型的，每次使用前要消毒（见P.124）。

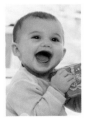

分散婴儿注意力 给一些东西让婴儿注视，可使他忘记他为什么哭。色彩鲜明的图案可以让他着迷：他常常会目不转睛地凝视明信片、墙纸或你的衣服。脸庞与镜子也是分散婴儿注意力的极好的东西。

婴儿哭闹的7个原因

你常常不是真正清楚你的婴儿为什么哭，你做的有些事只能暂时安抚他，并不一定能真正解决问题。如果你用了一些简单的安抚方法，如喂奶及搂抱，以及一些通常能起作用的安抚做法（见前页），都不能成功，那么可能有其他原因。以下列出的是婴儿啼哭的一些原因。

生病

生病可引起婴儿啼哭，此时他的哭声听起来异乎寻常。如果你的婴儿表现出对他来说有些不寻常的症状时，要随时看医生。感冒引起鼻塞可影响他吃奶或吮拇指，因此用这种他惯用的方法不能再安抚他了，即使他不是病得很厉害，医生也会开些滴鼻药水给他滴，使他容易呼吸（见P.196）。

尿布疹或臀部红肿

这种情况会使婴儿哭闹。如果他臀部红肿，拿走他的尿布，彻底洗净臀部，然后暂时不用尿布，只让他躺在一条毛巾或毛巾尿布上。一定要采取措施阻止疹子恶化。

急性腹痛

常称作三月腹痛或傍晚腹痛，其特征是：婴儿于每天的某一时间——通常是下午后一段时间或黄昏——有规律地大声啼哭，难以抚慰。这种模式的尖声啼哭约在3周大时开始出现，持续到12周或14周。啼哭的时间可长达3小时。在婴儿第一次出现难以抚慰的尖声啼哭时就应去看医生。急性腹痛无大碍，但是你可能看不到其他严重的症状而发生误诊。

周围环境

有时周围环境也会使婴儿啼哭。他可能太冷了：婴儿所在的室温应介乎20℃—21℃（68°F—70°F），相当于大人要穿薄外衣的温度。也要避免过热——不要给他盖太多被子。如果他的颈部摸起来是暖而且湿的，他可能是太热了，拿走他的被子，脱掉一些衣服，使他凉快。如果他正出汗，在床单下放一块毛巾，使他更舒服。明亮的灯光也会使他哭：检查床头灯光或者太阳光是不是射到了他的眼睛。

他不喜欢的事

有些事他不喜欢，但又不能不做，而做这些事时他就不断地哭哭啼啼来表示他的不满。穿衣、脱衣、洗澡、滴眼或滴鼻，这些通常都是新生儿所不喜欢的事。你所能做的，便是尽快完成这些事，然后搂抱他，使他安静下来。

你自己的情绪

你自己的情绪也可能是婴儿烦躁的原因。有时到了黄昏，你感到疲劳，也许他发脾气使你恼怒。了解你的婴儿常常会对你的情绪做出反应这一点，有助于你较心平气和地对待他。

无谓的纷扰

无谓的纷扰会使一个烦躁的婴儿哭得更厉害。你们换来换去抱他，无须换尿布时去换尿布，一而再地喂奶，以焦虑的声音谈论他的哭啼，这些都会使他更烦，哭得更厉害。如果无明显原因导致他哭喊，不要继续去寻找原因。他可能只是需要搂抱，便可安静。

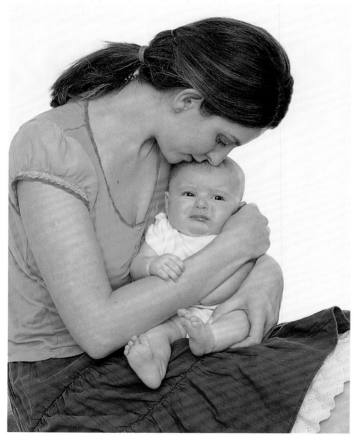

让婴儿情绪平和
轻轻地用手臂上下晃动你的孩子，说话或者唱歌给他们听——大多数的孩子在声音和游戏中能缓和情绪。

对付腹绞痛

如果你的婴儿患有黄昏性腹绞痛，你所能做的便是学会适应他的生活。根据确实无疑的研究证明，这不是病，如果前一页所列出的任何一种方法都没能帮到你，下列的几种方法或许能够帮助你度过这个阶段。

■ 祛风剂是无害的，并且可以让一些孩子得到安慰。不要求助于任何药物。记住腹绞痛是不能治愈的。

■ 如果你是母乳喂养的，试着从你的日常饮食中去掉些乳制品，还有，要避免咖啡因。

■ 如果你是人工喂养的，抗腹绞痛的牛奶是非常有效的。

■ 腹绞痛极少可能是由于牛奶的过敏引起的，向你的健康顾问咨询一些关于改换一种低过敏原的代乳品的意见。

■ 试着在傍晚时节到外面去，把孩子留给你的伴侣照料。

大婴儿的哭闹

　　婴儿3个月后，你可注意到其客观上的变化。现在，对周围发生的事，他知道的比较多了。他对每一件事都有兴趣及反应，不只是对人。他还会经常哭，未来几个月都会如此，但是现在他为什么会哭，你就要考虑一下原因了。

大婴儿哭闹的6个原因

饥饿　这依然是婴儿哭闹的一个明显原因。第一年里，随着他的成长，他越来越好动，而且由吃奶逐渐转向吃饭，两餐之间，他常常会疲乏及脾气不好——他的生活是充满活动的，给他点心与饮品可恢复他的精力，使他又兴高采烈。

焦虑　7—8个月之后，焦虑是婴儿哭闹的一个新原因。因为到了那个时候，婴儿已表现出与你不可分离的密切关系。你是他的"安全保证"，如果他能看见你，他就高兴探索周围的世界；如果你离开他，或他看不见你，他就会哭。对他要有耐心，让他逐渐熟悉新的人及新的情况和环境。

疼痛　随着他活动增多，碰到、撞到其他物体，将是他哭的常见原因。常常是因碰撞受惊使得他哭，而不是受伤，因此，同情地搂抱他和给一件分散注意力的玩具，往往使他很快就忘记疼痛了。

想按照自己的方式办事　这常常是引起冲突及孩子哭闹的原因，尤其是2岁以后。有必要问你自己，是不是你不必要地挫伤了他，或者你在努力维护你自己的主张，但是也不能不理他，有时需要检查他是否安全。如果他气到大发脾气，不要对他喊叫，也不要试图与他讲道理或者以后惩罚他。最好是完全不把这次发脾气当一回事，发作过后，该做什么就做什么（参阅P.176）。

挫败感　当婴儿尝试做一些他力所不能及的事时，是他哭喊的常见原因。这种情况不可能避免，虽然你可以帮他，使他要做的事容易做一些，如把东西放在他拿得到的地方。碰到这种情况时，分散注意力是最好的解决方法：开始一个新游戏或给一个新玩具，他很快就会忘记流泪的事。或者当他去努力做一件事时，帮他一下，但不要完全接过来做。

过度疲劳

　　过度疲劳本身表现为发牢骚、暴躁，最后为哭喊，到1岁末时，孩子的生活充满着新的经历，使得他热情未减，但体力已不支。他需要你帮助他放松到足够的程度，睡好觉。坐在你膝上听故事，安静一段时间可起到作用，每个晚上睡前坚持照例做能令他安静与陶醉的事（见P.124—125），也有帮助。

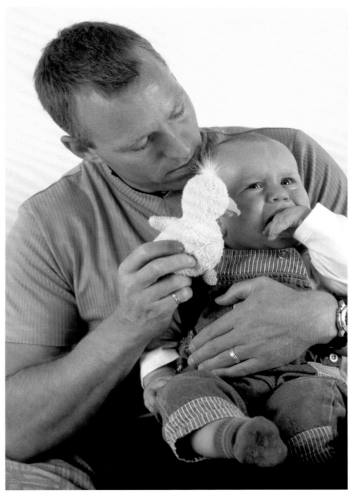

对婴儿哭闹的反应
所有的婴儿都渴望父母的陪伴，当他伤心的时候，把他放在你的腿上，并用他钟爱的玩具来吸引他。

问与答

"我的小家伙每出一个新牙就先哭几天，我能帮他做些什么？"

　　出第一批门牙时不会有什么麻烦，但是在第2年出后面的牙齿时，可引起疼痛。你的孩子可能有几天大量流口水，颊部发红。你可从这几方面帮助他：

■ 用你的小指按摩他的牙龈。

■ 给一些硬的东西让他嚼：胡萝卜就很好，如先放在冰箱里冷冻一下，更有镇静作用。

■ 如果你使用注满了水的出（乳）牙环，先放入冰箱冷却，但不是放入冰格，如让出牙环冻结会引起冻伤。

■ 检查他的较小的玩具有无锐利的边。

■ 避免反复给他吃止痛药或擦出牙药（teething gels）。

婴儿与睡眠

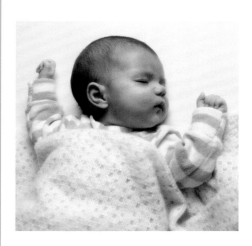

你晚上缺乏睡眠——在她建立起比较符合你的睡眠习惯的规律之前几周，便是你要面对的现实生活。在宝宝3个月以前，她都会一觉睡上三四个钟头。在2岁半以前，宝宝在白天都需要睡上一会儿。从6周起，设法让宝宝建立起规律的就寝时间和午睡时间，并尽量坚持。最好的方法是当她醒着时就让她躺下，这样她很快就会学会自己入睡。

睡眠所需的设施

你买什么类型的床垫给宝宝用来睡觉其实关系不大，只要结实就行。泡沫床垫很合适，它至少能够提供8—10厘米（3—4英寸）的厚度。通风孔是必须要具备的。在宝宝1岁前，把盖在宝宝身上的床单或毯子的脚部末端折好塞在床垫尾部的下方，这样，毯子的顶端就只到小床的中间。让宝宝躺在小床的中间睡，并让她的脚挨近床尾，这样可以阻止她滑到毯子的下面。

睡什么床

摩西睡篮

新生儿睡在摩西睡篮里会比睡在婴儿床上感觉更安全。摩西睡篮也更便于携带，但是，它只适用于开始的几个月，很快孩子会超出睡篮的长度。

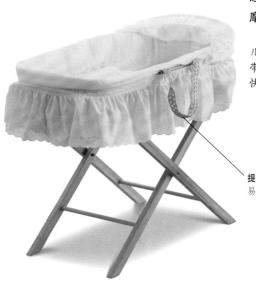

提带使你在婴儿睡着时容易搬动她

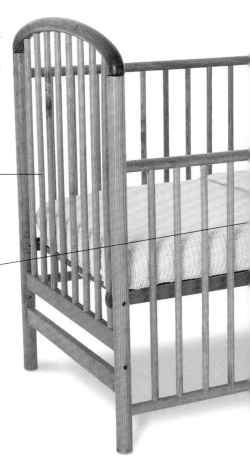

栏杆之间的空隙应该最小不低于2.5厘米（1英寸），最大不超过6厘米（2.5英寸）

大小合适的全棉床单，容易铺放，很舒适

动作传感器

较新型的婴儿动作传感器的监视器是和一块垫片一起放在宝宝的床垫下面的。即使在睡觉时，小宝宝也绝不会完全静止不动的。传感器记录了宝宝最轻微的动作，假如宝宝处于绝对的安静超过了特定时间，报警器就会响。这种装置是值得考虑的，特别是如果你在担心婴儿猝死综合征。这种装置应符合欧洲安全标准。

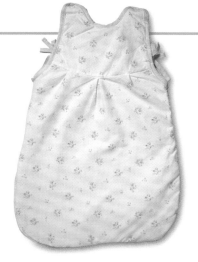

婴儿床上用品

床单和毯子

棉质床单和棉质透气毯子是床上用品的最好选择。棉布是自然透气的织物，可以确保婴儿不会太热。这在婴儿太小，还不能自己踢开被子时尤为重要。

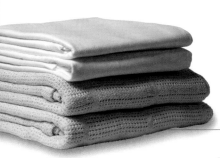

婴儿睡袋

睡袋是穿在睡衣外面的，所以在用睡袋时不能再加盖其他东西。

被子

如果需要，只有1岁以上的婴儿才可以用棉被和羽绒被，因为大孩子在夜间感觉太热时，可以轻易地踢开盖在身上的被子。

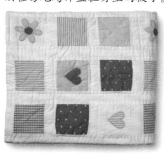

婴儿床的玩具

可动玩具悬于小床上方，婴儿刚好抓不到。有颜色的机动玩具会把她逗笑，使她发生兴趣。

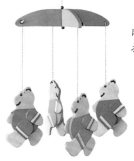

泰迪熊

在最初的12个月里，柔软的玩具应该放在婴儿床的外面。

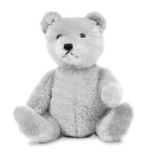

婴儿房

■ 保持房间温暖，理想的温度是16℃—20℃（61°F—68°F）。这个温度下，盖一条折成双层的透气毛毯就足够了。

■ 装一个调光开关或夜灯，这样，当他睡着时，你去查看，就不会骚扰他。

■ 婴儿房里最好安装一个警报器。需选一种适合各种插座的类型，这样无论你在哪儿，都可听到婴儿的声音。

完全遵循说明，购买大小合适的床褥，四周整齐地铺好，这样，婴儿的脸或头就不会被绊住

婴儿床

你的婴儿大概从3个月大时开始睡婴儿床，直到3岁左右。因此值得买一张坚固的、做工很好的婴儿床。安全是最重要的。应该选择一张符合安全标准的婴儿床。

婴儿监视器

婴儿监视器有两部分，一部分是放在婴儿附近，而另一部分是放在任何注意婴儿动静的人身上。一个扩声器意味着你可以坐在房间的任何一个角落，就能知道你的婴儿有没有哭泣。许多监视器具有一些附加的功能，比如说调节在父母房间的音量，调节夜灯，并且关掉数字温度显示。调节范围可从75米（68英尺）到300米（275英尺），因此这时即

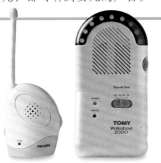

使坐在后花园中，也能得知婴儿的情况。对于婴儿用设备，要采用具有欧洲安全标准标志的设备，这表明此设备是符合安全要求的。

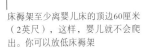

床褥架至少离婴儿床的顶边60厘米（2英尺），这样，婴儿就不会爬出。你可以放低床褥架

白天与夜间的睡眠

刚出生的一段时期，婴儿不分白天黑夜，随时睡觉，但每次只睡一小会儿。下表说明婴儿的睡眠模式怎样形成。随着一个月一个月地长大，她睡觉时间最长的一次，会越来越接近夜间，而且，她醒着的时间增多了，然而，不同的婴儿情况会不同。如果你的婴儿要经过很长时间才能整晚睡觉，你也不用担心。

强调白天与黑夜的不同

从新生儿阶段开始，你在处理婴儿白天与夜间的睡眠上，就要加以明显的区别，帮助你的婴儿了解什么时候是玩的时候，什么时候该睡觉。白天让她睡在活动床、婴儿车或睡篮里。如果你已经用了婴儿床，最好把它留在晚上才用。活动床与婴儿车外出时可拉开遮阳的篷，注意随时罩上防昆虫的帐子，婴儿车要有制动器。在家里，要确保宠物不能进入婴儿所在的房间，但是没有必要为她特别保持安静。婴儿哭时就抱她，并且尽量利用她醒来的时间，帮助她把白天的时间与玩耍及不睡眠联系在一起。

晚上，把你的婴儿包紧，这样，她的肢体活动时不会弄醒她自己；让她睡在她的小床上——如果你已经有了婴儿床。保持房间黑暗。她醒来哭着要吃奶时，抱起她，静静地喂她，尽量少与她说话。她的尿布要湿得厉害或肮脏时才替她更换。她将渐渐明白，夜间吃奶就只是吃奶，不是与他人交流的时间。几个星期过去，她的睡眠模式变得更像你的了。

婴幼儿白天需小睡

约自6个月起，就寝时间在婴儿的一天里，变得越来越重要。如果要她整晚睡觉，那她必须是很疲乏，随时可以入睡。由于她的生活很活跃，白天需要睡些觉，这样才有精力。整个幼儿期都需要继续这样做，但是不要让她睡太长，每次小睡给她2个小时时间（她可能不到2小时就醒），然后唤醒她。如果她睡得太熟，唤醒她，她可能会暴躁及困惑，因此需等较长时间，才开始下一项活动。

问与答

"我的10个月大的孩子早晨6时醒来，不肯再睡，我们可做些什么？"

一早就醒来，可能只是说明你的孩子睡眠已足够。每晚放几样玩具在他的小床上，当他醒来时可玩一会儿。如果他口渴，在一个不会洒出水的杯子里装上饮品，让他喝。当他玩腻玩具而叫你时，给他换尿布，再换一些新玩具放在小床上，可以再让你多睡1小时。

如果一早就醒，已成为常规习惯，你可以试着调整他整天的睡眠时间，使他晚上较晚睡。拉上婴儿房的厚窗帘，这样，早晨的太阳就不会弄醒他。

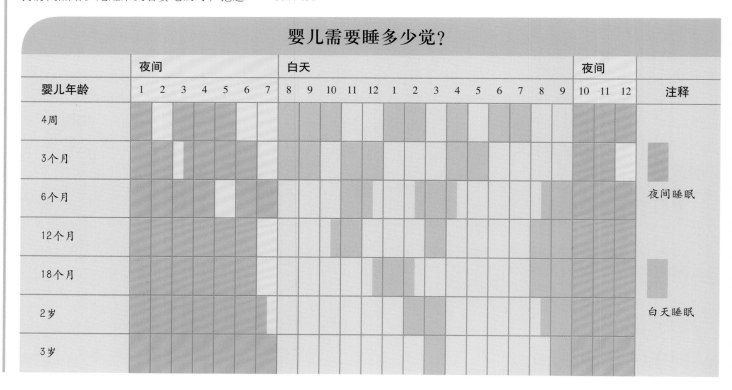

婴儿需要睡多少觉？

婴儿年龄	夜间							白天														夜间			注释
	1	2	3	4	5	6	7	8	9	10	11	12	1	2	3	4	5	6	7	8	9	10	11	12	
4周																									
3个月																									
6个月																									夜间睡眠
12个月																									
18个月																									
2岁																									白天睡眠
3岁																									

保持适宜的温度

当婴儿包裹过多或者过热的时候，婴儿卧床死亡的风险增加，特别是在他发烧或者不舒服的情况下。然而让你的婴儿不受凉也很重要。理想的室温应该在16℃—20℃——一个穿单衣的成人感到舒适的温度。如果在这个温度范围内的房间内，穿着内衣和睡衣的婴儿只需要盖一两层薄毯子。为了避免影响胸部的扩张运动，要从腰部以下包裹婴儿。用毯子紧紧地包着婴儿，阻止他身体的抽动，也帮助他更为容易地安静下来。无论你用什么方法，要确保你的婴儿不会过热或过冷。如果他不舒服，不要给他盖太多毯子或包裹太多，不要让他直接接触装有热水的瓶子、电热毯或者暖气。

睡眠时的安全

▲至少2岁以前，不要让婴儿用枕头睡觉。

▲让婴儿仰睡，医生们认为这是最安全的睡姿。

▲拿走买来床褥时拆下的任何塑胶或聚乙烯包装材料。不要使用塑料床单。

▲不要使婴儿太热或太冷。

▲不要吸烟，让婴儿有一个无烟的环境。

婴儿卧床死亡

每年总有几宗婴儿无故在睡眠中死去的事件。虽然医学界对婴儿卧床死亡（cot death），或称婴儿猝死综合征，至今仍没法解释，但遵守医生提出的一些安全指引（左列）能将危险性降低。

如果你发现婴儿有什么不妥，立即抱他去看医生。

把婴儿放在"脚对底"的位置

把婴儿的脚部放在婴儿床的底部，使他不能扭动自己到毯子下面。将毯子安全地卷到他的肩膀以下，这样他不会拱进毯子里面因而被盖住头。头被毯子意外盖住的婴儿会因太热而有卧床死亡的风险。

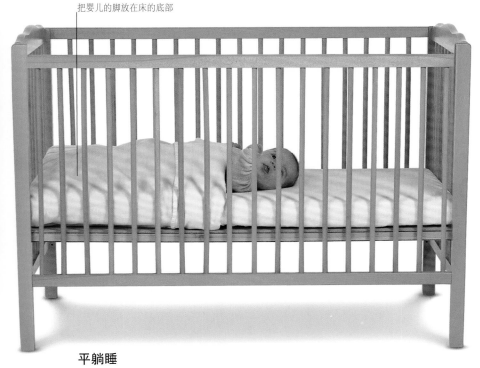

把婴儿的脚放在床的底部

平躺睡

医生们认为最安全的睡觉姿势是让你的婴儿平躺睡，没有证据显示婴儿以这种姿势睡觉会引起呕吐和窒息。

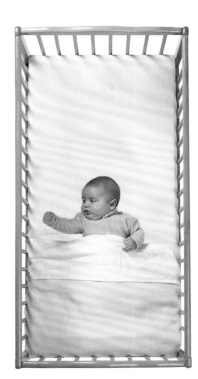

把婴儿放到床上

婴儿通过脸和头部散热来维持正常体温。如果婴儿滑进寝具底下，头和脸被盖住了，就不容易散出热量，要确保将寝具安放好，避免出现这种情况。除非房间内非常冷，否则婴儿在屋里睡觉时不要戴帽子。

睡觉的准备工作

吃饱了的婴儿会满意地入睡，但是也可能很多时候他需要你帮助他放松。当你哄他睡觉时，要冷静、沉着及温和，逗他发痒、发笑及快速猛烈的动作不能帮助他入睡。他需要在你的臂弯里安静一段时间，让他感到安全，有依靠，并且放松下来。

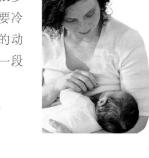

安抚性按摩

有节奏地按摩婴儿的腹部，可以抚慰他，足可让其入睡。不要改变节奏，否则会扰乱他；在他的眼睑闭上之前不要停止按摩。

背带

如果每次你要把他放下时他就醒了，那就试着用背带背着他走动：你身体的活动以及贴着你会使他容易入睡（见P.85）。

摇

把孩子抱在手臂里前后来回摇他，哄他睡觉。你可能必须连续摇一段时间。每次你要把他放到小床上睡时，他可能会醒，但是仍然需要试着放他去睡，这也是检查他是否睡着的方法。

吮吸指头或安抚奶嘴

吮吸东西可使婴儿感到抚慰，你的干净的小指头适合给他吮，一开始他可能吮他自己的指头。如你不介意他吮安抚奶嘴，可用一种自然形的安抚奶嘴，你如不愿意他以后吮安抚奶嘴，可限制他用到3个月时，这么大时他不会怀念安抚奶嘴。

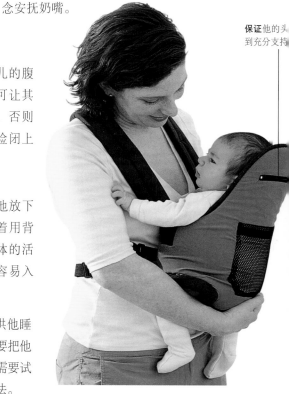

保证他的头得到充分支持

轻柔地摇晃你的婴儿使他安然入睡

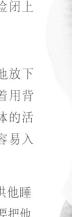

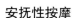

大婴儿临睡前的常规活动

大约自6个月起，婴儿被安排睡觉时会高兴得多——如果每天上床睡觉的整个过程都丝毫不差。婴儿喜欢常规与惯例。自此之后，在陌生环境里，他就不会如此容易入睡了。而且，日常生活的变异，如假期，很容易打乱他的睡眠模式。因此，即使你离家外出，也要尽量遵循平常的惯例。

什么时候睡觉？

孩子睡觉的时间，既要能很好配合你们自己的生活常规，又是你们每天基本上能坚持的时间。确保这个时间能够晚到你们两个都在家时，他才睡觉，但又不能太晚，以致占去你们整个晚上。晚上6—8时之间的任何时候都合适。

睡前的常规活动

1 每晚以同样的方式开始睡觉前的常规活动。理想的做法是洗澡，因为洗澡既有趣又能使人松弛。

2 如果你的婴儿睡前仍需喂奶，在他的房间喂他，这样，对他来说这是一个亲切的、熟悉的地方。

3 把你的婴儿放入婴儿床时，也放些他所喜爱的玩具熊或柔软的玩具及供他搂抱的东西——如果有的话。

4 现在或许你的丈夫已能接手一些事情，因此，你们两个都参与睡前的常规活动。每天睡前半小时始终应保持一样，而且让孩子感到轻松愉快。

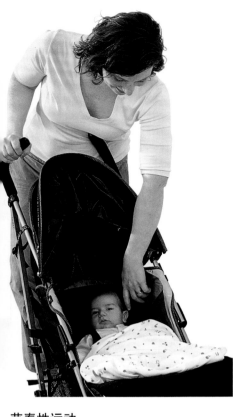

节奏性运动

来回推动婴儿的活动床，常常可以哄他入睡，虽然他可能一直想看着你。当他睡着后，不要把他抱出来放到小床上睡，即使晚上也如此。

坐汽车兜风

如果你感到无计可施，可以尝试把婴儿放在汽车中的婴儿座位上，然后开车在住处四周兜兜风：汽车的运转可能使他自动睡着了。当你回到家时，让他留在座位上，不要动他，连人带座位一起提进屋里。给他盖上毯子，以免他着凉。

其他方法

唱催眠曲：当你前后来回摇婴儿时，一种古老的、哄孩子睡觉的方法便是唱催眠曲。婴儿并不会介意你唱得好不好，成不成调。

放录音带音乐：在婴儿房间里小声地播放柔和轻快的音乐，可帮助他睡得熟些，不易醒来。对入睡困难者，播放录有婴儿在子宫内可能曾经听过的声音的安抚录音带，可以帮助婴儿入睡。

婴儿睡袋

一个睡袋可以让宝宝整夜睡得温暖舒适。它比毯子或被子更实用，也能让你的夜晚更轻松些。睡袋也会降低婴儿猝死综合征的危险。宝宝很快就会把睡觉和放进袋子联系在一起。选择一个无兜帽的睡袋，确保睡袋脖颈处的尺寸要合适，免得宝宝滑进睡袋。一个2.5托格的睡袋适用于大多年龄段的宝宝——当天气变化时，你可以增减宝宝身上穿的衣服。一个小号托格（0.5或1托格）的睡袋更适合用在温暖的夏夜。

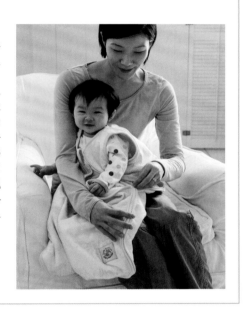

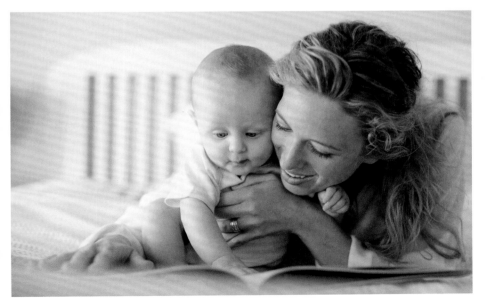

5 读有趣的故事给婴儿听，让他放松，帮助他入睡。如果你觉得他没有注意听，不要放弃。他可能疲乏了，不能如平常那样做出十分有兴趣的反应，但是这并不说明他没在听。

6 放好你的孩子所喜欢的玩具或搂抱的东西，吻他，祝他晚安。把灯光调暗，或打开晚间用灯。不要突然离开，离开之前，在他房间闲逛一会儿。

与宝宝共睡一床

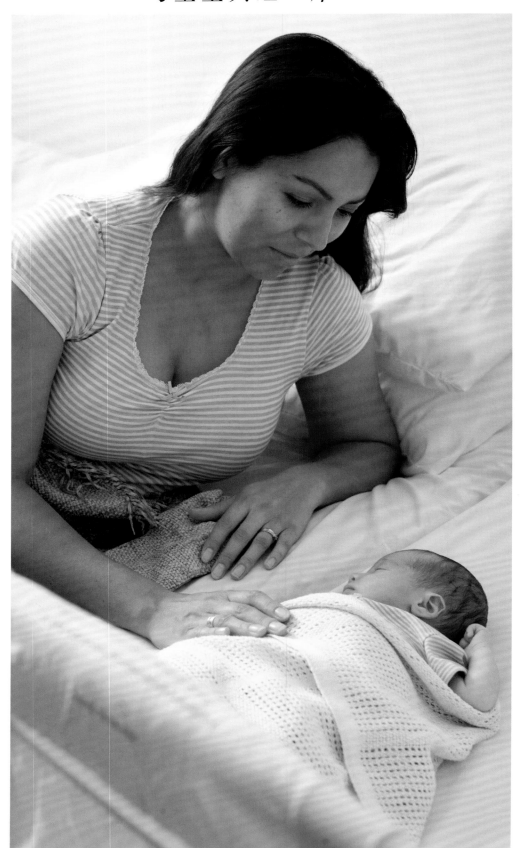

在刚出生的6个月，宝宝睡觉最安全的地方——无论白天还是黑夜——就是在和你共处一室的小婴儿床或小吊床内。如果宝宝不肯在小床上安顿，你可能就很想把他放到你的床上。紧密地贴着你，他更容易入睡。然而，这样做可能会给宝宝养成一个非常难以戒掉的习惯——当有一天你认为他应该睡在自己的小床上时，他会非常抵制。更重要的是，同睡会增加婴儿猝死的危险，除非你采取了非常安全的预防措施。如果你决定要宝宝和你一起睡，一定要好好看看下面方框里给出的安全指导。

安全同睡

■ 如果你或你的伴侣有吸烟、饮酒、吸毒或服用某种使你瞌睡的药物这些情形之一，不要和你的宝宝同睡。

■ 不要把床摆在直接对着家具或墙的位置。

■ 小心不要让宝宝太热。宝宝自身产热足以给他保暖，因此，他仅需薄薄的被子。

■ 不要让同胞兄弟姐妹和一个小他1岁的宝宝共用一张床。

■ 考虑买一个床中床。

克服睡觉问题

建立一个睡觉常规

到了三四个月，大部分宝宝开始每天睡15个小时（其中晚上10小时，其余的时间分成3次白天小睡）。在这个阶段之初，你可能仍然需要在晚上起来一到两次去喂奶，但等宝宝到了6个月，她就完全能够连续地睡上一整晚。不管她将来是否会依靠她现在习得的睡觉习惯和睡觉模式，都要鼓励她这么做。她每天仍需14个小时的睡眠，她可以连续地睡上7个小时之久，以及每天两次1.5—2小时的白天小睡。她不再需要晚上进食。从9个月到1岁，宝宝可以在晚上连续睡上10—12小时，两次白天的小睡，每次1.5小时到2小时。

如果能够让宝宝尽早地建立一个始终如一的就寝常规，你就能够阻止许多将来的睡觉问题的发生（见P.124—125）。从宝宝3个月时，你就要开始去做：

■ 尽你所能地让宝宝保持规律的就寝时间和小睡时间。

■ 晚上，在宝宝犯困之前就把她放在床上，让她躺着入睡，这样，她就不会养成依赖你睡觉的习惯。

■ 帮助她学会如何安抚自己——吸吮自己的拇指，抱一个经常放在她的小床上的、她自己最喜欢的小毯子或一个抱起来很舒服的小玩具。大多数的宝宝都会为自己寻找到这样一个"安慰物"，而且它的确有奇效。然而，一旦最爱物确立了，你就必须准备好一个复制品以方便在就寝时间"安慰物"不见时使用。

■ 给她传递一个洗澡和睡觉有联系的信号。这样会使她在洗澡时很放松并准备睡觉。

夜晚醒来

大多数宝宝，尤其是新生儿，都是在晚上精神。在白天，他们睡觉，醒来吃奶，然后过一小会儿，很快就会满足地又睡着了。然而，在晚上，他们看上去更不易被安抚，醒着的时间长一些，哭闹也比白天频繁。等宝宝几周大时，这种情况会稍有改善。但是如果状况没有得到改善，你就应该试图去重新设定她的生物钟，帮她分辨白天与黑夜的不同。

■ 试图在每天早晨同一时间唤醒她，但尽量让她睡久些，这样你也可以趁机多休息一会儿。

■ 在白天，当她已经睡了4个小时后，即使她看上去好像不饿，你也要试着唤醒她，和她玩玩，陪她说说话。当她在夜晚醒来，把灯调暗些，尽可能保持安静平和。

■ 不要恐慌，也不要改变她的就寝常规，夜晚醒来通常是一个暂时性的问题，往往可以自行解决。

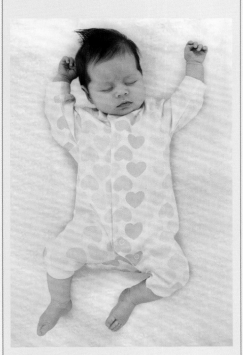

白天睡眠
当她在白天睡觉时，不要拉上窗帘，也不要让周围特别安静。

不安分的宝宝

你会如何处置一个根本就拒绝睡觉或一个在晚上醒了就哄不睡的宝宝？这取决于宝宝的年龄。一个新生儿需要搂抱，而一个初学走路的孩子则需要一个能坚持下来的惯例。如果宝宝到了6个月仍经常醒来，或拒绝去睡觉，你有两个可使用的基本方法（见下面），都试一下，看哪一个对你和你的宝宝效果更好，如果都失败了，你可以采用（像许多父母那样）把她带到你的床上的方法，记住这样做会增加婴儿猝死的危险（见P.123），一个"床中床"（见P.126）或许是最安全的办法。

1. 检查性惯例

如果宝宝在哭，返回她的房间。轻拍她的后背，告诉她一切都好，但现在该睡觉了。不要抱起她或搂着她，态度要温柔但坚决。然后离开。等大约5分钟后再进去探视。如此反复，直到她睡着，可延长两次探视之间的间隔时间，但绝不要让她哭的时间超过15分钟而不回去安慰她。

2. 弹性惯例

不要让宝宝哭，尽量看看是否有明显的原因。安慰她入睡，来回摇晃她或陪她躺下直到她睡着。你可以买些专门给宝宝催眠的音乐CD，或者准备几首特别的歌，把给她唱歌作为睡觉惯例的一部分。

等到了6个月，她可能要开始承受分别的焦虑，会思念你，需要知道你仍然在她的周围。白天让宝宝和你有更多的接触可能会有帮助，比如说，通过喂奶、陪她玩、带她坐吊床等。或者，由于宝宝活泼好动，她可能只是累过头了。试着比平时提早半小时或再早些让她上床睡觉。

婴儿的衣着

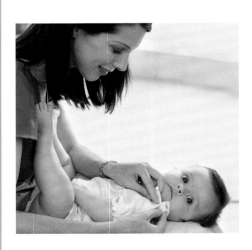

最初几周，你要频繁为你的婴儿穿衣及脱衣。就像经常需要干净的尿布那样，他也经常需要干净的衣服，因此，你需要准备大量最小码的衣服。可以向你的亲友要一些他们已不用的婴儿衣服。当你的孩子开始活泼地学走路时，需要尽可能舒服及尽量无束缚的衣服，此时所需的衣服少得多了。孩子长得很快，为他买昂贵的衣物或最好的衣服及鞋，就没有什么意义了。他的衣服未破，但很快就觉得太小了。最好一次买几件衣服，变小了再换。仔细挑选衣服，最好是易扣易解的，例如装松紧带的裤子，当孩子学习自己穿衣与脱衣时，对他帮助很大。尤其要选择那些容易打理又可以机洗的衣服。保持整齐、清洁不会在孩子的生活中占太重要地位，他其实不担心他的衣着问题，你也不应该担心。

为婴儿购买衣服

小婴儿的服装应该容易穿、可以机洗，如果可能的话，应该是天然纤维的质地。天然纤维使婴儿能更好地调节体温。不要使用任何具有生物学性能的洗衣粉或纤维柔顺剂来洗婴儿衣物，这些东西可刺激他的皮肤。从出生到头6个月，基本的衣物应是一件套头的连衣裤。

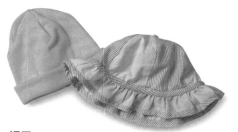

帽子
　　天冷时，婴儿需要一顶帽子来减少头部散发热量。天热时，他需要一顶太阳帽来防晒。

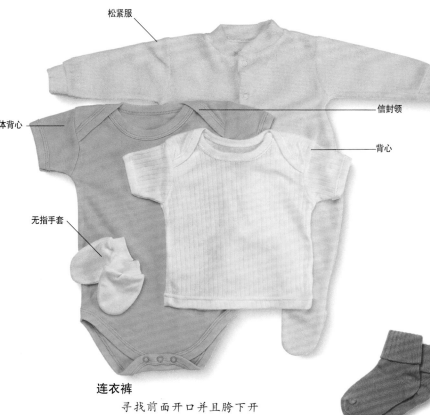

松紧服

信封领

连体背心

背心

无指手套

连衣裤
　　寻找前面开口并且胯下开裆的衣服，这样便于穿在体积较大的尿布外面。领子处开口使婴儿的头易于套进衣服。

开襟羊毛衫
　　不要用马海毛或绒毛，而且编织不要有大的洞，大的洞可能会套住婴儿的指头。

袜子
　　应该是柔软、宽松的，这样婴儿的脚趾不会受约束。

婴儿基本衣着

无论对多大的婴儿来说，衣服都应该是易于穿脱并且能有较大的活动余地。注重实际的话，易洗的衣料是很有必要的，因为衣服脏得非常快。

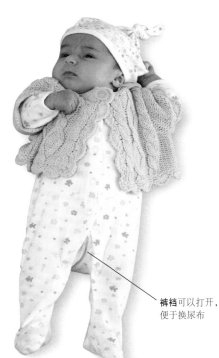

裤裆可以打开，便于换尿布

连身裤

这种似乎永久流行的款式很实用，而且当你的婴儿开始学爬时很耐穿。

纯棉最好

连衣裙

大多数的女婴连衣裙都配有下面的裤子，连裤袜使婴儿的腿部保持温暖。

有松紧带的婴儿布鞋

在婴儿行走前，天冷时适用。布鞋里面应该很宽松。

新生儿需要的基本衣着

开始时准备下列衣着（选60厘米的尺码），然后按照需要再添加。宁可多买些，而不要买少了，否则你要整天洗衣服。你需要：
- 最少要8件连身裤
- 6件背心
- 2件开襟羊毛衫
- 2件睡衣
- 2双袜子
- 毛线鞋或布鞋
- 有带的无指手套
- 太阳帽或毛线帽
- 户外服装（冬天）

牛仔裤看起来不错，也很耐穿

卷边裤

当你的婴儿较小时，稍长的裤子可以卷起边，等她长大点再放下来。

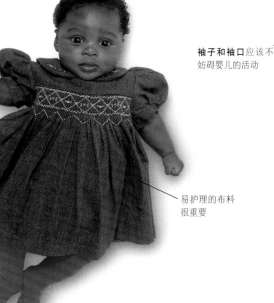

袖子和袖口应该不妨碍婴儿的活动

易护理的布料很重要

户外衣着

你的婴儿在冷空气中应该穿足够暖和的衣服，因为她很容易失去热量。

怎样替婴儿穿衣

穿衣、脱衣时抚摸婴儿柔软的皮肤，是让婴儿认识他自己的身体的极好机会。他可能不喜欢被人穿上衣服，但是你可以用鼻子擦弄他，搂抱他，吻他，与他闲聊，使穿衣变成愉快的事，但是动作要特别温柔。把你所要的衣服放在一起，解开所有开口处。让你的婴儿躺在更衣的垫子上。

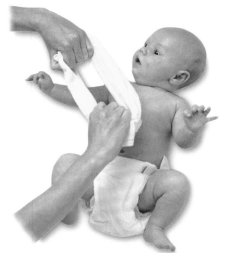

穿内衣

1 内衣的上部面向你，用手将内衣竖起来拉开，衣脚放在婴儿头上。

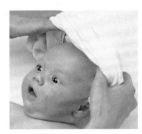

把内衣衣脚放在婴儿头顶

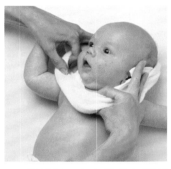

2 迅速地、轻轻地将衣服领口套到婴儿下巴处。衣服尽量收在一起捏住，并且尽量拉开，这样，衣服不会碰到他的脸，使他不快。

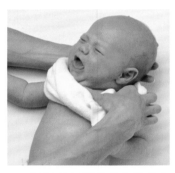

3 轻轻抬起婴儿的头及其上半身，把衣脚拉下，这样衣服在他的肩膀后绕着他的颈部。把他放回垫子上，注意放下时不要震动到他的头，更不要让他的头一下子碰到垫子上。

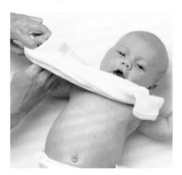

4 如果婴儿的内衣有袖，把你一只手的手指放入第一只袖子，把袖子撑开，然后用另一只手把婴儿的拳头带到你袖中的那只手上。

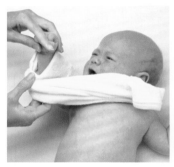

5 用你原来在袖口中的那只手抓住婴儿的手，用另一只手在他的手臂上松开袖子。把衣服往下拉至手臂以下。用同样的方法穿上另一只袖子。注意是拉衣服，而不是拉婴儿。

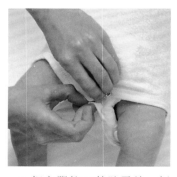

6 把衣服拉至其肚子处。抓住他的双踝抬起下半身，把衣服的背面往下拉。在大腿根处扣好开裆口。

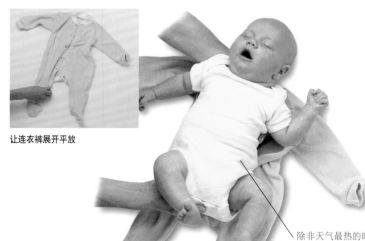

让连衣裤展开平放

穿连衣裤

1 当你把干净的连衣裤在更衣的垫子上展开平放时，抱起你的婴儿。连衣裤的前面向上，所有开口松开。让你的婴儿躺在上面，使他的颈部与连衣裤平行。

除非天气最热的时候，否则，任何情况下都需要在连衣裤内穿背心

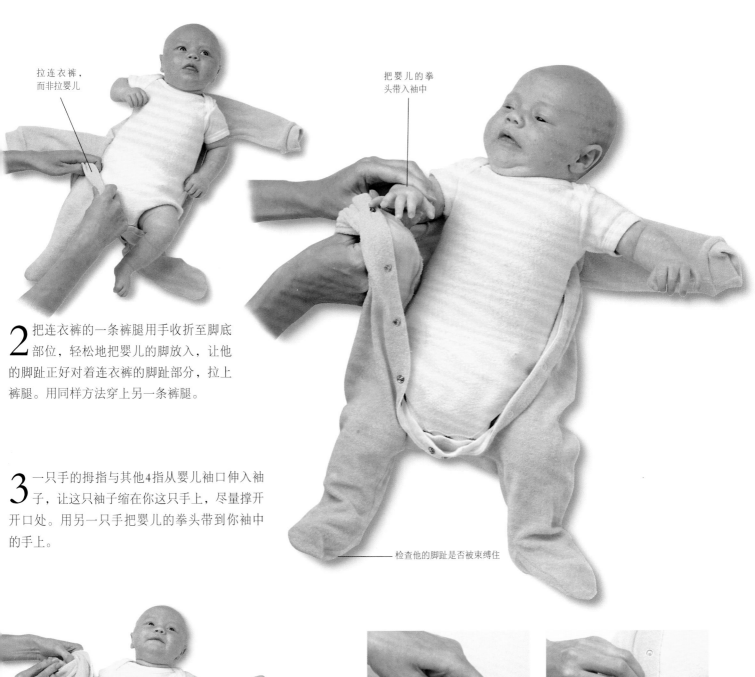

拉连衣裤，
而非拉婴儿

把婴儿的拳
头带入袖中

检查他的脚趾是否被束缚住

2 把连衣裤的一条裤腿用手收折至脚底部位，轻松地把婴儿的脚放入，让他的脚趾正好对着连衣裤的脚趾部分，拉上裤腿。用同样方法穿上另一条裤腿。

3 一只手的拇指与其他4指从婴儿袖口伸入袖子，让这只袖子缩在你这只手上，尽量撑开开口处。用另一只手把婴儿的拳头带到你袖中的手上。

4 把婴儿的手握在你的拇指与其余4指之间，在他的手臂上，松开你手上的袖子，往上拉至其肩膀处。用这种方法，婴儿的手及指甲不会钩住衣服。

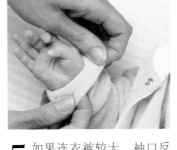

5 如果连衣裤较大，袖口反折，这样他能用他的手探索，了解他自己的身体。

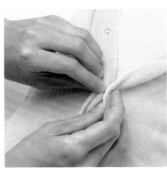

6 扣上所有开口处。从大腿及大腿根处开口扣起，一直往上扣至颈部。

为婴儿脱衣

　　脱衣与穿衣一样应把你的婴儿放在更衣的垫子上。当你为婴儿脱衣服时,皮肤接触到冷空气,可能会使他烦躁不安。因此,用鼻抚摸他的光肚皮,尽量利用这个机会与他肌肤接触。准备一条毛巾,当你替他脱完衣服,用毛巾把他包住,或者是迅速地帮他穿上衣服。

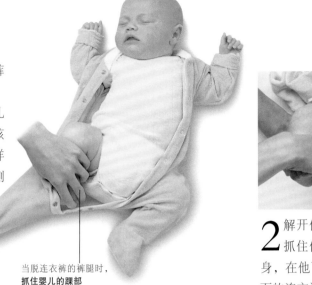

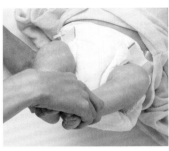

脱掉连衣裤

1 解开连衣裤之开口处。抓住裤腿内婴儿的足踝,脱下该侧裤腿。用同样方法脱下另一侧裤腿。

当脱连衣裤的裤腿时,
抓住婴儿的踝部

2 解开他内衣上的开口处。抓住他两踝,抬起他下半身,在他下面尽量把内衣与外面的连衣裤往上推。

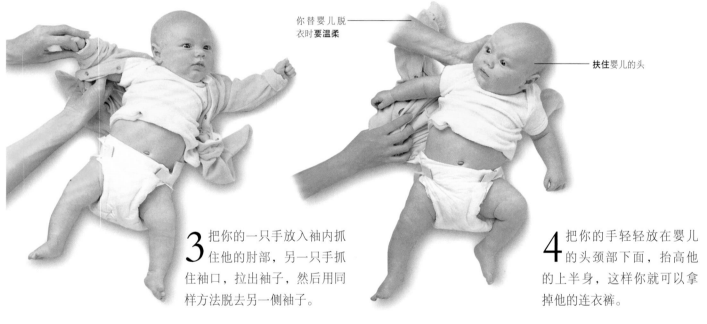

你替婴儿脱——
衣时**要温柔**

扶住婴儿的头

3 把你的一只手放入袖内抓住他的肘部,另一只手抓住袖口,拉出袖子,然后用同样方法脱去另一侧袖子。

4 把你的手轻轻放在婴儿的头颈部下面,抬高他的上半身,这样你就可以拿掉他的连衣裤。

脱内衣

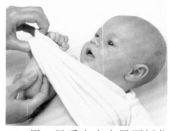

1 用一只手在内衣里面抓住婴儿的肘部,灵活地将衣服移出其拳头。另一侧做法相同。

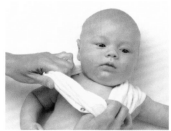

2 把整件内衣收折在你两手之中,这样,当你脱下它时,不会有任何部分碰到婴儿脸上。

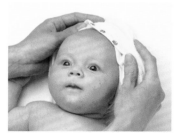

3 把颈部开口处尽量撑大,然后迅速往上,使内衣经其面部退到他头部。

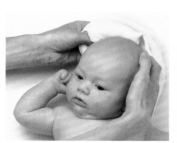

4 把你的手轻轻放在婴儿头颈部下面,抬高他的上半身,这样,你就完全脱下内衣了。

让孩子学会自己穿衣

到大约2岁的时候，你的孩子可能会设法自己脱袜子或T恤；大部分孩子到3岁左右，便开始自己穿衣服。你可以买些孩子自己容易穿的衣服，并尽量让他自己穿，自己脱，以此鼓励他这种新的独立能力。

几点有用的做法

给予充分时间让孩子自己穿衣。如果你自己不必匆忙，孩子慢慢穿衣就不会让你着急。

■把衣服按穿的先后顺序摆好。

■买腰带是松紧带的裤子或裙子。学龄前儿童决不要穿前面开口装上拉链的裤子，拉链可能会剮伤阴茎。

■买纽扣、套扣或按扣较大的衣服。

■教他扣纽扣时从下面往上扣。

■观察他最喜欢动的那一只脚，然后把这只脚的鞋做上记号，这样他就能把这只鞋穿到合适的脚上。

■避免用长开口、装拉链的、带风帽的厚夹克。

■当你必须帮他穿衣时，就玩穿衣游戏，当你突然把衣服套到他的头上时，口中发出"噼！啪！"声，让他觉得有趣。

■一旦他穿好了衣服，就让他穿着，即使衣服已被他弄脏也没有关系。

选鞋

婴儿学走路时，最好是赤脚。赤脚比较容易保持平衡，而且赤脚步行使脚健康。

一旦你的孩子准备走出室外，就需要鞋子，但是即使穿鞋以后，也要尽量让他多赤脚走路。鞋只是保护脚，并不是"支撑"脚，肌肉给了脚所需要的全部支持力量。从专为儿童制鞋的匠人那里买鞋，他们会量小孩的脚的长度及宽度。每3个月量一次。

买新鞋的同时买新袜。太小的袜子和太小的鞋一样可造成脚畸形。

该为孩子买哪种鞋？

如果孩子的脚已经仔细量过，而且鞋的长度与宽度都合适，那么，皮鞋或帆布鞋都可以穿。实际上，你可能发现像软底帆布鞋这些比较便宜的鞋，没有半码及不同宽度的鞋。一般软靴通常也没有半码尺寸，天气潮湿多雨时步行仍需要穿靴子，买较大的尺寸，并配以鞋垫。

避免穿塑胶鞋，塑胶本身不能像皮革那样可适应脚的形状而变化，相反，是让脚本身去适应鞋的形状而发生变化。

买鞋注意事项

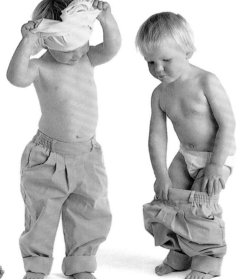

大脚趾与鞋的末端应留有0.5—1.25厘米（1/4—1/2英寸）的余地，不可太大，也不可太小

宽的鞋头很重要，可使脚趾在鞋里面有余地外张

鞋扣应该使脚贴紧鞋，扣环或按扣，小孩子最容易扣

接缝必须光滑，以免摩擦孩子的皮肤

带扣环的丁字鞋　　前面开口的凉鞋

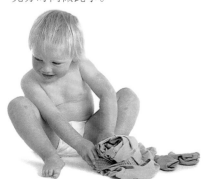

孩子自己脱衣服

2岁大的孩子喜欢挑战自己，爱自己脱衣服。给他充分时间做此事。

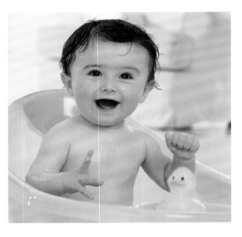

为婴儿洗澡及清洁

照顾新生儿的大量日常工作是保持他的清洁。婴儿的皮肤娇嫩与柔软，即使他本身的生理功能——排汗、排尿与流涎也会刺激他的皮肤，受刺激一段时间后，皮肤就会溃烂。婴儿长大了，给他洗澡的方式需要改变。他可能把食物搞到头发里；用双手探索周围的一切；你替他换尿布时，他可能来帮忙；吃的东西到处乱抹，把自己弄得很脏。因此，从卫生的角度出发，要留意替他洗掉乳汁、食物及尿液、粪便与汗液。你不必每日给婴儿洗澡，可以洗两头（清洁他的脸、手及臀部）或用海绵（或浴巾）擦洗，都足以保持他的清洁，如果你的婴儿更适应这些方法的话。但是十有八九的婴儿很快就会喜欢洗澡，而且洗澡将成为你们日常生活中每天必有的事情。

洗澡与清洗所需的用具

有许多产品的设计使你给婴儿洗起澡来更容易，你只买你真正需要的东西，便可省些钱。但是在洁肤、护肤用品方面就不能省了。成人的洗发水、肥皂、护肤水及护肤膏含太多添加剂及化学物质，对婴儿娇嫩的皮肤不安全，因此，必须确保你购买的这些东西是婴儿专用的。

洗澡用具

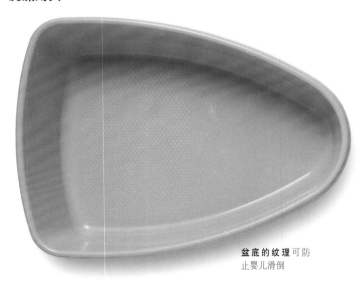

盆底的纹理 可防止婴儿滑倒

婴儿澡盆

在你的婴儿随时可以进入成人的浴缸洗澡（3—6个月大这一段时期）之前，替婴儿洗澡时使用合适的婴儿澡盆，洗起来就方便些。把婴儿澡盆放在工作台上，高度适中，或者放在地板上，用毛巾垫在下面，你在澡盆旁边跪下。如果你买了专用的澡盆架，可以确保澡盆所处的高度正是你所需的高度。

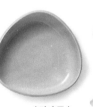

一小碗凉开水

棉花

前6个月时，你需要凉开水及充足的棉花来洗婴儿的眼、耳及脸。

防水的围裙

带有防水衬里的棉布围裙，婴儿感觉起来比PVC柔软。

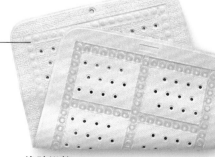

防滑底

橡胶浴垫

一旦你的孩子进入大浴缸洗澡时，一张吸附性的橡胶浴垫是必不可少的东西，以防止婴儿在浴缸底滑倒。小尺寸的橡胶浴垫，也可放入婴儿澡盆内用，有了它，会使你更放心。

婴儿的护肤、洁肤及洁齿用品

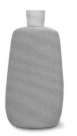
洗澡皂液

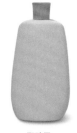
润肤露

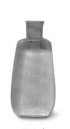
婴儿油

润肤膏

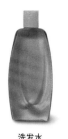
洗发水

肥皂

棉签

婴儿洗澡皂液　是肥皂与洗发水的最好替换品。

婴儿润肤露　用来清洁和滋润尿布区，如果他的皮肤很干燥，会特别有用。

婴儿油　当婴儿的皮肤干燥或呈鳞状时，婴儿油是最好的润肤剂。

婴儿润肤膏　用来替代婴儿油。

婴儿爽身粉　可以吸收婴儿皮肤上残留的湿气，虽然用得太多时，在皮肤皱褶处爽身粉会结成饼而引起刺激。

婴儿洗发水　1周可能需要用一次。

婴儿肥皂　如果你不用洗澡皂液时可用婴儿肥皂。小婴儿要让他坐在你的膝上，全身擦上肥皂，然后放入婴儿澡盆中冲掉肥皂液。记住婴儿的身体很滑，要牢牢抓住他。

棉签　棉签对清洁手指缝与脚趾缝有用，但是决不可以捅进眼睛、耳朵、鼻子或屁股里。

牙膏　要用婴儿和幼儿专用的牙膏。尽量不要让孩子吃牙膏，如果你的孩子吃牙膏，就先不要用，等他稍大些再用。

头发与指甲

发刷　鬃毛应该是软的，而且足够小，使你的孩子大约从8个月时就可以用它来刷自己的头发。

儿童指甲剪刀　圆头，刀身短，这样就不会有刺伤婴儿的危险。

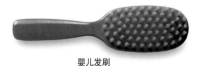
婴儿发刷

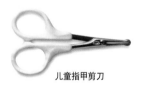
儿童指甲剪刀

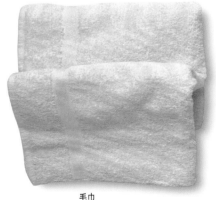
毛巾

留一条大的、很柔软的毛巾给婴儿专用。用前先放在暖气上温热过。有些毛巾一端可形成兜帽。

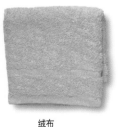
绒布

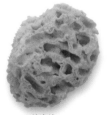
天然海绵

准备一块新的绒布或海绵给你的婴儿专用，定期用洗衣机洗绒布。婴儿较大时，注意不要让他吃海绵。

为婴儿清洗时的注意事项

婴儿6个月以前，要一直用冷开水替他洗眼睛、耳朵、口腔及脸。水经煮沸能杀死水中细菌。

清洁鼻子或耳朵时，只清洁你看得见的地方，不要试着去清洁其里面，只是用湿的棉花擦去看得见的黏液或耳垢。如果努力去清洁耳朵或鼻子的里面，可能反而把脏东西送入里面。

决不要分开女婴的阴唇去清洁里面，否则可能会妨碍可杀灭细菌的黏液自然流出。

决不要把男婴的包皮往上推以清洁其里面，这样可能伤到他，或撕伤或损伤包皮。

为女婴清洗身体的尿布区域时，应是由前往后洗，这样可预防来自肛门的细菌蔓延至阴道而引起感染。

为婴儿擦洗眼睛及耳朵时，每次用一块新的棉花，否则你可能使较轻的感染蔓延开。

最后才清洗婴儿的屁股，每次用一团新的棉花洗。棉花先放在温水中浸湿。

清洁两头

清洁两头，简单来说就是只清洁婴儿最需要清洁的部位——手、脸、颈及尿布区。为婴儿清洁两头要作为你早晨或睡前常规活动的一部分，这种清洁法是代替洗澡的一种最好做法。尤其是头一两周时，当你与你的婴儿都对在婴儿澡盆里洗澡无把握时，这种洗法更恰当。清洁时要确保房间是温暖的。煮一些开水倒入小碗中待凉，给婴儿洗脸。你自己先洗手，再把婴儿放在她的更衣垫上，脱掉衣服，只剩下内衣。

你需要的东西

▲ 一小碗凉开水用来洗婴儿的脸
▲ 一碗温自来水
▲ 棉花团
▲ 纸巾
▲ 热毛巾
▲ 换尿布的用具
▲ 干净的衣服
▲ 清洁婴儿脐带残端用的东西

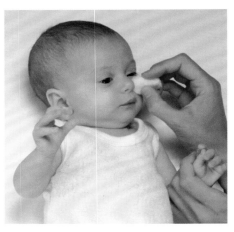

1 每次用一块在凉开水里浸过的干净棉花，由鼻外侧开始擦洗每一侧眼睛。每一只眼睛每次都另用一块干净的棉花。用纸巾轻轻擦干。

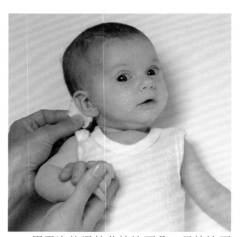

2 用干净的湿棉花擦洗耳朵。只擦洗耳朵外部及后面，不要尝试擦洗其里面。每只耳朵用一团干净棉花，再用毛巾擦干。

3 擦掉婴儿脸上的奶及口水：擦洗口与鼻的周围，然后擦拭两颊及前额。用毛巾擦干。

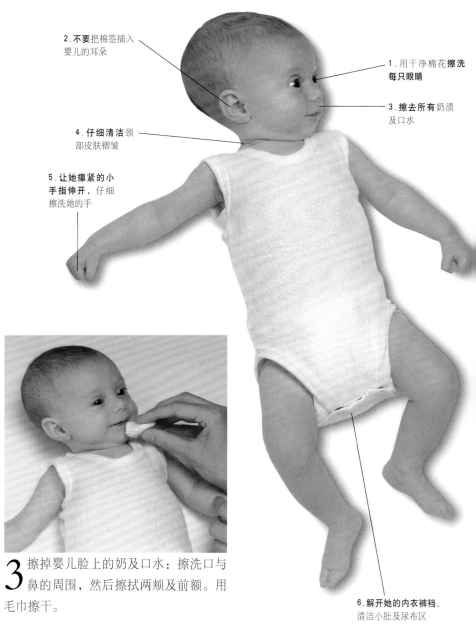

2.**不要**把棉签插入婴儿的耳朵

1.用干净棉花**擦洗每只眼睛**

3.**擦去所有**奶渍及口水

4.**仔细清洁**颈部皮肤褶皱

5.**让她攥紧的小手指伸开**，仔细擦洗她的手

6.**解开她的内衣裤档**，清洁小肚及尿布区

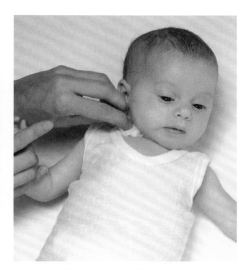

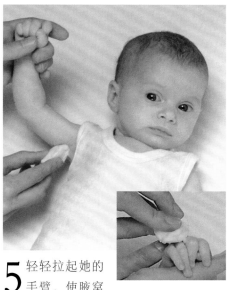

4 用干净的湿棉花擦拭下巴下面及颈部的皮肤褶皱，因为此处的汗液可能会刺激皮肤。充分擦干。

5 轻轻拉起她的手臂，使腋窝处的皮肤褶皱展平，用干净的湿棉花擦拭该处。充分拭干。

清洁婴儿脐带残端

　　皱缩的婴儿脐带残端可能会在婴儿出生后1周左右脱落。小心清洁确保不会发生感染，而且有助于脐带脱离。

　　一旦脐带残端脱落了，在它完全愈合之前，你每天仍需要清洁肚脐，把这作为每天为婴儿做清洁的常规内容。

　　如果肚脐看起来红肿、发炎，或开始流出东西来，尽快向保健员请教。稍有出血是正常现象，通常无须担心。

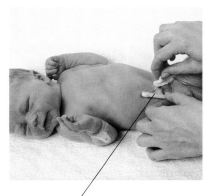

用棉签擦干脐带残端

　　用干净的棉球蘸取温水轻柔地清洁脐带残端，彻底干燥并尽可能长时间地让它裸露在空气中。把尿布的前面向下折叠起来，这样可以不接触脐带。

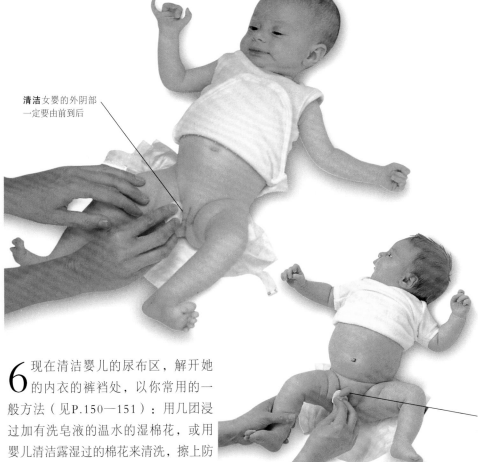

清洁女婴的外阴部一定要由前到后

决不要把男婴的包皮向后推

6 现在清洁婴儿的尿布区，解开她的内衣的裤裆处，以你常用的一般方法（见P.150—151）：用几团浸过加有洗皂液的温水的湿棉花，或用婴儿清洁露湿过的棉花来清洗，擦上防垢膏，包上干净尿布，穿上干净衣服。

为小婴儿洗澡

大多数婴儿都会喜欢洗澡。新生的婴儿常常不喜欢"脱精光"的感觉，而你抱住一个小小的滑溜溜的身体也会感到紧张。产前课程和产后留在医院时护士都会教你怎样给初生婴儿洗澡，如果你仍没把握，可请教保健员，也可以请有经验的亲戚代劳，你自己从旁观察学习。替婴儿洗澡时，要保证房间够暖和。你可以跪下来或坐着或站着替婴儿洗澡，但是要保证你自己的背不会感到疼痛。

你需要的东西

▲ 婴儿澡盆　　　　　▲ 棉花
▲ 更衣垫子　　　　　▲ 婴儿皂液
▲ 婴儿洗澡毛巾　　　▲ 换尿布的用品
▲ 洗头毛巾　　　　　▲ 婴儿爽身粉
▲ 防水围裙　　　　　▲ 干净衣服
▲ 一只洗脸用的盛
凉开水的碗

准备洗澡

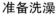
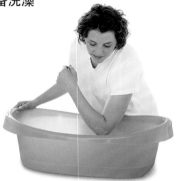
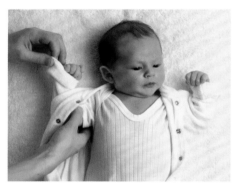
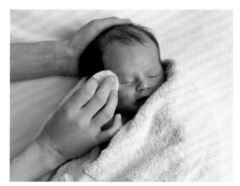

1 用你的肘部检查水的冷热。感到暖和便合适；装水约10厘米（4英寸）深；加入皂液。

2 把洗澡毛巾放在更衣垫子上，在上面替婴儿脱衣，脱到只剩下尿布。

3 用毛巾将她包紧，用浸过凉开水的棉花擦洗她的眼睛及面部。

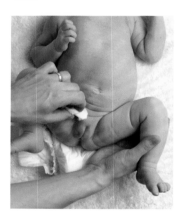

清洁屁股

把她放在垫子上，除去尿布，清洁她的屁股（见P.150—151）。

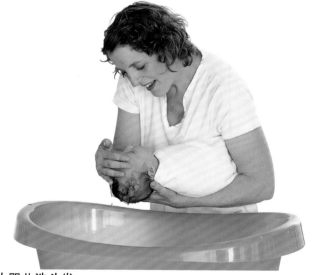

为婴儿洗头发

一只手托住婴儿的头，前臂撑起婴儿的后背，将她的腿夹在你的腋下，另一只手轻轻地从澡盆掬水在婴儿的头上。大部分牌子的洗发水是不需要用清水冲洗的。将婴儿抱起来用毛巾轻轻将头发揩干。

问与答

"我的4周大的婴儿头皮上有块状而难看的硬壳似的附着物，对此，我应该做些什么？"

这是一种无害的、叫作摇篮帽的头皮垢。用婴儿油擦其头皮，保留24小时。轻轻地梳头，然后把硬壳样皮垢洗掉。如果情况无好转，找你的医生要药膏来擦。

把婴儿放入澡盆

1 在你的膝上解开她的浴巾，然后把她放入澡盆：你的一只前臂扶住她的头颈部，同时用手紧紧抓住她外侧的肩膀与上臂；把你的另一只手放在她的臀部下面及大腿处。

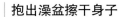

一只**手腕**扶住她的头，另一只手腕扶住她靠近你一边的大腿

2 当你用手轻轻往婴儿身上泼水时，一直对她笑，与她说话；如果她看起来似乎还是紧张，泼水要慢慢来。

一直抓住她外侧的肩膀

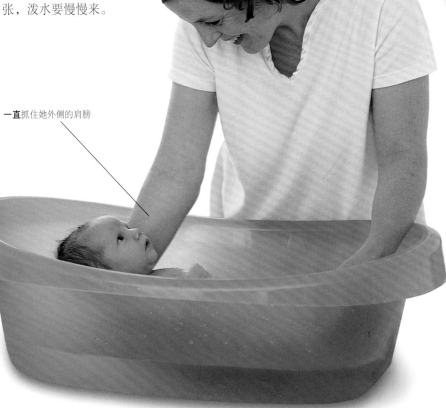

抱出澡盆擦干身子

1 对很小的婴儿来说，在水中2—3分钟已足够。你那只泼水的手轻轻放到她臀部下面，把她抱出来。她的身体很滑，要抱紧她。

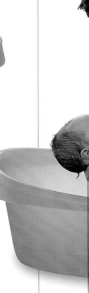

扶住她的头，使头不会耷拉下来

2 把她抱在你的膝盖上，用毛巾包起来，搂抱她，用毛巾把她身体擦干。之后再把她放在垫子上，擦干所有皮肤褶皱，包上干净的尿布。

在大浴缸里洗澡

你的宝宝到了6—7个月大时，可能已具备条件，可以考虑在大浴缸里洗澡了——有些婴儿甚至喜欢更早些进入大浴缸洗澡。如果你的宝宝还未能领会洗澡时的乐趣，让他在他的婴儿澡盆里再多洗几周，直到澡盆对他来说已太小了，或者他更有信心了才变动。给6个月大的婴儿洗澡时，要把需要的东西在浴缸旁放好；确保房间暖和；把婴儿放在他的更衣垫上，用冷开水洗脸、洗眼及耳；脱衣服；洗屁股。

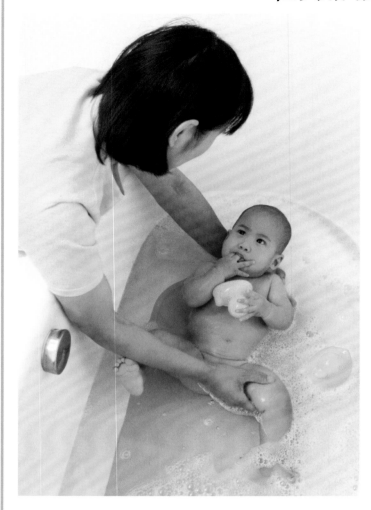

替婴儿洗澡

1 把橡皮垫放到浴缸底部。放冷水后加热水，把水调到刚好感到温热即可。把你的宝宝放到橡皮垫上，用你一只手臂扶住他的头及两肩，不要让耳朵接触水。

2 如果你用肥皂，你用另一只手搓上肥皂，然后用这只手往婴儿身上擦肥皂。如果你已在水中加入皂液，只是往他身上泼水即可。

3 轻轻地往他身上泼水，冲掉肥皂。浴液无须冲洗。

你需要的东西

- ▲ 橡皮浴垫
- ▲ 防水围裙
- ▲ 婴儿皂液或婴儿肥皂及婴儿洗头水（洗头水不是每次都需要）
- ▲ 柔软的大毛巾
- ▲ 婴儿自己专用的海绵或面巾
- ▲ 婴儿的洗脸用品
- ▲ 换尿布的用品
- ▲ 大婴儿的倒水玩具及其他玩具
- ▲ 大孩子需要的牙刷
- ▲ 干净的衣服

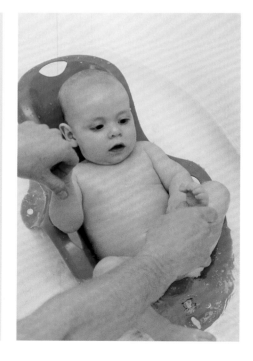

"坐浴"

一旦宝宝自己会坐了，你就可以把一个浴座或浴圈放进浴盆内，既可以让宝宝更稳定，也让你腾出手来。选择一个有强力吸盘的浴座，吸盘有助于把浴座固定在恰当的位置。浴座要放在远离水龙头的地方。要切记，尽管如此，但并不意味着你可以把他单独留在浴缸内哪怕1分钟。他仍有可能自己扭动着挣脱出座位并滑进水里。浴座的吸盘应吸力强大。

擦干

用他的毛巾包裹住他，并且擦干他。确信已擦干他的整个身体。特别是这些地方，比如胳肢窝下、大腿上部、脖子周围。手指间和脚趾间也需要特别留意。

让洗澡成为快乐的事

一旦你的宝宝可以坐稳了，洗澡的时间就成为有趣的游戏时间，而不只是让他清洁。搜罗一些洗澡的玩具：可以倒水的东西，如塑胶的大杯子、漏斗、有孔的堆沙桶，甚至塑胶筲箕，都能令他着迷；一些能在水中浮游的玩具，如小船、小鸭，也很理想。用一件可倒水的玩具替他洗头，但是不要把水淋到他脸上——他可能会因此而不喜欢洗头。

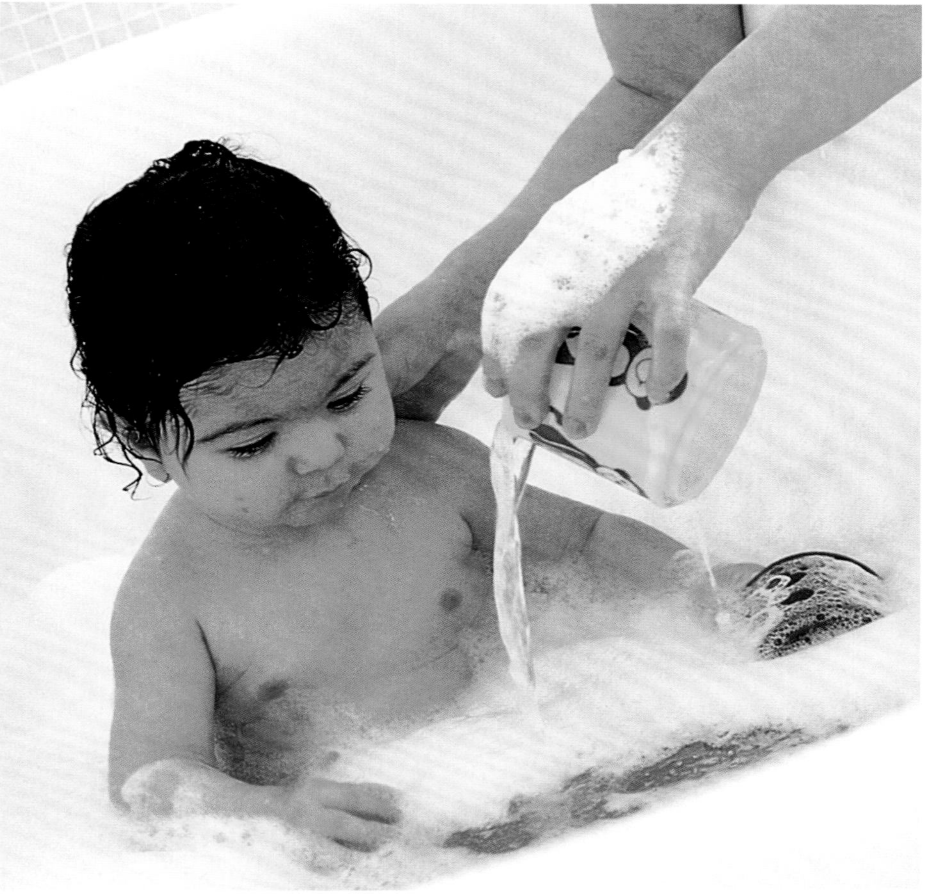

洗澡时的安全问题

务必遵守以下的规则：

▲ **决不要**让婴儿或幼小的孩子单独留在浴缸里，自己也不要走到不易抓到他的地方，哪怕只是1秒钟。孩子很容易滑倒而溺水，即使水很浅也会发生危险。

▲ 即使你的宝宝可以坐得很稳，仍要准备好一只手当他滑倒时能随时扶住他。

▲ 当你的孩子在浴缸里时，决不要往里面加热水。如果需要加水的话，先在小盆里把冷水与热水混合成温水，再倒入浴缸里。

▲ 浴缸里必须有一张橡皮垫。

▲ **决不要**让孩子自己进入水中站在浴缸里，即使他已站得很稳而且浴缸里有橡皮垫。

▲ 注意热水器上的温度调节器不要调得太高。

▲ 如果水龙头变热，用毛巾缠住它，这样孩子碰到它时不会被烫伤。

▲ 如果你与孩子一起洗澡，水要比你自己洗的时候凉一些。

替婴儿洗头

先把他的头弄湿，如果是用洗头水，将你扶着他的那只手往前伸，倒一些洗头水在手掌上。

用你的另一只手扶住婴儿的头，用洗头水搓他的头发。如果浴盆水中已加有皂液，只要用此水洗头发即可。

再把手换过来，用一块充分挤掉了水的湿海绵或面巾洗掉洗头水。顺着他的表情逗他玩，他会非常开心。

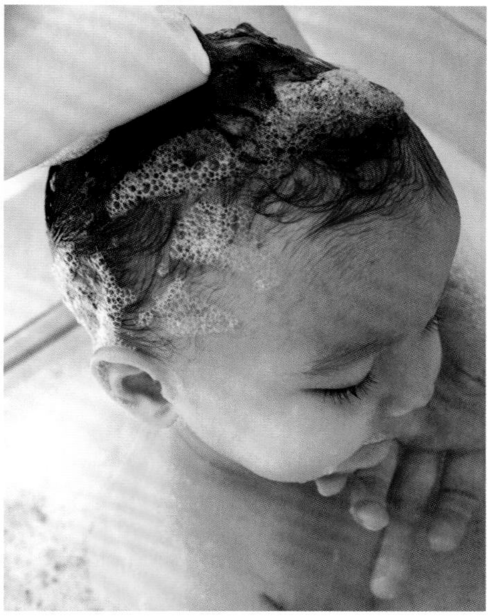

洗发水的使用

取极小的一滴宝宝洗发水，轻柔地抹在宝宝的湿头发上，搓出泡沫。

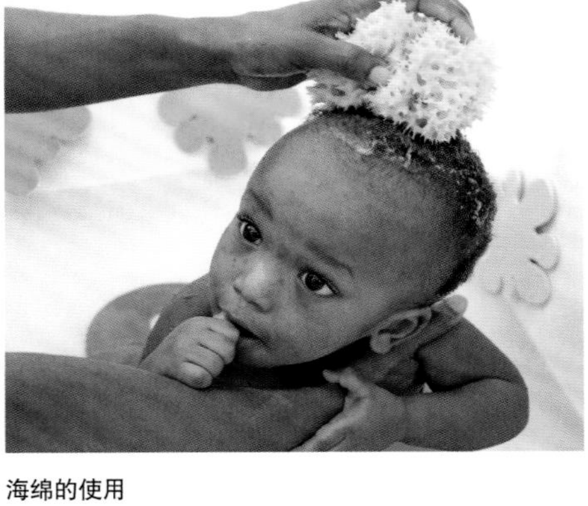

海绵的使用

用海绵或法兰绒布来冲洗宝宝可以避免洗发水和水流到孩子的脸上。

不喜欢水与洗濯的婴儿

洗澡

有些婴儿十分害怕洗澡，还常常有一些婴儿或幼儿突然讨厌洗澡。在这种情况下，可以一段时间内完全放弃洗澡，采用每日洗两头的方式也可以保持小婴儿清洁，会活动的婴儿则需要在你的膝上由你替他全身擦澡（见下）。2—3周后，试着和他一起洗一次澡，帮他克服恐惧的情绪。

洗头

婴儿及较小的孩子，尤其不喜欢洗头，却喜欢洗澡。如果你的孩子不喜欢洗头，可以暂时几个星期内完全放弃替他洗头。尊重他不喜欢洗头的意愿，但要帮助他正确对待此事，逐渐明白洗头的必要，比如与他一起冒着雨出去，让他体会雨点落到脸上多有意思。在洗澡时，再逐渐让他接受洗头。将一条面巾包在他的头上，以免水流到眼睛与脸上，怕水的孩子不喜欢水在脸上的感觉。如果你的孩子需用这样的面巾，你可以试着替他在前额发脚处戴一个塑胶环，使水不会流到脸上。

洗手

即使你的孩子不喜欢洗手，饭前饭后洗手仍是很重要的必不可少的事。把孩子的手放在你的擦了肥皂的湿手中洗，使洗手变成有趣的事。

玩水

让你的宝宝坐在厨房地板上，旁边放一盆水，让他泼水玩。用杯子倒水玩及玩漂浮的玩具，常常可以引导孩子慢慢感到水是好玩的。

擦拭孩子的头发

你可用湿的面巾或海绵擦去孩子头发里的食物残渣及脏东西，以保持头发清洁。

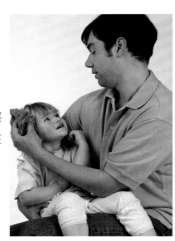

替婴儿擦澡

如果你的宝宝不喜欢水，没有必要替他洗澡。一旦他的头能够抬起，每天在你的膝盖上替他擦澡就够了：首先，把婴儿放在垫子上，用干净的棉花替他擦洗眼睛、脸与耳朵。事前把你擦澡时所需的东西放在容易拿到的地方。

你需要的东西

- ▲ 一大碗加有婴儿皂液的温水
- ▲ 一小碗洗脸用的凉开水及棉花
- ▲ 防水围裙
- ▲ 婴儿自己专用的海绵或面巾
- ▲ 热毛巾
- ▲ 换尿布的用品

上半身

1 脱去婴儿上半身衣服。浸湿海绵，然后充分挤干，洗他的颈部。接着用毛巾充分擦干。记住一定要擦干身体的各个部分，多余的水会使婴儿的皮肤干燥。

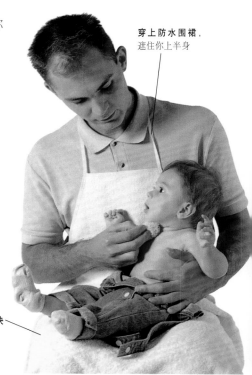

穿上防水围裙，遮住你上半身

开始擦澡之前，放一块大毛巾在你膝盖上

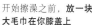

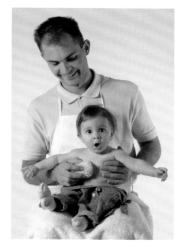

2 再将海绵浸湿、挤干，使其不滴水，擦洗他胸腹部各处。再用毛巾充分擦干。

3 抬起婴儿的手臂，擦洗他腋下部分，那里可能积有汗液与小绒毛，洗完后擦干。接着洗他的前臂，擦干。如果他愿意的话，把他的手浸到那碗温水里洗一洗，然后用毛巾充分擦干。

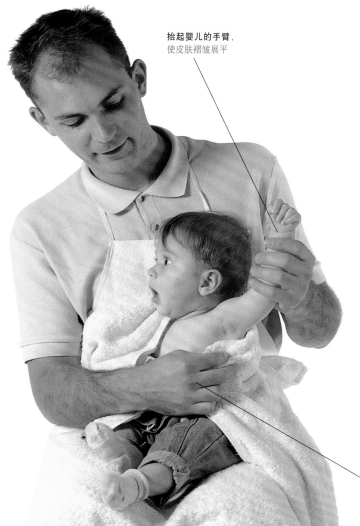

抬起婴儿的手臂，使皮肤褶皱展平

要始终牢牢抓住婴儿，因为他的身体会扭动

4 让他身子前倾，俯靠在你的手臂上。洗他的背部、肩膀，然后擦干。他不喜欢水滴在背上，因此擦洗前要把海绵里的水挤掉。

下半身

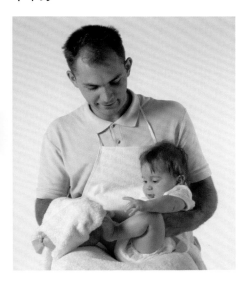

1 给他穿上内衣，然后脱去裤子及袜子。接下来洗他的脚与腿。充分擦干，尤其是脚趾缝。

2 最后拿掉婴儿的尿布，照平常的方法洗他的肚子、外阴部及臀部（见P.150—151）。如果你有把握保证安全，可把他放在你的膝盖上，否则也可把他放在垫子上，包上干净的尿布，穿上睡衣。

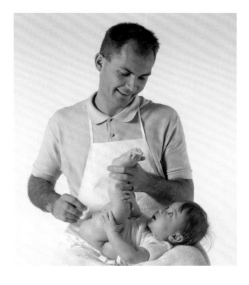

孩子牙齿的护理

一开始就注意孩子牙齿的护理，决不会太早。建议牙齿一长出来就可以用牙刷，如果你担心牙刷会伤害婴儿，就可以用湿纸巾擦他的牙齿，每晚就用湿手帕替他擦洗。一旦你觉得合适就可以教他使用婴儿牙刷。早餐后及睡前为他清洁牙齿（见下），但在洗澡时可让他自己拿牙刷刷着玩。护理好乳齿，有助于保证6岁左右开始长出的恒齿位置正确，并且是在健康的牙龈上长出，而且为你的孩子养成终生的良好习惯。

任何年龄的孩子，有关牙齿的游戏做得愈多，孩子愈能受到鼓励与你合作做好牙齿的护理。扮牙科医生，和他一起清洁你自己的牙齿以及吐出刷下的脏东西，都有所帮助。

清洁婴儿的牙齿

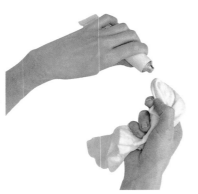

1 弄湿干净的手帕，让你的宝宝坐在你的膝盖上。把手帕缠在你的食指上，涂上一粒青豆般分量的含氟牙膏。如果孩子拒用牙膏，或者想吃牙膏，可以不用。如果用牙膏，就要选择适合自己孩子的品牌。

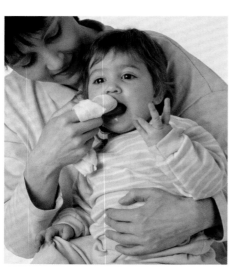

2 用你的食指擦孩子的牙龈及牙齿。如果她想模仿你的话，就让她往洗手盆里吐口水。

为什么牙齿会被蛀？

牙齿被蛀是由口腔内的细菌与糖作用生成酸，酸侵蚀牙齿表面坚硬的珐琅质而引起的。糖果及甜的食物会增加蛀牙的危险性，尤其是在两餐之间吃甜食，因为这样的话，牙齿大部分时间浸在糖里。给孩子一些健康的点心，如奶酪棒、胡萝卜或果干。不要经常用糖果作为一种奖励，而且吃完后要刷牙。

氟化物

氟化物，这种化学物质能使珐琅质坚硬，甚至可修复珐琅质内的小破洞，每天用含氟牙膏刷牙两次，有助于孩子预防蛀牙。氟化物在某些水源里存在，或者给予氟化物片剂或滴剂。可以问问保健员你该如何做。

氟化物会太多吗？

当你为孩子刷牙时，如果他吞下少量牙膏，你无须担心，但是如果他非常喜欢牙膏的味道，以致想吃牙膏筒内的牙膏，那就不能让他这样做。即使情况并非如此，但研究已表明年幼的孩子还不能完全控制他们的吞咽反射，典型的例子就是刷牙时会吞咽牙膏。这就是为什么推荐你给孩子仅豌豆大一粒牙膏量的原因。3岁大的孩子都必须使用含氟的牙膏，其中氟化物的浓度至少为1000ppm（百万分比浓度）。3岁以后，他们使用的牙膏内氟化物的浓度应在1350ppm—1500ppm。如果他从水中获得氟化物，那牙膏中的含氟量可能就过多了。

看牙医

让你的孩子在不需要接受任何治疗之前就习惯看牙医，是非常明智的。甚至在他长出一套完整的牙齿之前就去看牙医。如果他看起来很害怕，让他坐在你的腿上，而你坐在牙科椅上，告诉他这些设备有什么用途。到他2岁半左右的时候，就应该每6个月做一次定期的牙科检查。医生会建议你如何帮助孩子护理他的牙齿，因此即使你确信孩子的牙齿是健康的，也要坚持定期看牙医。如果出现了蛀洞，能及时发现是非常重要的。

出牙顺序

你的宝宝的第一颗牙在1岁之前长出，跟着长出其他牙，一直长到3岁时。婴儿一般的出牙顺序都一样。

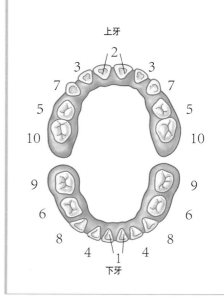

上牙

下牙

如何清洁孩子的牙齿

　　只要牙齿长出成形，就可以开始帮助孩子清洁牙齿。用一把弄湿了的牙刷涂上一粒豌豆大小的含氟牙膏，帮你的孩子清洁牙齿。只要他让你刷时就帮他刷，大约2岁时，他可能想自己刷牙，始终要看着他刷，因为他需要你指导他正确地刷牙。在镜子前，你站在孩子身后，把住他的手，向他示范正确的刷牙动作。

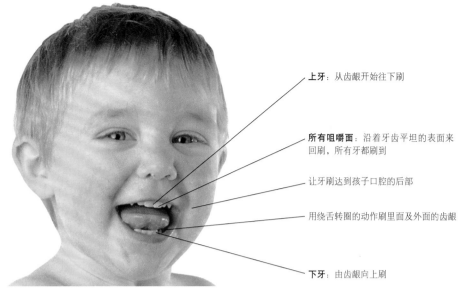

上牙：从齿龈开始往下刷

所有咀嚼面：沿着牙齿平坦的表面来回刷，所有牙都刷到

让牙刷达到孩子口腔的后部

用绕舌转圈的动作刷里面及外面的齿龈

下牙：由齿龈向上刷

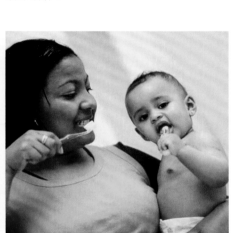

玩刷牙游戏

　　洗澡时与孩子玩刷牙游戏——鼓励他模仿你，以便将来能正确地刷牙。

为孩子刷牙

　　让孩子站在洗脸盆前的小凳上，你站在她后面一侧。抱住她的头，让她头部向后，这样，当你为她刷牙时可看清她的口腔。让她自己用水漱口并把水吐出来——对孩子来说，这是最有趣的了。

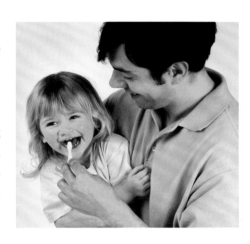

剪 指 甲

新生儿

　　将婴儿的指甲剪短，这样便不会自己抓伤自己。小宝宝的指甲非常柔软，因此，最容易的修剪方法或许就是用你的指甲或牙齿弄断它们。你也可以买一把儿童剪刀或买一把有特制的圆头的指甲钳。在你给他剪或钳指甲时，要牢牢地抓住他的手，压住远离指甲的指头肚，以免剪到孩子的皮肤。如果婴儿蠕动难控制，等到他睡着时再剪。

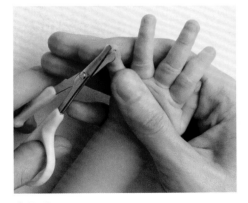

大婴儿

　　让婴儿坐在你的膝盖上，面向前。每次轻捏一只手指，用婴儿指甲刀按指尖的形状剪下指甲；检查有无突出的地方。

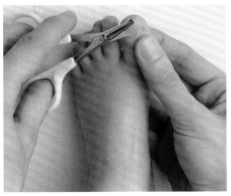

剪脚指甲

　　小婴儿躺在他的垫子上，大婴儿则坐在你的膝上，牢牢抓住他的脚，因为他会踢你。

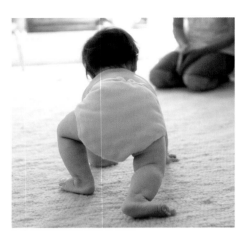

尿布的使用

让婴儿垫着又湿又脏的尿布更容易患尿布疹。因为婴儿的膀胱小，经常尿湿尿布，因此，新生儿生命中最初几周里似乎都要不断地换尿布。但是，几个月过去后，你将发现他越来越不需要那么频繁地换尿布了。约2周岁时，孩子开始能知道膀胱充盈的感觉，这时已可完全放弃使用尿布了。

婴儿尿布可能见到的东西

　　了解你的婴儿饮食是否充足的一个好方法，就是检查婴儿尿布上的东西，以下是在婴儿前几周尿布上经常见到的东西：

■ **黑绿色、黏滞的焦油状物（仅见于头2—3天）：**

　　这是胎粪，在出生前存在于肠子内，在新生儿出生后2—3天排出这些胎粪。

■ **棕绿色或绿色半流体状大便，充满凝乳状物（仅见于第1周）：**
"大便发生变化"说明婴儿的消化系统正在适应所喂的食物。

■ **橙黄色、似芥末样的大便，多水，其中有些奶的凝块，量常常很多：**是母乳喂养的婴儿的粪便。

■ **浅棕色，有形，呈固体状，有臭味：**是人工喂养婴儿的粪便。

■ **绿色，或间有绿色条状物的粪便：**十分正常，但是少量绿色粪便持续几天以上，可能是喂得不够。

如果出现以下情况需看医生：

■ 粪便很稀，有臭味，而且呕吐，不吃东西。对幼小的婴儿来说，腹泻可以威胁生命。

■ 尿布上见到血。

■ 见到任何使你担心的东西。

尿布的类型

　　婴儿不太在乎你用的是纸尿布还是布尿布，只要尿布贴身合适而且不是湿的或脏的尿布就行。纸尿布使婴儿看来整齐、线条苗条；毛巾尿布较臃肿。因此为适应尿布的大小，你为孩子所买的衣服要大几厘米。布尿布能很好地支持婴儿的髋部，如果医生怀疑婴儿髋关节松弛，用这种尿布就较好。

整块的纸尿布

中间垫

粘扣

为婴儿换尿布

因为你要如此频繁地为你的宝宝换尿布，应把换尿布的地方变成对你与孩子都是十分愉快的地方：在婴儿的头顶装上一个可动的玩具，在她身旁放只玩具熊，变换墙上或家具上张贴的图画的色彩，都会使你的宝宝开心，并且能使她静静地躺着让你换。更衣垫子便宜，使用又非常方便，如果你把垫子放在足够干净又不湿的地板上，婴儿就最安全了。专门设计的更换台对存放干净尿布及护肤用品较适用，但是婴儿可能会从台上跌下来，在地上她不会跌倒，而且台子很快就会显得太小了。如果你把垫子放在较高的物体表面，无论是更换台、工作台或五斗橱、你的床上，都决不要背向你的宝宝，哪怕只是1秒钟。

更换尿布的时候

为你的宝宝换尿布是你或你的伴侣与她说话或玩要的极好机会，你们可一起做许多游戏，互相逗乐，使换尿布成为趣事。

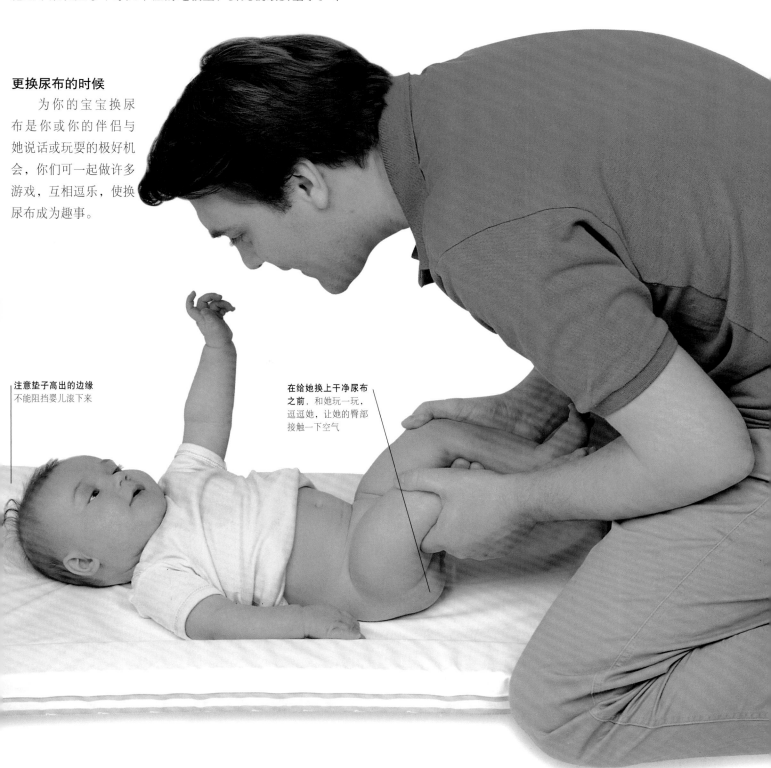

注意垫子高出的边缘
不能阻挡婴儿滚下来

在给她换上干净尿布之前，和她玩一玩，逗逗她，让她的臀部接触一下空气

更换尿布所需的物品

开始时，一大批更换尿布的物品似乎令人望而生畏，然而把你需要的每样东西一起放在同一个地方，换起尿布来就会容易得多，也会让你自己很轻松。如果你住在大房子里，在最初的几周里，楼上楼下要放两套一模一样的物品。在厕所里冲掉用过的纸巾和尿布衬里，但要把棉花、擦布和一次性尿布折叠后密封好，放入衬有塑胶袋子的储物箱里。用过的布尿布在彻底清洗之前，先扔进装满消毒液的桶里。

清洁婴儿臀部所需的物品

更换垫

一张塞有垫料、擦洗干净、周边高起的垫子很有用。天气热的时候，在婴儿头下放一块布尿布，塑胶会令她出汗。

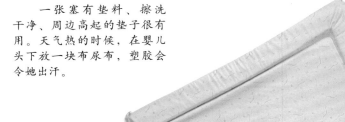

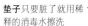
垫子只要脏了就用稀释的消毒水擦洗

婴儿湿纸巾
已经润湿的纸巾，当离家在外时，用来清洁婴儿的臀部。

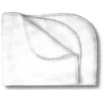

绒布
先用湿绒布再用干绒布擦洗婴儿的臀部。

纸巾
用来擦掉粪便及擦干婴儿臀部。

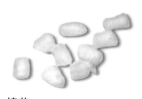

棉花
买成卷或整包的棉花，换尿布之前先剪成几块，这样你就不至于把脏手伸入包中取棉花了。

防疹膏
含锌及海狸油的药膏或凡士林在皮肤表面形成防水的保护层。用过这些药膏的部位不能再用爽身粉。

换尿布
换尿布时，把所有的物品放在你手边，不用转身就能找到一切。

皂液和洁肤露
在装温水的碗中滴几滴婴儿皂液是代替只用水清洁婴儿臀部的另一种好方法。滴少许婴儿洁肤露在棉花上用来擦洗也很有效。

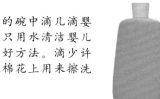
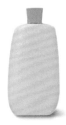
婴儿皂液　　　婴儿洁肤露

如何选择尿布?

用不了多久,你就会练成瞬间换完尿布的本领,有时甚至在半梦半醒当中。但是清洗尿布会占用很多时间。如何选择尿布?是选择可重复使用的尿布还是一次性尿布?你会考虑成本、方便性以及对宝宝的舒适程度。

可重复使用的尿布,不但比一次性尿布便宜,而且使用方便、清洗容易,因此,它们很可能将成为你常规使用的第一选择。多数可重复使用的尿布像一次性尿布的形状,并且使用粘扣、尿布扣或塑料夹来固定。一些当地的委员会提供尿布洗涤服务。一次性的、可生物降解的衬垫,它可以接住粪便并把水分渗透出去。这使脏尿片的处理变得方便——衬垫可直接放进马桶冲走。从多种不同形状和型号的尿片中,你也可以选择出适合你的宝宝的尿片。你将会需要大约15—20块尿片。

免洗尿布比较昂贵,在刚生下宝宝的最初几周,你会发现自己每天要给宝宝更换10次尿布,这样每周就会有70块不能生物降解的尿布需要处理。然而,比如当你外出旅行或度假时,你确实需要免洗尿布的方便性。假如这样的话,考虑选择一种更环保的、可生物降解的尿布,它们可被变为混合肥料。许多尿布也是由再生材料制成的,这些材料不含化合物,也没有被漂白(所以,它们可能会有些淡淡的黄色)。

可重复使用的尿布

多合一重复使用的尿布

多合一重复使用的尿布具有一次性尿布的所有便捷性。它包括吸水的尿布、尿布垫和外部的防水层来防止渗漏。它的拉链可以让尿布紧裹在婴儿的屁股上,看上去和一次性尿布非常相似。它比布尿布用起来简单,不需要别针来固定尿布,但是较难清洗和干燥,因为外部的防水层不能放在烘干机里烘干。

毛圈面料的尿布

传统的毛巾织物做成的方巾是最经济而且是最主要的可以有效重复使用的尿布。毛巾尿布需折成三角形状来使用,用个尿布夹来固定,而且需使用防水的外包装——你可以使用合身的有子母扣的塑料衬裤。毛巾尿布干得很快,但其吸水性没有现代可重复利用的尿布好。

成型尿布

成型尿布是形状类似一次性尿片的布尿布,外面也需加防水外包装。整个尿布用尿布扣或粘扣来固定。

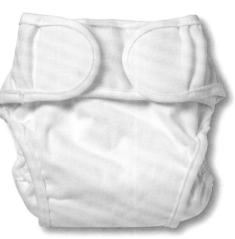

尿布垫用在尿布层里面,用于吸湿

折好的尿布

这些基本上是非毛圈面料的棉布,尿布被折叠成长方形,中间有一填充垫,还有防水的尿布外层,尿布的各部分用尿布扣或尼龙粘扣固定。棉质尿布晒干快,但吸水性较成型尿布差。

纸尿布

用后即弃的纸尿布是将尿布、衬里及胶衬裤合而为一,所以非常方便。你如果喜欢用某一牌子的纸尿布,可以大量购买。最初几周,你的婴儿每日需换10—12次尿布,因此70条尿布只够一星期用。太小的尿布不舒服,如果看起来太紧,可以买大一码的。"超薄型"尿布薄,吸水性能好;那些标为"标准"的尿布比较便宜,也比较大,但是你需要更频繁地为婴儿更换。

大腿处有松紧带
可预防渗漏

如果可以的话,要买未经氯漂白的尿布

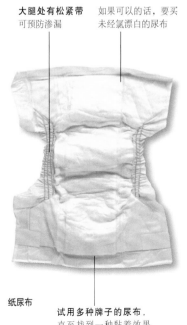

纸尿布

试用多种牌子的尿布,
直至找到一种黏着效果可靠、吸水性能好的牌子

如何清洁女婴臀部

　　每次换尿布时都要彻底清洁婴儿的臀部，否则她的臀部很快就会发红与疼痛。把婴儿放到她的垫子上，解开衣服及尿布。如果她用的是布尿布，用尿布干净的一角擦掉大部分粪便；如果是用纸尿布，打开尿布，用纸巾擦去粪便，把纸巾扔到尿布上，然后举起她的腿，把尿布折好。

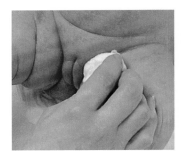

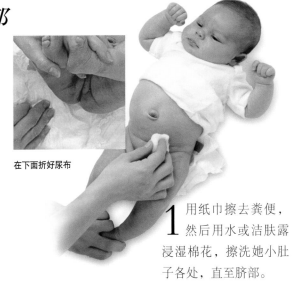

在下面折好尿布

1 用纸巾擦去粪便，然后用水或洁肤露浸湿棉花，擦洗她小肚子各处，直至脐部。

2 用一块干净棉花擦洗她大腿根部所有皮肤褶皱里面，由上向下、由内向外擦。

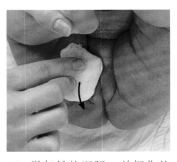

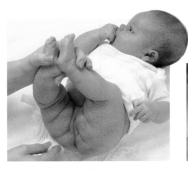

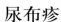

充分拭干皮肤的褶皱

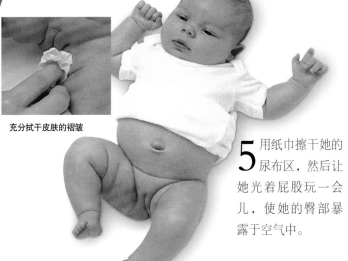

3 举起她的双腿，并把你的一只手指置于她双踝之间，接下来清洁其外阴部，注意要由前往后擦洗，防止肛门内的细菌进入阴道。不要清洁阴唇里面。

4 用干净的棉花清洁她的肛门，然后是屁股及大腿，向里洗至肛门处。洗毕即拿走纸尿布，用胶纸封好，扔进垃圾箱。

5 用纸巾擦干她的尿布区，然后让她光着屁股玩一会儿，使她的臀部暴露于空气中。

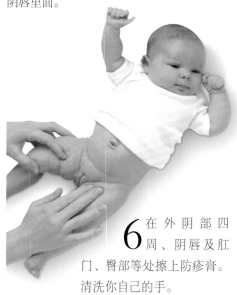

6 在外阴部四周、阴唇及肛门、臀部等处擦上防疹膏。清洗你自己的手。

尿布疹

　　所有的婴儿的臀部偶尔都会发红与疼痛，如果疹子不消，需去寻求医疗帮助。

预防尿布疹
- 经常更换尿布。
- 彻底清洁她的臀部及皮肤褶皱并充分擦干。
- 尽可能让婴儿多光屁股。
- 用防疹膏。
- 如果用布尿布，买打结的或敞口的塑胶衬裤，这种裤子可使空气流通。
- 所有的尿布要洗干净并充分过水。

皮肤刚开始发红时
- 更频繁地换尿布。
- 使用治疗尿布疹的药膏。
- 白天尽可能让婴儿光着屁股。
- 如果使用布尿布，用更有吸水性的尿布衬里。
- 停止使用塑胶衬裤：它们会使尿布疹加重，因为它们会使尿液接触婴儿的皮肤。如果你不想让尿液漏出，暂时改用纸尿布。

如何清洁男婴臀部

男婴的尿可以搞到遍处皆是，因此每次换尿布时要彻底清洁他的臀部，警惕发生臀部肿痛。把你的宝宝放在他的垫子上，解开他的衣服及尿布。如果用的是布尿布，用尿布干净的一角擦去臀部皮肤上的粪便。如用纸尿布则解开胶纸（见右）。

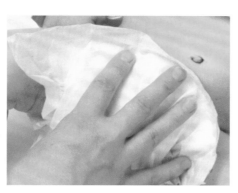

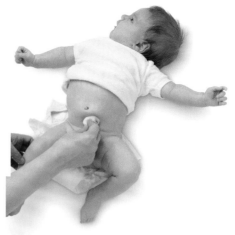

1 男婴常常就在你解开尿布的时候撒尿，因此解开后仍将尿布停留在阴茎处几秒钟。

2 打开尿布。用纸巾擦去粪便，扔到尿布上，然后在他屁股下面折好尿布。用水或者清洁露弄湿棉花来擦洗，开始时先擦肚子，直至脐部。

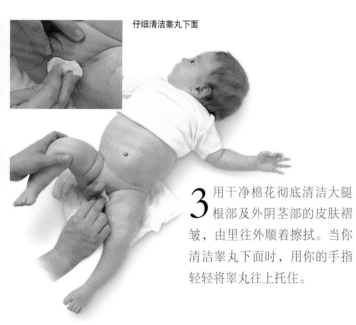

仔细清洁睾丸下面

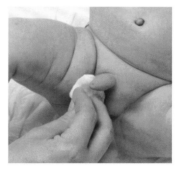

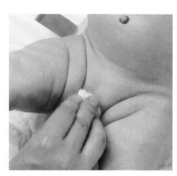

3 用干净棉花彻底清洁大腿根部及外阴茎部的皮肤褶皱，由里往外顺着擦拭。当你清洁睾丸下面时，用你的手指轻轻将睾丸往上托住。

4 用干净棉花清洁婴儿睾丸各处，包括阴茎下面，因为那里可能有尿渍或大便。如果有必要的话，可以用手指轻轻拿着他的阴茎，但小心不要拉扯阴茎皮肤。

5 清洁他的阴茎，顺着离开他身体的方向擦拭：不要把包皮往上推，去清洁包皮下面，只清洁阴茎本身。

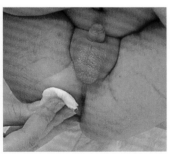

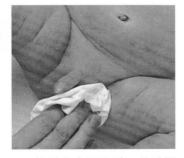

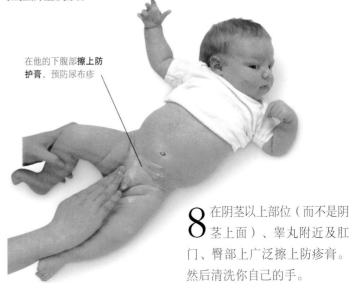

在他的下腹部**擦上防护膏**，预防尿布疹

6 举起婴儿双腿，清洁他的肛门及屁股，你的一只手指放在他两踝中间。他大腿根附近也要清洗。清洗完毕即去掉尿布。

7 擦拭你自己的手，然后用纸巾抹干他的尿布区。如果他患有红屁股，让他光着屁股踢一会儿脚，预备些纸巾，如果他撒尿就可以用。

8 在阴茎以上部位（而不是阴茎上面）、睾丸附近及肛门、臀部上广泛擦上防疹膏。然后清洗你自己的手。

穿纸尿裤

在你换新的纸尿裤前，要彻底清洁婴儿的臀部，擦上防护膏。用纸巾充分擦干净你的手，如果你手上或尿布前面有油膏，胶纸就不粘了。

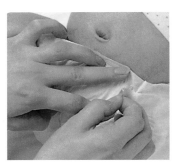

1 将顶端胶纸撕开，打开尿布。抓住婴儿双踝抬高，你的一只手指置于她两踝中间；把尿布塞到她的屁股下面，上缘齐腰。

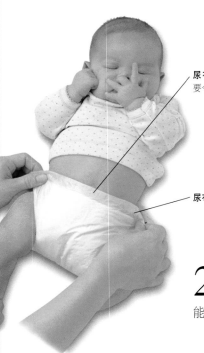

尿布笔直向上，不要令其偏向一边

尿布在婴儿肚子上展平

2 尿布的前面向上，让男婴的阴茎向着脚（否则他可能尿向腰带处）。

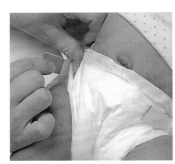

3 在适当的位置上按住尿布一端，另一只手将胶纸打开，向前拉，粘住前面，与尿布上缘相平行。

4 用同样方法将另一边粘好，确保尿布贴紧婴儿的两腿，不要扭向一边。

尿布储存箱

这种箱子对于一次性尿布是非常有用的。脏尿布扔到箱子顶部，盖上盖子后脏尿布就会在箱子里旋转，自动封装在塑料包装袋内，在箱子所有的包装袋被用完后一次倒空即可。这种箱子比传统的尿布桶更容易消除气味，也更容易快速、卫生地清除其中的东西。

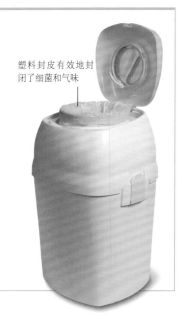

塑料封皮有效地封闭了细菌和气味

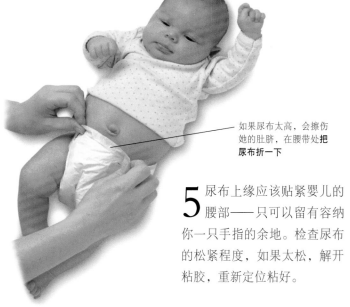

如果尿布太高，会擦伤她的肚脐，在腰带处把**尿布折一下**

5 尿布上缘应该贴紧婴儿的腰部——只可以留有容纳你一只手指的余地。检查尿布的松紧程度，如果太松，解开粘胶，重新定位粘好。

清洗可重复使用的尿布

成型尿布

　　这些可重复使用的尿布由两部分组成：一个吸水的内层尿布，有时与一个衬垫连用，还有一个外层包装。内层尿布方巾被折叠后放入外层包装（如右图所示）。有时候也可以是成型的或已折叠好的内层尿布被放进外包装。内层尿布负责接便便和吸收尿液，而外层不但起到了一个固定和支撑内层尿布的作用，还可以阻止湿气渗漏向孩子的衣服。如果你使用方巾，把方巾折叠好备用是个不错的主意。和一次性尿布一样，当宝宝把可再次使用的尿布弄脏后，也是应当要更换的。

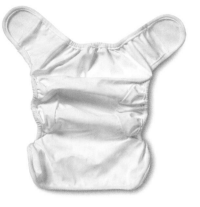

1 把外层放平，内层面向你并且拉链在顶端。

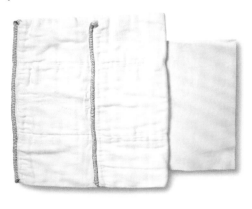

2 内层的衬垫放在尿布垫上面，并且在1/3处对叠成长方形。

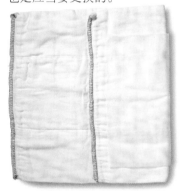

3 把尿布垫放在衬垫上，对折成长方形。

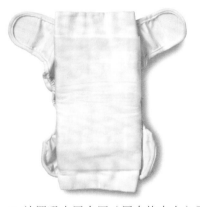

4 放置吸水尿布层（尿布垫在上）于外部层的中间。

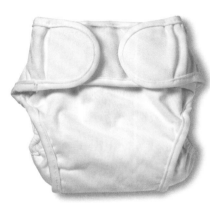

5 放婴儿在尿布上，围住前面并且用粘扣将尿布紧紧包裹在他的屁股上。

清洗可重复使用的尿布

　　在清洗这些尿布之前无须浸泡和杀菌。只需把使用过的尿布丢在一个干燥的桶内，等积攒到足够洗衣机一桶的量时再进行洗涤。如果尿布上有干燥的便痕，你可以任选下面两种方法中的一种来除去这些痕迹：你可以先用预洗程序把干燥的便便化解；你也可以采用环保的方法，先用一个微型喷雾式水枪把大部分干燥的便便冲进厕所内。把洗衣机的温度设在60℃，这个温度足以杀死细菌。要使用非生物的洗衣粉。洗尿布时不要加任何的纤维柔顺剂，这会降低尿布的吸水性能。一些制造商推荐额外再加一道冲洗程序以确保把清洗剂全部清洗掉。如果有条件，尽量把尿布晒干。尽管可重复使用的尿布是可以烘干的，但是经常烘干最终会影响到其吸水性，并会减少使用次数。另外，烘干过程消耗大量的能量，这将会抵消我们使用可再利用尿布所产生的环保效益。

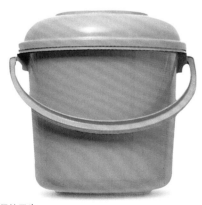

保持卫生

　　选择不同颜色或不同盖子的桶：一个用来装湿尿布，一个用来装干尿布。

不用尿布了

在婴幼儿2岁左右，孩子将开始对充盈的直肠与膀胱有感觉，下一步是认识到应该去排尿或者排便了。一旦你的宝宝掌握了这一点，他将很快地训练自己及时赶到便盆那儿——如果他很容易找到的话。进展可能不一致，他可能先懂得控制大便，然后才懂得控制小便，或者相反。要耐心"培养"他，这是要费些时间的。

几点有用的提示

■ 选择一个合适的时间来训练孩子坐便盆：这个时间对孩子来说，应该是没有什么新的情况需要适应的，而你则可以轻松地、幽默地训练他。

■ 把这种训练固定下来，他可能更容易成功地学会坐便盆——如果他以为他总是失败，他就不试了。

■ 如果他成功了，你要表示喜欢他。

■ 如果他偶然出错，要同情他，不要指责他，或发怒。

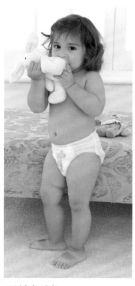

训练短裤

包含毛巾料和防水层，使得这类短裤比普通裤子更具吸水性。一次性的训练短裤也很有用。

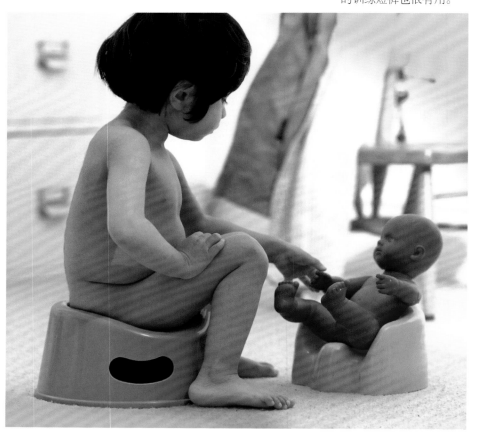

孩子的便盆

她很快就明白它是做什么用的，并为自己学习了新的技能而骄傲。

学会白天控制大小便

1

等到孩子准备好了再开始

如果你的孩子符合下面的情况，那么他已可以学习使用便盆了：

■ 2—2岁半。

■ 知道他自己往尿布上撒了什么东西，他或许会指着尿布叫喊，或者告诉你尿布湿了。

■ 小睡之后尿布常常是干的。

2

向孩子介绍便盆

把便盆拿给孩子看，告诉他便盆是做什么用的。把便盆在浴室里放几天，什么也不做，只让孩子熟悉它。教孩子如何坐便盆，现在仍让他垫着尿布坐上去。

3

安排合适的时间

在夏天专门用两个星期，这两个星期你可以大部分时间留在家中，和孩子在花园里做户外游戏。如果你不能这样安排，还是要集中两星期时间努力训练他，这两个星期中，不应有什么意外的事情打扰你们一家人。不要在生活常规被打乱的时候开始此项训练，例如，离家度假的时候就不是合适的时候。

4

让孩子穿裤子，常常提醒他用便盆

这两个星期中，让你的孩子穿裤子或穿能吸收少许尿的训练短裤。把便盆放在附近，餐后喝水、吃点心或小睡之后，以及他有需要便盆的任何表示时，提醒他坐便盆。

学会夜间控制大小便

1
等到孩子夜间尿布不湿之后

如果早晨你取走的尿布是干的，约有1周时间都这样，你可以尝试晚上不用给他包尿布。

2
让他晚上光着屁股睡觉

第一周，让他不包尿布、不穿衬裤或睡裤睡觉；如果你想保护床单的话，可铺一张防水的床单。确保他上床前用过厕所。他应该没问题，可一觉睡到天亮。如果他不能一觉睡到天亮而且尿湿床，说明他尚未到晚间不用尿布的时候。

3
如果他又重新尿湿床

如果你的孩子在夜间不尿床几周或几个月后，又开始尿床，这可能是因为他的生活发生了某些剧烈变化。不要指责他或惩罚他。如果夜间尿湿了醒来，要同情他，赶快帮他擦干，穿上干净睡衣，并换上干净床单。如果不止一次尿湿床，给他重新包上尿布，直到他比较稳定了，而且你已经连续7个早晨拿走的都是干的尿布。有的孩子可能要到5—6岁，夜间才不尿床，这并非罕见。睡前不给饮品没多大帮助。

5
帮助他使用便盆

鼓励他坐便盆，但是不要施加压力。替他脱去裤子，帮他坐到便盆上。若是男孩，要把他的阴茎塞入便盆内。如果他设法告诉你他需要便盆，你要谢谢他。

如果你的孩子刚坐下即跳起来

建议他再多坐一会儿——约5分钟，用玩具或书分散他的注意力。如果没有大小便，就让他起身，继续玩。

当他真的在便盆里大小便时

当他真的用到了便盆，每次都要称赞他，很快地帮他擦洗屁股（擦屁股时女孩由前向后擦）。当他起立时，要扶好便盆，拉上他的裤子。不要让他看到便盆里的脏东西，应尽快倒入厕所冲掉。把便盆擦洗干净，用消毒水冲过，然后你自己要洗手。

6
孩子偶然出错时，不要责备他

这一阶段你不能期待孩子完全记得使用便盆。如果他尿湿或大便搞脏了裤子，不要责备他——实际上是你提醒他坐便盆提醒得不够，这是你的错误。在同情的气氛下为他擦洗屁股，换上干净裤子。

如果两周后你的孩子对便盆还是没有任何认识，而且也从未告诉过你他要坐便盆，说明他还未到不用尿布的时候，让他再包几周时间的尿布，然后再试。可能要经过几周时间的训练，才能做到当他需要坐便盆时，大多数时候他都能去坐。

7
日间小睡时拿掉尿布

一旦你的孩子白天使用便盆已相当可靠了，而且差不多有1周时间，白天小睡后他的尿布一直是干的，你就可以在小睡时拿掉尿布。他甚至可能自己要求你拿掉尿布。当他小睡后，提议他去坐便盆。小睡时不用尿布有助于他过渡到夜间不用尿布。

8
当你们外出时

在你的孩子控制大小便的能力已十分可靠之前，你们外出时还是要给他包上尿布，但是可以在出去前让他事先坐盆排掉大小便，不过不要强迫他这样做。如果你们是坐车旅行，给他包上尿布，除非你们可以随时停车。带上一个便盆、一些备用衣服及一条旧毛巾，以防万一。

9
建议使用厕所

白天使用便盆几周后，向你的孩子建议，可以试试和你一样使用厕所。在马桶上装上一个小孩座位，使他放心不会掉下去。马桶前面放一个小凳子，让他踩着坐上马桶。开始几次帮他一下，直到他掌握为止。如果他只是想小便，打开盖，掀起座位，教他如何将阴茎对准马桶。如果是大便，帮他脱下裤子，爬上马桶坐下；女孩子也一样帮着脱裤、坐上马桶。站在她旁边，直到她大小便完毕，替她擦屁股，帮她下来。孩子至少要到4岁才会自己擦屁股。事后，他可能要自己冲厕所，那可当作是游戏。最后，你们两人都要洗手。

上厕所

放一个小梯子帮助孩子爬上去。她或许还想在结束时冲洗马桶——这就像游戏一样。

外出活动

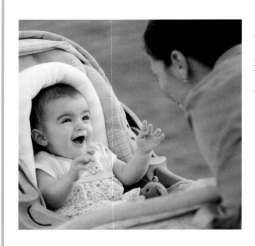

婴儿随着成长会越来越喜欢外出活动，他会发现所有的东西都是新奇而令人兴奋的——狗、人甚至超市。所以，婴儿车或折叠式婴儿车以及汽车上的婴儿座位，是新生儿的必需物品；如果长大了，其他有用的物品有背带或驮婴儿的折椅。一个带有更换垫的装更换物品的手提袋，出远门时很有用。

如何运载婴儿

选择什么方法来运载婴儿，可能会令你感到为难。简单来说，比较理想且实用的做法是选用带车架的活动床，以后再转成折叠式婴儿车。新生儿不能吹风及被烟熏到，折叠式婴儿车不能预防婴儿受风吹及烟熏。婴儿一旦比较大了，应该选用椅背坚硬、平稳牢靠的折叠式婴儿车。

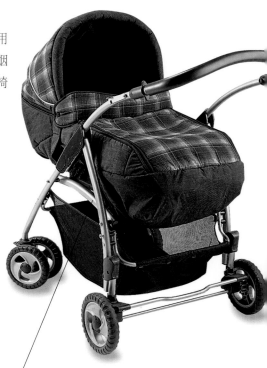

可折平的婴儿车（从3个月时开始使用）

☑婴儿可面向你或向前。
☑坚硬的椅背可以很好地支持婴儿。
☑折平后不用竖着。
☑轻便，容易操作。
☒婴儿不能在车里平卧。
☒不能为小婴儿挡风挡烟。
☒你必须为婴儿多穿点衣服，或买一条合适的夹被。
☒下雨时常常要临时加上塑胶车篷。

有防水罩婴儿不会淋雨

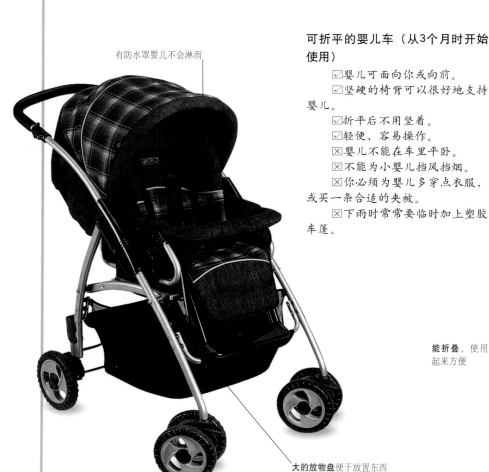

能折叠，使用起来方便

大的放物盘便于放置东西

带车架的活动床（自出生时就使用）

☑可以很好地防风及防烟。
☑你的小宝宝白天黑夜都可在此睡觉。
☑婴儿可用羽绒被塞紧。
☑有些活动床可改装成折叠婴儿车。
☑车架可折平。
☒在公共交通工具上使用它很笨重，不太方便。

婴儿车（自出生时开始使用）

☑可以很好地防风防烟。

☑婴儿坐在里面很舒服。

☑可以用到大约1岁时。

☒不能带上公共交通工具。

☒需要宽阔的地方放它。

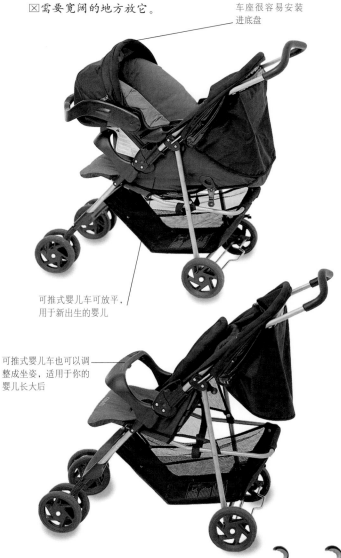

车座很容易安装进底盘

可推式婴儿车可放平，用于新出生的婴儿

可推式婴儿车也可以调整成坐姿，适用于你的婴儿长大后

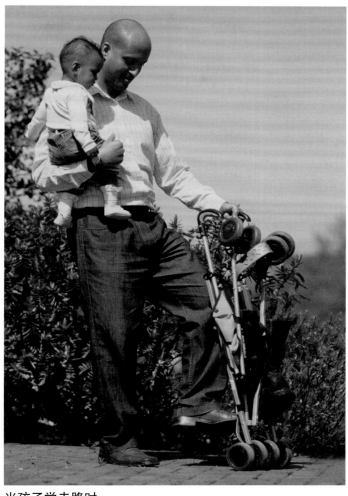

当孩子学走路时

用绳拉着她，以防她走失，是一个理想的方法，这比你用手牵着她可给她更大的自由。带上折叠式婴儿车，当她疲乏时可以用。

折成伞状的婴儿车（自6个月起使用）

☑可以整齐地折好，因此适合带进公共运输工具里，也适合空间有限的家庭存放。

☑最便宜的选择，也是最轻的婴儿车。

☒椅背软，不能很好地支持婴儿，因此不适合6个月以下婴儿使用。

☒通常没有放物盘。

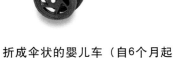

小婴儿车与折叠式婴儿车的安全问题

▲在把婴儿放入折叠式婴儿车之前，先检查婴儿车各部分是否在适当的位置上扣好。

▲把折叠式婴儿车调整合适，自始至终要用马鞍状安全带。

▲把小婴儿车调整合适，当你的宝宝开始会坐起来时，就要用马鞍状安全带。

▲婴儿车停下来，应将刹车拉上。

▲决不要让孩子自己起来。

▲决不要在车把上挂提包，因为可能把车弄翻。

▲决不要让孩子玩折叠好的婴儿车。

▲小婴儿车与折叠式婴儿车必须符合安全标准。

汽车旅行

现行法律规定，所有12岁以下的儿童，身高超过135厘米（4.5英尺）除外，都必须使用某种形式的儿童汽车座椅。法律还规定把后向座椅安放在前方安全气囊处于打开状态的副驾驶位置上是不合法的。如果说车祸是完全有可能发生的，那么你就应该尽力去遵循这些安全措施，以确保一旦有碰撞事件发生，你的孩子能尽可能地受到保护。

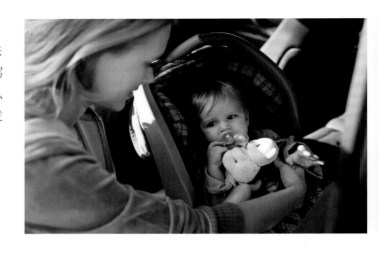

额外的安全保护

按照传统，只有婴幼儿才被放进后向座椅内。然而，最好的建议是你把较小的儿童也放进这样的座椅内（提供一个足够大的座椅），因为他们柔弱的、发育不全的颈部肌肉很容易受到前端碰撞的伤害。在这种情况下，如果一个孩子是坐在后向座椅内，孩子的整个后背承受着冲击产生的张力，而不仅仅是颈部。瑞典建议孩子坐后向座椅一直到4岁，研究表明，这种做法减少了92%的严重损伤，而前向座椅仅减少了60%。瑞典的汽车座椅允许孩子坐后向座椅直到25千克（55磅），这是全世界最高的后向体重限制。在网上可以买到这样的座椅。现在在英国，只可能买到体重上限为30—35磅（2—2.5岁）的后向座椅。因此，在规定改变之前，你可能不得不勉强接受一个有着最高体重限制的后向座椅的存在。

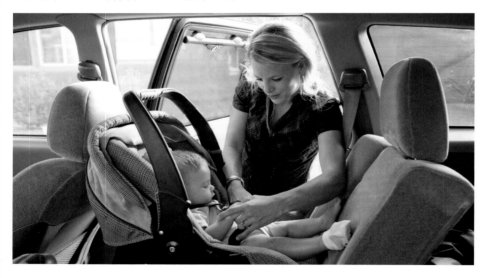

汽车内的娱乐

- 听故事或歌曲录音带。
- 和她一起唱歌。
- 把车外的行人、动物、房屋及货车指给她看。
- 带上手偶及游戏板这类玩具。
- 带上点心与饮品。
- 经常停车休息。

国际标准化组织固定装置（ISOFIX）

由于汽车的设计变化非常之多，因此制作一个能恰当地适合所有汽车的儿童汽车座椅几乎是不可能的。ISOFIX表示国际标准化组织固定装置，它是一个儿童座椅安装的标准，其作用在于使儿童座椅的安装变得快速而简单。因为ISOFIX在儿童座椅和汽车之间建立了严格的连接，因此使其更加安全。新的汽车和儿童座椅已装配有ISOFIX的接口，这样ISOFIX儿童座椅就可以轻易地插入到汽车的ISOFIX接口中了。它的终极目标是让你购买的任何ISOFIX儿童座椅能插入任何汽车的ISOFIX接口。然而，在目前，你仍然需要检查你选择的ISOFIX座椅是否与你的特定车子相匹配。许多座椅制造商会在他们的网站上列一个适用表，告诉你他们的座椅适合哪款车型，还有，汽车经销商也会在安装座椅上建议你哪款适合他们车型的ISOFIX接口。当你要买一个儿童座椅时，最好在买之前先在你的车内进行试验。

从出生至12个月（或9千克/20磅）

最安全的做法：面向后的婴儿座位，放在后排的座位上，按照制造商的说明，用成人的安全带固定在合适的位置上，或者，倘若你的汽车没有气囊，就放在前排座位上。用马鞍式安全带绑住你的孩子。汽车座位必须符合安全标准。

要记住，在选择汽车座椅时，体重的参考价值要比年龄和身高都重要。最好选择声誉好的供应商，他可以建议你哪种座位最适合你的孩子。

1—4岁

最安全的做法：选一个较大的、直到孩子4岁时都能允许其脸朝后的后向座椅。座椅不但改善了孩子的侧边冲击保护性能，而且它还有一个头部支撑靠枕，这个靠枕增加了靠背的长度，也就是说增加了儿童在座位上实际可使用的高度。座椅备有健全的背带系统，能够减轻儿童在汽车发生意外碰撞时所受到的冲击力。寻找一款有斜躺功能的座椅，以便于从孩子一出生就可以使用。这将意味着在你的孩子长大到可以坐前向座之前，你仅需做一次购买。

4—11岁

最安全的做法：面向前的儿童座位用专用工具固定在后排座位上，用安全带将孩子固定好。有些汽车用儿童座位可以用后座的安全带固定。对于大点的孩子或是体形较大的孩子（6岁以上或体重在22—36千克/48—79磅），既然成人的安全带不适合他们，调高座位或是加上坐垫就可以了。旅行中的孩子，不管年龄大小，坐在后排要比坐在前排更安全些。

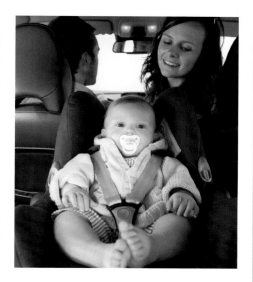
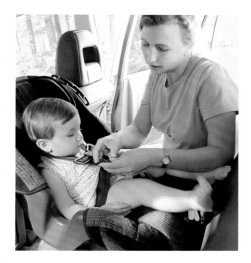

汽车内的安全

▲ 决不要让任何坐车的孩子在行车时没有绑住，一直要用马鞍式安全带将你的孩子绑在她的座位上；

▲ 汽车快速行驶时，不要把孩子放在你的膝上或是抱在手中；

▲ 如果你的汽车有气囊，不要把婴儿座位放在前排乘座上，孩子在后排会更安全些；

▲ 如果遇到交通意外，你需要把你的安全带、儿童座位及其固定装置都换掉，它们可能已经被损坏了；

▲ 同样的道理，也不要购买二手的安全带、儿童座位和固定装置；

▲ 在你的风挡上装一个镜子，这样你不必回头就可以看到孩子的情况；

▲ 在你的后车窗贴上一个标记：车内有孩子；

▲ 需要时挂一个遮帘；

▲ 给大点的孩子用放在后座的、可调高的座位。

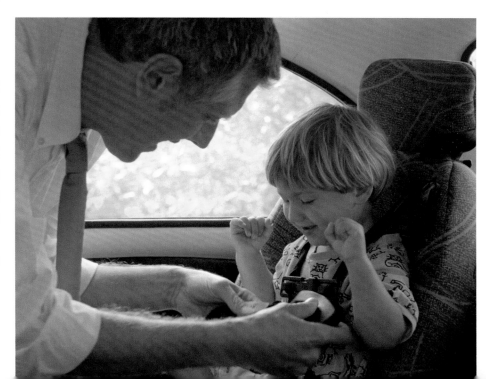

离开你的孩子

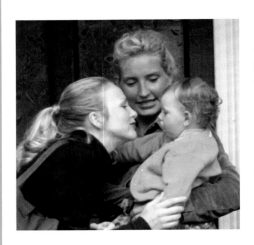

第一次离开你的孩子对你来说是个巨大的考验。即使你只是用一两个小时去购物、健身或者看电影；即使你把他留给你最信赖的朋友、爷爷奶奶或者保姆，这对你来说也可能是非常痛苦的。你或许会为你拥有短暂的轻松而负有罪恶感，因为你要脱离照顾新生儿的全部责任而去享受自由。

帮助你的孩子习惯他人

保姆

在孩子的早期，对他来说，没有什么比充满爱意的你的出现更为重要的了，但是最终，他会认识到分离的存在。如果他能有机会认知外部的世界，学习到不依赖于你，可与爷爷奶奶、保姆和朋友等其他人建立起亲密的关系，到学龄期他就会较容易融入学校生活，而且容易建立自信。

让你的孩子从小适应一个固定的保姆，这并不是无足轻重，也不是自私。

如果你计划在一年左右恢复工作，事实上，你要让他明白，有人可以让他依靠，有人在关心他。你能帮助去做一些事情，使孩子和保姆都能从中受益。

■ 告诉你的孩子即将发生的事情。即使他太小而不能理解，他还是能感受到你的安慰。

■ 如果你要在晚上出门，确保他认识保姆，这样，他不会在睡梦中醒来被一个陌生人吓到。

■ 要安排一个新保姆的时候，不要在孩子疲倦、饥饿或者生病的时候，找个你认为他最机灵、快乐的时候。

■ 如果你有了新的保姆，不要急着出门，即便你很着急，花点时间抱着他让他看看新的保姆，让他看到你喜欢新的保姆。

■ 告诉保姆哪些是他钟爱的玩具，以及他喜欢怎样玩。

■ 如果保姆要哄孩子睡觉，确保她了解他睡觉的习惯，这样，他能愉悦地进入睡眠。

离别的焦虑

通常在孩子7个月到1岁之间，你的孩子对你有强烈的依恋，甚至不愿意你走出他的视线哪怕1秒钟。当你把他放下的时候，他会紧腻你；你把他留给别人的时候，他会大哭。不用担心这样的行为。这种"离别的焦虑"是正常的，而且意味着他意识到你的离开，意识到你的重要性。即使最腻人的小孩最终也会学会独立。但同时，耐心地接受他对你的依恋。如果你要离开，那就告诉他你要走。坚定地说再见，即便你心里很忐忑不安——你的孩子对你的感觉表达是非常敏感的，如果他感受到你的焦虑，他也会难过。告诉他你要去哪里，保证你一定会回来。

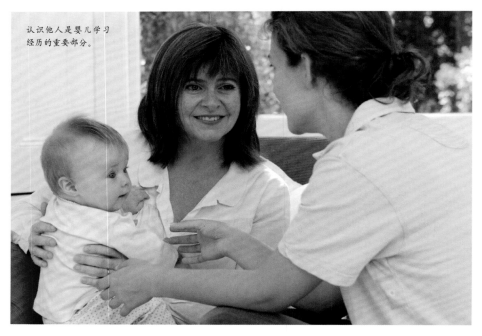

认识他人是婴儿学习经历的重要部分。

怀抱和安慰的小毯子

到八九个月的时候，大部分的婴儿对于他可以怀抱的钟爱的毛绒玩具、小毯子或者一些对他有特别意义的玩具表现出强烈的依恋。这种对怀抱物品的亲密感甚至在1岁之后更为强烈。孩子可能走到哪里都抱着它，睡觉也要抱着它。通过怀抱或者吸吮而从中获得安慰。最终，这变成了"依恋物"，当孩子疲倦、恐惧或者不开心的时候，它能给他带来安慰。孩子的怀抱物可能会变脏、变旧，由于孩子不愿意让你清洗它，它最终会变得很不卫生，然而它具有孩子熟悉的味道，这个味道也是能够给予安慰的部分。不用试图劝他放弃，因为它确实满足了一种真实的需求。把它放在手边，确保保姆知道它，并且保留同样的另一个，放在安全的地方以免丢失而造成"灾难"。

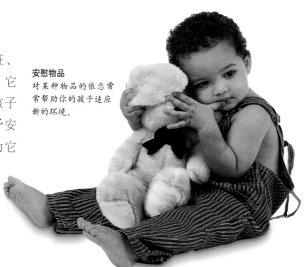

安慰物品
对某种物品的依恋常常帮助你的孩子适应新的环境。

托管选择

返回工作

无论你决定返回工作的原因是你热爱工作，还是经济需要，首先这必定会给你带来压力。是否能平稳地过渡取决于你如何合理地安排托管。你需要花点时间才能把一切安排妥当，所以不用担心起始阶段出现的困难。孩子的可塑性是非常强的，很快就能适应新的环境。但是在前几个星期，当你下班回来，你还是要注意观察孩子，如果他的行为有异常或者非常不开心，你或许要重新考虑你的托管规划。

祖父母照顾

这是一个让祖父母非常乐意的安排。重要的是让他们知道和尊重你教育孩子的观点，反之，你也要尊重他们的观点。否则，当你觉得他们"越权"的时候，就会出现很多问题。

和朋友或者亲戚们分担

如果你乐意选择兼职工作，而朋友或者亲戚也有小孩的话，让他们帮忙分担照顾也是一个可以接受的选择。

重要的是一旦安排好时间，就要坚持下去，双方都不会觉得被对方拖累。

保育员

这或许是最经济的方法之一了。要找一个在官方注册过的保育员。一个注册过的保育员可以在她自己家里照顾3个5岁以下的孩子和另外3个8岁以下的孩子（包括她自己的孩子）。

保育员的家会被官方检查，警察会调查16个附近的邻居以了解情况。但是你也需要同保育员交流，确信她是你要找的那个能够照顾你孩子的人。或许很难让一个太小的婴儿找到合适的地方。

保育院

私立保育院提供全天托管，通常从早晨7点到下午6点，假期也开放。保育院费用昂贵，但是会有一批专业人员照顾孩子，而且环境良好。大部分保育院设有针对2岁以下孩子的专门区域。

保姆

这是最昂贵的选择。但是你可以考虑同别的家庭分担这笔费用。有保姆意味着你的孩子在自己的家里能得到一对一的照顾。一个合格的保姆具有保育资格证书，比如全国保育机构委员会颁发的证书。在让保姆为你工作之前，一定要检查她的注册文件和资格证书，别忘记查证她的推荐信。

家政助理是妈妈的帮手而不能代替妈妈的角色。家政助理未受过训练，只有很少的照顾孩子的经验。她不是一个合适的能独当一面去照顾孩子的角色。家政助理可能不熟悉你所在的地区的情况，要确保让她知道紧急联系电话。

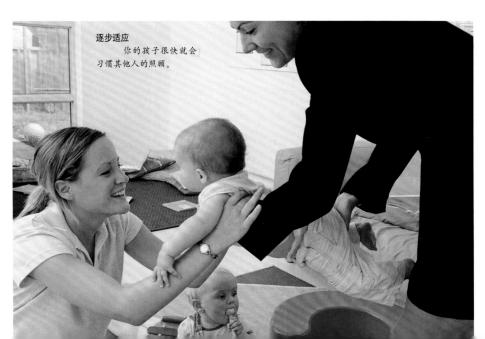

逐步适应
你的孩子很快就会习惯其他人的照顾。

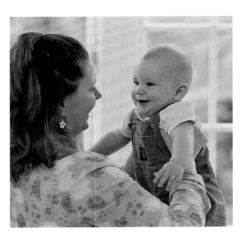

成长与学习

看着孩子成长与学习各种技能的过程是令人着迷的。每一阶段都会有一些新的表现：最初是翻身、学坐、学爬、学走路等；一旦掌握这些之后，他将学习说话与提高他的协调功能与灵巧性。可能当你注视到他最初迈出的那几步时并不那么激动，但是第2年他表现出的不太令人瞩目却更为精巧的技能，会使你感到很得意。整个学龄前阶段，你的孩子需要你的鼓励与关心。

最初6个月

在这几个月里，你将看到你的宝宝真正长成"人"了，他能以迷人的微笑及发出咯咯的笑声来回应你。虽然这阶段需要许多玩具，但是大部分玩具，他需要也喜欢你和他一起玩。当他睡醒时，要花时间与他说话，对他笑，并对他的表情有所回应。让他看东西的形状，听声音，探索东西的质地构造，这些也是很重要的，能促进他成长。无须买昂贵的玩具，旧的明信片与相片、非玻璃做的镜子、会发出声响的东西、他能摸到的东西、穿在你身上的衣服，也都能起到与玩具同样的作用。

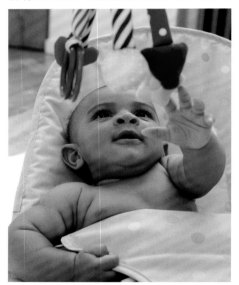

物体与声音

大约6周时，让你的宝宝睡醒时用一点儿时间坐在摇篮里。如果你拿会发出声音并有颜色的东西给她看，她会扭动身体并伸出手、脚来表示她的兴趣。如果你把一些较轻的东西放在她手中，她能够抓住，而且很快她就能伸出手来笨拙地抓东西了。

认识自己的身体

给婴儿机会去探索她的四肢及身体能做什么。俯卧时，她会用手向前移动，用脚在后面踢，甚至可用肚子平衡。给她往身上轻轻擦婴儿油时，也可教她认识自己的身体。

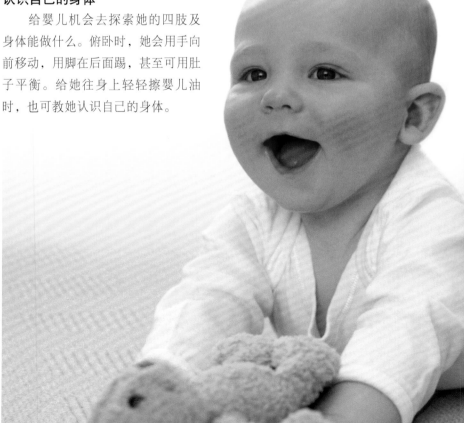

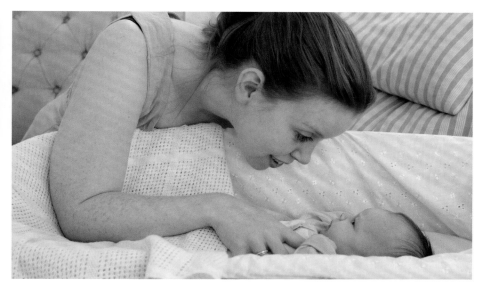

相互熟悉

在生命的最初两个月里，婴儿只能看到25厘米（10英寸）以内的东西，因此你和她说话时，你的脸要靠近她，而且表情与笑容要夸张一些。就是这种目光的交流帮助你的宝宝长大成人，而且让她看到这种挚爱的关系就在身边。

翻身

在最初6个月里的某一时候，你的宝宝将学会翻身。开始时，由俯卧翻成仰卧，然后由仰卧翻成俯卧。翻身给他一个了不起的成功感觉。最后，他将开始为自己的目的而移动身体。记住即使他尚未学会翻身，他也能从高处跌下来，因此绝不要把他放在你照顾不到的高处，甚至床上也不安全。

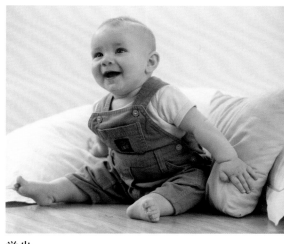

学坐

当你的宝宝能更多地控制身体的时候，用坐垫围着他，帮他学习坐。这些坐垫将帮助婴儿平衡，如果他倒下，可以保护他。

早产儿

早产儿可能比一般婴儿发育慢，达到每一发育阶段的时间比较晚。记住他实际上有两个"生日"：一个是他出生的日子；但是在最初几个月里，更重要的"生日"应是他预期出生的日期。如果你把他提前离开子宫的那几周考虑进去的话，你很可能会发现他的发育一点儿也不慢。定期带他到诊所检查，到2岁时，他应该追上其他同时出生的孩子的发育进度。

阶梯图

婴儿并不都是以同样的速度发展，或在某个特定时间掌握某个技能的。但因为他们所学的每一样事情都像是下一发展阶段的"垫脚石"，所以他们获取技能的顺序是相同的。下面的图表列出了你的孩子在各个方面的成长"阶梯"——身体动作，手灵巧度，听力、视力和说话以及社交行为和表现。你的孩子学习一些事情可能比表中标出的平均水平早一些或是迟一些。

幼儿成长阶梯

年龄	身体动作	手灵巧度	听力、视力和说话	社交行为和表现
1个月	仰卧时头侧向一边；扶着坐起时，头向前倒，背部全弯；扶着站在稳固的表面，脚向下用力，挺身，经常做出反射性"走路"动作。	双手通常是握着的，但是如果你的手指接触到他的手掌，手就会张开来抓住手指。	巨响会惊动他。头和双眼会转向亮光处。眼睛会随着悬挂在15—20厘米（6—8英寸）远距离的玩具而动，并从一边慢慢转到另一边。	被抱起来或跟他说话时会停止哭叫。喂奶或跟他说话时会专心地看母亲的脸。
3个月	仰卧时头能放正，踢腿有力；扶着坐起时，头能直立几秒钟；脸朝下放着时，能抬起头和胸部以上；扶着站起时，双脚能放在稳固表面上，膝盖弯曲。	观察自己的手，开始能握紧和松开小手。放在手中的摇铃能抓一小会儿，但不会同时去看它。	非常敏捷，对人脸感兴趣。移动头张望四周。放在脸部上方的玩具靠近时眼神会聚集。听到母亲的声音会微笑。跟他说话或高兴时会发出声音。听到声音会把头和眼睛转过去。	5—6周时会微笑。能识别一些事情，如洗澡、吃奶等，并做出微笑、发出哦哦声、兴奋等反应。对友好的逗弄、挠痒、说话、唱歌有明显的高兴的回应。
6个月	仰卧时头能抬起；有支撑能坐；握紧他的双手，他能拉自己起来；打滚；脸朝下放着时，能抬起头和胸部；扶着站在稳固表面上，能撑起自己的重量并弹跳。	伸出双手去抓他感兴趣的目标，通常用双手去捞，偶尔会用一只手。故意摇动摇铃，经常能在摇的同时看着它。每样东西都想放进嘴里。	用单音或双音节"唱歌"或自言自语，例如"咔""嗯"等。听到妈妈的声音立即转过去，烦躁时会尖叫。能听出妈妈不同的语气并做出回应。	玩的时候会大笑、轻笑或大声尖叫。对生人仍然友好，但有时会表现出一点儿焦虑，尤其是在看不到母亲时。玩具掉了，他就会把它忘掉。
9个月	能独自在地板上坐10—15分钟；在地板上靠翻滚和蠕动前进，试着四肢着地爬行；能攀着比他自己高的支撑物站起来；扶着站起来，双脚能自觉交替迈步。	将物品在两只手里来回地传递检查，伸出一只手去抓细小的目标。能找出大人让找的玩具，但不会递走，只会掉在地上。给他喂饭时会抓小勺。	大声叫喊来吸引注意力，听一听再喊。用长音节发出含混不清的调子，如"吧吧"。理解"不"和"再见"，模仿成人的声音像咳嗽等等。饶有兴趣地观察人和各种活动。	会寻找从童车或者桌边上掉落的玩具，能找出部分被藏起来的玩具。玩"躲猫猫"游戏，看见生人会小心翼翼，抓紧熟悉的成年人并把脸藏起来。

（续表）

年龄	身体动作	手灵巧度	听力、视力和说话	社交行为和表现
12个月	能坐很长时间，爬得很快。能自己站起。扶着东西蹒跚地走。牵着双手或一只手可以走。或许能单独站一会儿，也可能会单独走路。	能用拇指和食指捡起小东西，能指出他想要的东西，抓着勺子但一般不能自己使用。靠一点点帮助可以用杯子喝水。	知道自己的名字，被叫时能做出反应。连续大声地发出含混不清的语音。会表现出他能理解几个熟悉的词语和一些与手势相关的命令，像"拍手"等。	对家人表现出喜爱。试着配合穿衣。故意扔掉玩具并看着它们落地。模仿拍手和挥手再见。反复地把积木从盒子里拿出来放进去。
15个月	两脚分得很开，走得不稳。从站改为坐时，知道隆起后背或双手撑着前倒。能爬高。能够弯腰从地板上捡东西。	按示范能用两块积木搭一座塔。会抓彩笔并模仿乱画。能把勺子放进嘴里舔，能接住递给他的杯子，也能递回来。	会清楚说出2—6个单词，能理解的要比这多很多。能执行一些简单指令，例如把门关上等。对书中的图画感兴趣并拍打页面。	更积极地配合穿衣。容易烦躁和沮丧。十分依赖母亲带来的安全感。在平地上能推动大型的带轮玩具。
18个月	走得很好。跑得有点僵，不能绕圈跑。走路时能抱个大玩具。牵一只手能爬楼梯。能后退着往下爬。能坐在台阶上挪动着上下几级台阶。	能巧妙地夹起细小的东西，明显偏好使用某一只手。以明显偏好使用的那只手握彩笔乱画。按示范能用3块积木搭起一座塔。	快而含糊地自言自语。会用6—20个单词，能理解的要比这多很多。说并尝试唱童谣。喜欢图画书。经常指认出有色物体。翻书时一下翻两页。	会脱鞋、袜子和帽子。不再往嘴里塞玩具。能安心一个人玩儿，但喜欢靠近成人。感情上还十分依赖熟悉的成年人，尤其是母亲。
2岁	跑得很稳。能倒着走。会拉带轮的玩具。在家具上爬上爬下。扶着栏杆上下楼梯，两步一个台阶。能扔小球。坐在带轮玩具上能靠双脚前行。	能用6块或更多积木搭起一座塔。无意识地画圆圈和圆点。能模仿画出竖线。看过一次后就能从照片中认出熟悉的成人。	可以一页一页地翻书，会用50多个单词，能把2个或更多的词一起构成简单的句子。把自己和名字联系起来，经常问物品的名称。会唱诵童谣和儿歌。	在家里跟在母亲身后模仿她做事情，玩假扮游戏。玩耍时靠近其他孩子但不和他们一起玩。受挫时爱发脾气，但容易被化解。
2岁半	独自上楼梯，但下楼需扶栏杆，两步一级。爬简单的攀登架。双脚跳。踢大个儿的球。能坐在三轮车上并操纵，但不会蹬踩。	能用7块或更多积木搭起一座塔，把木块等排在一起形成"火车"。看过示范就能画出水平线和圆，熟练地用勺子，可能会用叉子。	会用200多个单词。知道自己的全名。分得清主宾格的"我"和"你"。经常提问。能说一些童谣。看过一次后就能从照片中认出自己。	受挫时叛逆、猛烈发脾气，而且不太容易化解。爱玩假扮游戏，喜欢观察玩耍中的其他孩子，可能和他们一起玩一会儿。仍不愿意和别人分享玩具。
3岁	双脚交替独自上楼梯，下楼时要双脚放同一阶。攀爬敏捷。骑自行车，踮脚走路。单脚站立一会儿。盘腿坐着。	熟练运用刀叉吃饭。会洗手。自己穿、脱裤子。能用9块或更多积木搭起一座塔。能画出带有头和一些特征的人像。用大刷子"画"。会用剪刀。	能说出全名、性别，有时也知道年龄，能进行简单会话，能谈论过去的经历。喜欢听故事，自己喜欢的故事会要求听一遍又一遍。会对比2—3种基本的颜色。	发脾气少了，变得亲热。喜欢帮助成人做事情。喜欢在地上玩砖头、汽车等等。和其他孩子一起玩。理解"轮流"的意思。对待比自己小的孩子很亲热。

下半年的6个月

这几个月里，你的宝宝会很快地学会很多东西。他将不用靠住其他东西便可坐直，可能会爬，到他1岁生日时甚至可以站。但是，这些进展是不稳定的，而且也不是每个孩子都经过每一阶段。这6个月，他爱把每样新东西都放进嘴里，借此来探索、学习。从现在起到2岁左右，要确保决不能让他拿到任何尖的、有毒的或小到可以吞下去的东西。

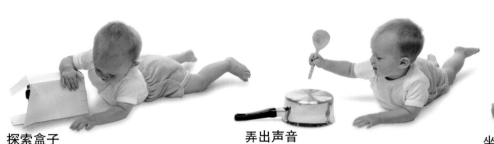

探索盒子

如果婴儿发现装玩具的盒子就像看见玩具那样着迷，你不要奇怪。可以给他玩，但事前要检查盒子，取走钉书钉之类的危险物品。

弄出声音

一把木汤匙及一个平底锅便组成了极妙的鼓棒和鼓，你的宝宝喜欢不断噼噼啪啪地敲响它，倾听那响亮的声音。

坐直

婴儿最初学坐时，为了保持平衡，他会向前倾，并将两腿斜着向外伸直。（在他真正能坐稳之前，在他背后要放一个垫子）现在他两只手可以空出来去进行探索了。

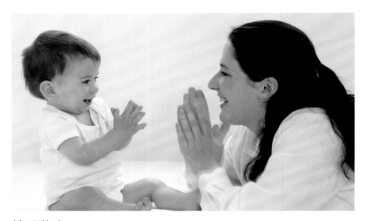

拍手游戏

给婴儿每只手一个立方物体，当他两手相拍时，你也一起拍手。

爬

能到处爬行是了不起的成就。他可能两条腿表现不一样：一边用力一边不用力，用力的一只脚拖着另一只脚爬，这种情况很正常。

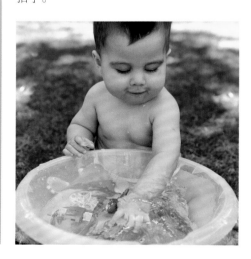

玩水

让婴儿知道水的特性，把水淋到她手上让她感觉到。玩水时，筛子与胶杯比玩具桶更适合给她玩。

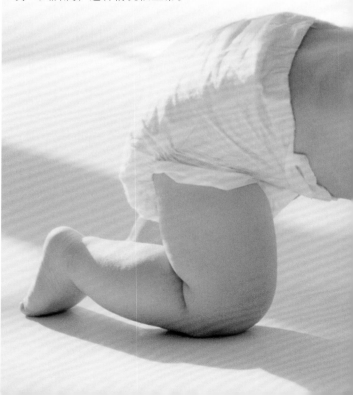

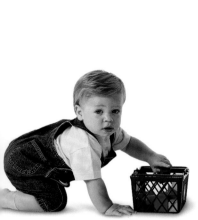

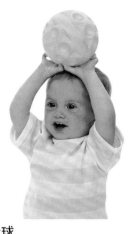

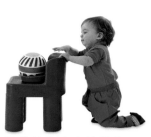

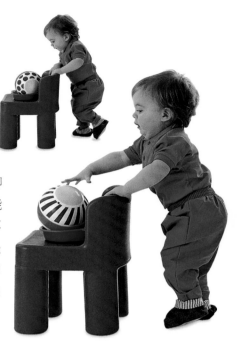

盒子与物体

给较大的婴儿一个盒子及一些空的线轴，她很高兴一个一个把线轴拿出来，然后再把它们放进去。

玩球

7个月时，婴儿看到球在地面上滚会着迷，当他偶尔碰了球，让球动起来，他会感到惊讶。到1岁时，他可能会拿起球，扔球。

扶着站起来和扶着走

10个月时，婴儿的手脚可能已能够很好协调，使他能扶着家具自己站起来（任何不稳的东西要拿开）。下一步是开始扶着家具向一边拖着脚走，走了一阵之后，他可能会当的一声坐下。

婴儿围栏与婴儿行路车

如果你必须离开你那能活动的孩子几分钟，譬如去开门，婴儿围栏（playpen）是一个有用的安全地方。但是决不要让他去里面超过几分钟，太久了，他可能会感到受冷落而不耐烦。

婴儿行路车是带轮子的椅子，婴儿可以一边走动，一边推动着车子四处走。但是可能会拖慢婴儿学习走路的过程，因为行路车可削弱婴儿自己要走路的动机。

决不要让婴儿单独留在婴儿行路车里，因为很容易翻倒，尤其是碰到房间之间的矮台阶时。

爬楼梯

你的孩子一旦对楼梯有了兴趣，从安全上考虑，干脆就教他如何爬楼梯，让他面向楼梯，看着楼梯往上爬或往下爬。可以装一道挡栏，以防你看不见的时候，他自己爬上爬下。

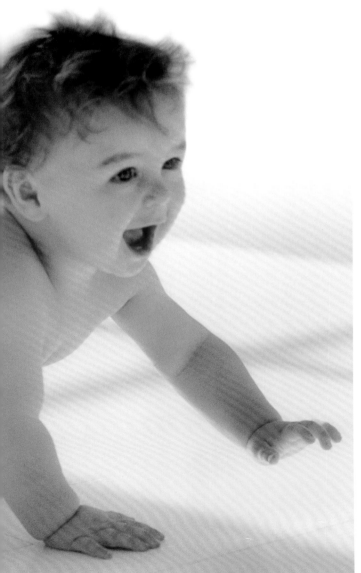

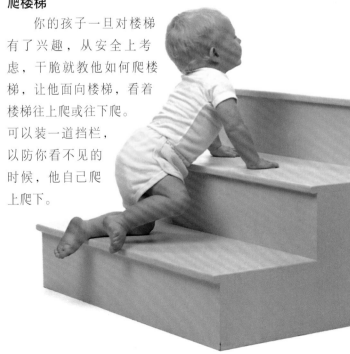

第2年

开始迈出的几步与最初说出的几个字可能是你的孩子在第2年里最令人兴奋且最重要的成就。这一年的中期，手的操作明显了，他将明显地表现出偏爱使用某一只手的特点，一旦开始学写字及画画，这个特点就更明显了。虽然他可以自己玩一会儿，但是你仍旧是他必不可少而且最有益的玩伴，也是他印象最深刻的老师。

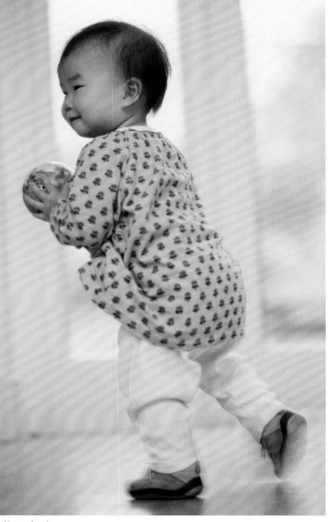

学习走路

一旦你的孩子没有人扶而犹豫地迈出最初的几步，几天后她就会兴高采烈地摇摆着走了，虽然不那么稳定。她将保持双脚分开及伸出双手来保持平衡。让她尽可能赤脚走路，只有在出门走路时才穿鞋。

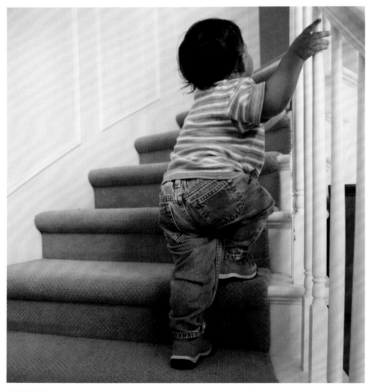

用楼梯

到这一年年末时，孩子的信心以及技能已足以使他能面向前、直立着上下楼梯。

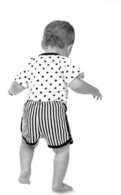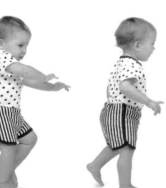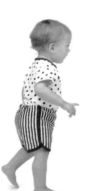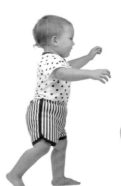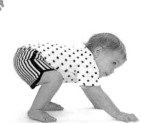

最初几步是不稳的

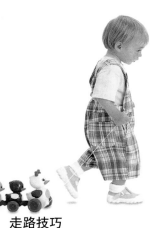

走路技巧

拉着走的玩具，有助于培养他对平衡的感觉。

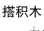

模仿你

模仿你做事，是孩子学习事物的一种方式，而且"帮助"你做事总是他最喜欢的"游戏"，给他玩具工具，以便于他和你一起"干活"。

搭积木

大约从18个月起，孩子将能用4块甚至5块积木搭一座塔。

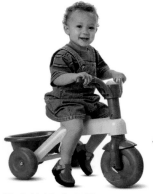

较大的活动玩具

大约18个月时，简单而平稳的可以骑的玩具可以增进孩子的协调能力与信心，给他一个新挑战。

用蜡笔

这一年的下半年开始教他用无毒的蜡笔，现在他只是乱涂，很快他就会画出笔画了。

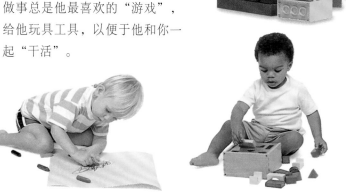

认识形状

分辨出不同形状的物体，放进相应的孔内，是很能吸引孩子的具有挑战性的一课。当他正确地放进时，要大力赞扬他。

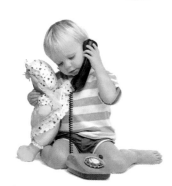

练习说话

电话与洋娃娃是两样珍贵的玩具，婴儿可用它们模仿你说话，练习与人沟通的技能。

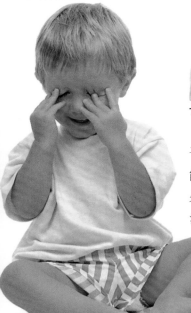

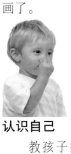

认识自己

教孩子指他的眼睛、鼻子及耳朵，并且看他是否也能指出你的眼睛、鼻子及耳朵。这样做可以扩大他的词汇量，并帮助他认识到自己作为一个人所具有的一些特征。

学说话

孩子最先说出的字可能是"爸爸"或"妈妈"，可能在他1岁生日前后说出。此后每个月大约可说出2—3个新的字，到2岁时，可能会把两个字连起来说——"我去"，一共可能会说200字左右。帮他提高说话的能力有下列途径：

■ 与他说话。

■ 在和他玩的游戏中，继续要有讲解图画书与念儿歌。

■ 用心听他讲，对他说的内容表示感兴趣，并努力搞明白他说的是什么。

■ 不要打断他，让他再"恰当地"重说；开始时，他不会正确地发音。

当你回应他的话时，使用成人语言，这样他能听到正确说法。

■ 说话清楚且直接。

■ "把积木放到顶上"，"让我们看看能否将可爱的红积木放到另一块积木的上面"的说法清楚明了，不会造成混乱。

第3年

这一年，你的孩子萌发中的想象力将使你感到惊讶。这种想象力可以用任何东西来做游戏，不要浪费钱去买昂贵的工具与玩具，现成的昂贵的玩具只能扼杀孩子的创造性。一个硬纸盒可用来做房屋、汽车、船与宇宙飞船——当它变邋遢时就扔掉，再拿一个新的（除去所有的钉书钉）。一张床单盖在两把椅子上，就成了一个避难所、一顶帐篷、一座房屋——他能联想到任何东西。到这年的年尾，你的孩子可能加入小组游戏，开始和其他孩子进行有益的游戏。你将会发现当你要他做什么事时，他会坦率地提出建议与理由。

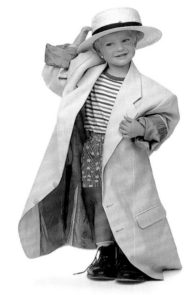

装扮

"让我们来扮着玩"是任何年龄的孩子都十分喜爱的游戏。你的旧衣服、鞋、手袋及帽子等都是理想的装扮用品，而且用这些东西来装扮，比用在玩具店里买的儿童专用的装扮服装更有趣。

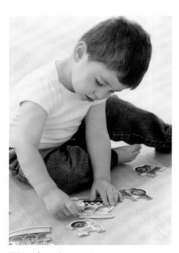

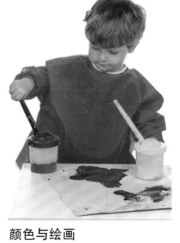

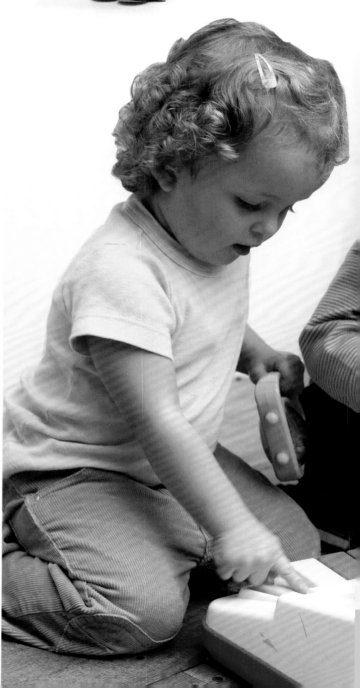

用不规则图形拼图

拼图需要精神集中、灵巧及看得明白。如果他很快就不玩了，试着给他简单一些的图形。

颜色与绘画

绘画是认识颜色与构图的好途径。给他粗的画笔及不会把水溅出来的瓶，注意保护他的衣服。

想象中的朋友

洋娃娃及玩具熊会成为男孩或女孩的朋友，他会像你安排他的生活一样去安排洋娃娃或玩具熊的生活。

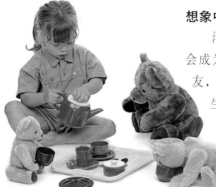

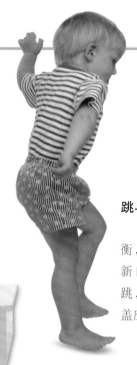

跳与跑

学习跳、跑与平衡，对他的身体是一项新的挑战。和他一起跳，做给他看着地时膝盖应如何弯曲。

手的运用

帮助孩子练习手部的精细动作。现在他可以旋上及撕下一些小东西，而且很高兴用玩具陶土和你做面食的面团来捏成各种形状。

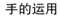

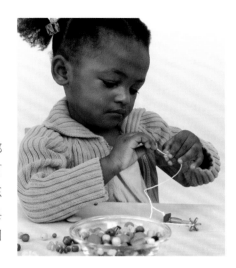

一起玩

玩堆沙游戏始终是很有趣的。教孩子如何用桶及铲子，并且告诉她不要扔沙。她很快就会发现她自己有多大的创造性。不玩时要盖好沙坑，防止被狗、猫弄脏。

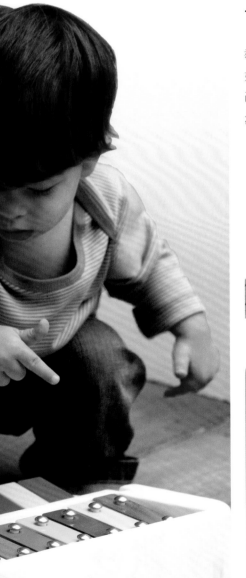

与他人分享玩具及一起游戏

需要一定时间，孩子才能懂得和别的孩子分享玩具及依次轮流玩的道理。大约2岁半至3岁期间的某个时候，孩子将第一次和别的孩子一起玩，友好地与他人分享自己的玩具，并且参加集体游戏。这个年龄适合让他与其他孩子一道玩，多与相同年龄的孩子一起玩将更快和更容易学会与别人相处。

你自己能提供许多玩的好机会：沙坑、戏水池、连锁塑胶积木、装扮、准备节日灯饰——所有这些都是让孩子在一起学会积极相处的极好途径。然而，在整个学龄前阶段，你的管理与监督很重要，要时时注意检查安全问题。此外，当他们发脾气开始吵架时，要予以制止。

和孩子一起玩的游戏

　　大多数父母都知道和孩子交流是多么重要，但并不是所有的父母都能轻松做到，而不必感到尴尬或是难为情，这就是父母同孩子一起做游戏很重要的原因之一。这些游戏为你和孩子的互动提供了一种自然的途径。很多游戏中含有节奏简单、重复性的、孩子们一学就会的童谣和儿歌，这些童谣和儿歌会刺激他的语言发展。以下是一些很受喜爱的亲子游戏。

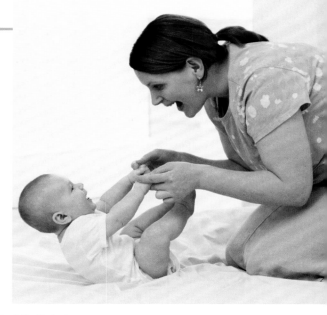

挠痒和触摸游戏

　　这种游戏是孩子最为钟爱的，就是用你充满了爱意的双手触摸孩子的身体。你也会惊讶地发现，玩任何一种这类游戏时，孩子很快就能对此理解，并有所反应。当你唱"车轮在汽车上转"时，你可以将他的整个身体都活动起来，他的腿变成车轮，他的胳膊也变成了一开一合的门，或者摇来摇去的雨刷。你可以一边轻捏他的小脚指头，一边说"这个小猪猪"，然后说"回家的路"，你的手指顺着他的脚趾向上滑到他的头部，他会非常享受。此类的游戏有，"绕呀绕，绕着花园走"，或者"这里住了个小老鼠"。他会非常喜欢这些游戏。

捉迷藏

　　从婴儿时期到小学生的"找顶针"游戏，捉迷藏能够如此的令人神往。孩子的第一次"寻宝"，就是看到你当着他的面把他的一个玩具藏在毯子或一块毛巾的下面，然后，你说

"玩具去哪儿了呢"，这时使他发现藏着的玩具确实仍然在那儿——就在毯子下面。你可以通过使用3块毛巾来逐步地增加兴奋点——玩具在哪块毛巾下面？想找到它必须要遵循的基本规则——玩具在一块毛巾的下面，而不在其他完全不同的什么地方——要记住玩具在哪块毛巾的下面。

　　"藏猫猫"是这类游戏广为流传的一种变化形式。看到你的脸从视野里消失又重新出现所带来的惊奇，可以引起婴儿快乐的喊叫。你可以和孩子一起玩"跳跳人"游戏：当他转过身去，你就不见了，当他跳着转来转去就又看到你，这时他就会欣喜地喊叫。即使在你的宝宝喜爱上这个游戏时只有6个月大，他仍将会在以后喜欢并享受这一游戏。当他再长大点，他将模仿你，把手背在身后或在毛巾下面藏东西。他将经过这样一个阶段，在此阶段，他会认为，由于他看不到你，所以你也看不到他。这是正常的并且当你把它转变成一个游戏时是充满乐趣的。

运动游戏

　　这类游戏的内容是在父母的膝盖上骑坐或蹦跳。比如"骑竹马""这就是骑马"和"骑马到波士顿"等。游戏的剧烈程度可以根据婴儿的年龄和性情来定。你的孩子会很快学会表达他何时还要再玩，何时已经玩够了。

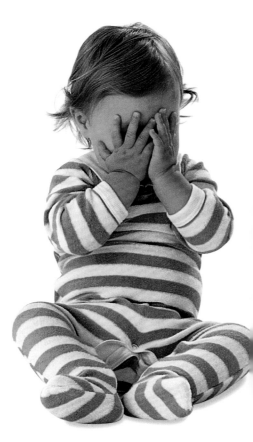

唱歌和语言游戏

童谣和歌曲是文化遗产。在适合小孩子的众多优秀的音乐和歌曲磁带中，少数几个是汽车旅行途中的无价之宝。然而，最好是你亲自唱给你的宝宝听。所有的宝宝似乎都喜欢听唱歌。给你的宝宝唱些诸如"一闪一闪小星星"和"摇宝宝"之类的摇篮曲，这样有助于安抚他。他将欣赏这些摇篮曲的节奏和韵律。在手指剧歌曲如"小小蜘蛛"中，你的手的动作可以加强歌曲所表达的意思，从而有助于宝宝的记忆。

歌曲是促进宝宝的语言发展和帮助他理解与认识周围世界的最好方法之一。以"一只小猪"为例，探究了来去和对立面概念（去市场、在家里；有烤牛肉、什么也没有）。

"老麦叔叔有个农场"将教给他一些关于动物和动物的叫声的知识。当宝宝到三四岁的时候，他开始欣赏韵律和那些无意义的韵句。你可以胡乱改编那些他熟知的歌曲而引他发笑，很快你就会发现，他开始模仿你并且有了他自己的版本。

传物游戏

似乎所有的孩子都喜欢一种简单的传递东西的游戏。和孩子面对面地坐在地板上，把一个弹力球或有轮的玩具轻轻地向他滚过去，他会捡起玩具然后把它还给你，也可能只是想拿在手里仔细检查，甚至可能去咬它，他甚至还可能把想要递给你的玩具又拿了回去，这都非常正常——虽然他学会了抓东西，但仍然还不知道怎样递出去。不要试图把玩具从孩子手里强行拿走，只要告诉他这是多么好的一个玩具，并且不停地和他聊天就可以了。

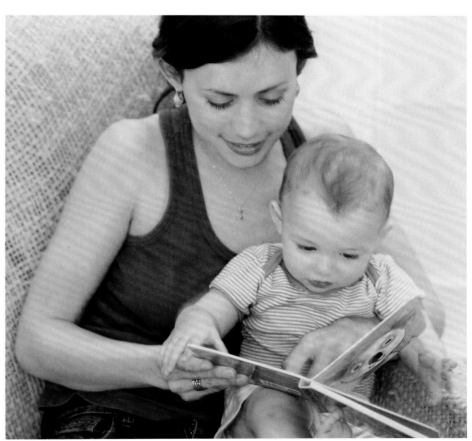

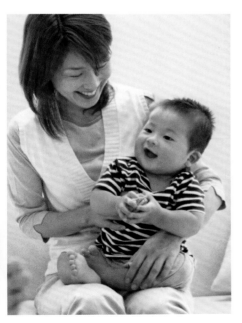

读书

在你的孩子有他自己想读什么书的想法之前，他喜欢让你读书给他听。当他坐在你的膝上被你抱着的时候，他很享受这种身体上的贴近。当你给他讲述书上的图画时，他非常喜欢你的声音，也喜欢色彩明亮的图画。刚开始的时候，阅读仅仅是你和孩子亲近和谈话的一个机会，但是他最终会了解你所谈论的内容。

长大成人

你很快就会熟悉你的宝宝特有的性情。他可能安静与"随和"，可能爱哭与难哄，或者对任何新的东西相当多疑。这些特点当他长大后仍会继续存在，但是他的性格的形成也受他所经历的事情以及其他人对他的态度的影响，你与你的丈夫对他的态度影响尤其大。从一开始，你就要让他知道他对你来说是多么与众不同，帮助他变得坚定、自信与外向。把他看作一个有自己的愿望与意见的人，会使他对自己有信心。孩子在学走路时期，有很多时候热情往往超出其有限的能力，你要想方设法帮他获得成功，而不要让他想到是你接手去做的。如果你能设身处地地为他着想，并且了解为什么有时他会觉得受到挫伤，那么学龄前阶段对你们两个来说，就会是一个不断有所发现的快乐时期。

和睦相处

学龄前阶段你和你的孩子如何和睦相处，对你们两个来说，是一个相互适应的过程。你的孩子必须明白哪些行为是可以接受的，而你必须让自己原来的作风有所改变，做一个称职的父母——你原来可能不是那么有耐性、言行一致及公正。

你的孩子不只是需要你告诉他什么是良好的行为，还要看你是如何做的。和蔼、文雅、有礼、体贴——所有这些，只有你自己这样对待他，他才能照你的样子去做。

怎样对待孩子？

如果你既亲切又严厉，可以肯定孩子能以最好的态度回应你，并且非常愿意按照你所说的去做。但是要正确掌握分寸，并不总是那么容易。

■ 你自己要言行一致。如果孩子淘气时被你掌掴了，那么当他对其他孩子发脾气时，也会打他们，不管你怎么叫他别打也无效。

■ "该这样做"的说法，所起的作用比"不该那样做"的说法好。"把大衣挂起来，免得被人踩了"比"不要把大衣扔到地上"能带来更积极的反应。

■ 当你叫他做某些事的时候，要说"请"和"谢谢你"之类的话。

■ 允许孩子做什么，你与你的丈夫要一致，并且要互相鼎力支持。

■ 循循善诱，不要强迫。如果他正在玩某项游戏玩得入迷时，这样对他说："我们玩完这一次，就要上床睡觉了。"而不要说"现在该睡觉了，拿走玩具"。

■ 不要限制太多。试着听一下你对孩子说话的方式，你不觉得你几乎总是在发布命令吗？譬如"停止，你有没有照我说的那样做，不准碰？"之类带有威胁性的说法。

■ 如果某些事是你做得不合理，要承认并道歉。

■ 不要总是维护你的权威——避免意气用事。

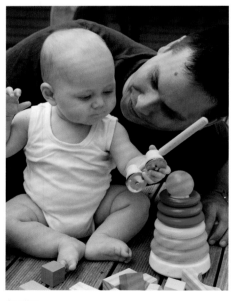

自己学习
　　当孩子需要时，给予帮助而不要替他完成——那是他的玩具，而且他需要成就感。

■ 始终要向孩子解释清楚，为什么他不可做某些事，以及他必须做的是什么。即使他还太小，不能完全明白，也应这样做。

维护孩子安全的规则

至少在孩子2岁半以前，你不可期望他会明白为什么不可做某些事的道理，他也不会记住他必须做些什么。确保他的好奇心不会让他面临更多危险，以及严格遵守重要的规则，这是你的责任。

研究表明，火、摔倒和有毒气体是孩子最大的危险。一个能防止儿童乱摸乱弄的家可以最大限度地减少危险。一定要安装感烟火灾探测器并定期测试其性能，它也能够检测出一氧化碳。把玩具从楼梯台阶上拿走，在楼梯口装个门，并在楼梯侧安装扶手。千万不要把玩具悬挂在婴儿车或幼儿床上方孩子能够得着的地方。不要把电线露在外面，在电插座上罩个插座帽。在厨房门口一道挡栏可能是当你煮饭时能保证他安全的最好措施。

疼爱与溺爱

你可能会担心你对孩子正常的爱会宠坏他，这是不会的，他需要你的爱以及你对他无微不至的关心。但是你对他的不良行为过于宽容，就会宠坏他。任由他随心所欲地哭与发脾气，对他与朋友及大人的相处没有好处。

如果你外出工作，你可能觉得能通过慷慨地买玩具给孩子，来弥补不能在他身边陪他玩的不是。其实，玩具不能取代你，而且会使孩子随时都期望你买玩具给他。正确的做法是：当你能够在他身边时，要尽量把你的时间、你的爱及感情给他。

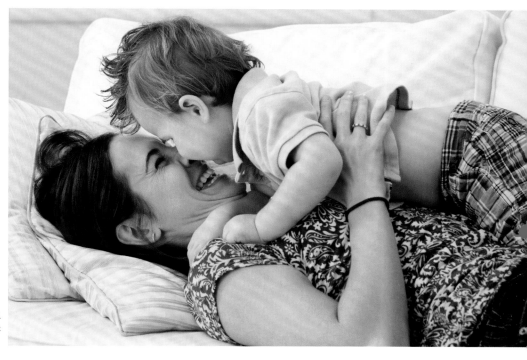

你的孩子需要你的爱和关注胜过需要任何玩具。不必担心你的爱会宠坏他，不会的。

个性观念的形成

18个月左右，你的孩子开始认识到他是一个独立的人，开始知道用名字来提及他，也高兴看他自己的相片。从现在起，他越来越想掌管自己的生活，而且坚持他自己的意愿及个性。你可以帮助他培养这种萌芽中的个性观念，并鼓励他自己做事的决心。

鼓励孩子独立

■ **使事情容易做**

从2岁起，就要把他的东西整理好，使他尽可能管理自己。买一些容易穿脱的衣服，尽量让他自己穿衣服与脱衣服；洗脸盆前放一个小凳子，使他可以自己洗手，不用你帮忙；钉一个低一点的挂衣钩，这样他能自己挂外套。

■ **鼓励他帮你做事**

"帮忙"——此刻对孩子是一种有趣的事，而不是家庭杂务。做一些简单的事，如拆开买回来的东西，铺桌子或扫厨房地面，使你的孩子感到他已能做一些事了，并且让他清楚帮忙是家庭生活的一部分。

■ **让他做决定**

给孩子机会去做一些简单决定，会使他感到在某些方面他已能支配他自己的生活了。因此，让他选择他喜欢穿的T恤，或按他的意思安排他的房间，或去他所爱去的地方散步。

帮助孩子感觉他自己是不寻常的

你的孩子，就像每一个孩子那样，需要感觉他自己是不寻常的——因为你爱他，他也值得你爱。这种启示能使他感情强烈，而且没有家的安全保护时，他也能应付。你可以以许多方式向孩子表示，他对你来说是多么不寻常。

■ 不要忘记对他说你爱他，或者当他想要你搂抱时，不要忙到忘了搂抱他。

■ 尊重他的感受，对他的要求要有所反应。当他不开心时，也需要你的安慰。

■ 对他取得的每一点新进步要加以赞扬，并且热心关注。

■ 他与你说话时，你要表现得很有兴趣地倾听。

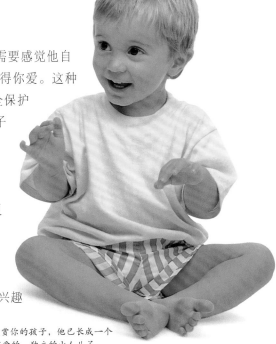

长大成人
好好欣赏你的孩子，他已长成一个迷人的、可爱的、独立的小人儿了。

好的表现与不好的表现

孩子健康与快乐时，他们的行为通常是可以接受的。但是每个孩子都会有不痛快的日子，而且每个孩子都想看看自己做事能做到哪一步，以此来考查自己及你的忍耐限度。孩子知道坏的行为常常也是一种引起你注意的有效方法。争执最严重的时候可能是孩子3岁那年的某段时间；眼泪与发脾气则在2岁时经常结伴出现。

对付恶劣表现的办法

拿走扔掉的食物，或者引起争吵的玩具；或者抱起孩子走开，坚决地说："不许这样！"同时用一些其他的活动或玩具来分散她的注意力。

有些恶劣表现，如不断地以长而尖的声音哭喊，最好干脆不理睬。如果你的孩子无法从你那儿得到反应，而且她过去从未能用这种行为取胜，她很快就会停止这样做。你则保持冷静，有条不紊地照常做事。必要时把她放到门外，直到她恢复平静。

奖励好的表现

你很容易在孩子表现不好时密切注意她，而当她表现好并且你感到可以放松时，却很少注意她。

但是当她表现好时，给予赞扬与爱以示奖励将更有作用。你一定要鼓励这种你希望她具备的良好行为，这样就给她上了很有用的一课——对人友好远胜

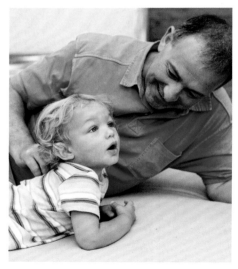

儿童习惯
许多孩子会形成一些习惯，例如吮大拇指、碰头、屏气、缠绕与拉扯头发、戳鼻、咬指甲等。这些通常会在他们生气、挫折和无聊时发生，或者他们仅是借此得到安慰。

过被人讨厌。

惩罚

在孩子2岁之前，不应该对她进行惩罚。因为对于非常小的孩子，他们还不能弄清他们的所作所为和你的反应之间的联系。因此，惩罚是不公平的，也是不会起作用的——当她重复去做一些"坏"行为时，她不会记得上次她曾因此被惩罚。当你的孩子2岁多时，她开始理解对与错之间的差异以及行为所产生的后果。通常用生气的表情和声音作为惩罚的手段就足够了。但是一定要让孩子确信，尽管你不喜欢他们的行为，但你对他们的爱仍然一如既往。

我该打孩子吗？

打孩子常常说明你到了忍无可忍的地步，但是，这不是对付不良行为的好办法。殴打不能阻止你的孩子再做同样的事情，而下次你可能把她打得更厉害。更严重的是，你可能在误导孩子产生这样的观念——要想使人服从自己的想法，有效的办法就是"动手打人"。

如何避免你发展到忍无可忍的地步？

在管教孩子方面，无论你变得多么聪明，多么有经验，但是有些时候，孩子的行为仍然会使你忍无可忍，你自己也知道你已经接近无法控制自己的地步了。

解决的办法很简单：把孩子带走。无论天气如何，去公园走走，逛商店或者一位善解人意的朋友都可以把你们两个从各自的情绪中转移开，有助于你恢复清醒的头脑与幽默感。

如何对付好惹起争端的孩子？

所有小孩子偶尔都会打架，尤其当他们不开心或疲劳时，而且男孩子比女孩子更爱惹起争端。当打架已无法控制时，要马上加以干预：

■ 分开打架的孩子。

■ 开始做其他游戏或换个玩的地方，以此转移他们的注意力。

■ 不要偏袒某一方——任何情况下，几乎总是不可能分辨谁是谁非。

如果你的孩子咬了别人：

■ 你要主动关心与体贴被咬的孩子。

■ 让咬人的孩子立即离开，把她一个人单独放在一个地方，注意在没有危险的地方，让她待几分钟。

你的孩子第一次与别的孩子玩时，她会随时去抓或抢别人的东西，但是在你的帮助下，她很快就可以学会和别人分享玩具及温和地对待他人。少数孩子继续那么粗野、爱惹是生非，他们的行为最终会使他们变成不受欢迎、很难被人喜欢的人。因此，为你的孩子着想，你应帮助她有礼貌地与人相处。

■ 你要努力做到对她有礼貌、耐心及充满爱心，为她树立学习的榜样。

■ 你对她的行为所做出的反应需明确地表明：你不喜欢的只是她的行为，而不是不喜欢她。

■ 如果你的孩子开始打别的孩子，你要立即干预并制止，要坚决，但是不要叫喊或者你自己也变成其中的一分子。

■ 决不能让她的挑衅或使人不愉快的行为达到目的，如果她一闹便可达到目的，她必定会继续这样做。

儿童习惯

许多小孩会形成一些习惯，例如吮大拇指、撞头、屏气、缠绕与拉扯头发、戳鼻、咬指甲等，这些通常会在他们生气、遇到挫折、无聊时发生，或者他们仅是借此得到安慰。这些习惯是普遍而且无害的，但也常常令父母担心。虽然孩子们在4岁之后会因长大而放弃这些习惯，但有时也很难戒掉。

吸吮拇指和安慰奶嘴

大约一半3岁左右的孩子吸吮拇指，也有很多到六七岁的时候还会这样。连续地吸吮拇指或许会慢慢使他们的前牙退后。经常吸吮毛绒玩具或者小毯子会有同样的后果。然而，这种变形不会是永久的，除非这个习惯到6岁之后换乳牙的时候还持续。吸吮安慰奶嘴导致牙齿变形的可能性较小，如果婴儿习惯吸吮安慰奶嘴，你或许可以通过给他小小的奖励来鼓励他放弃这个习惯。

碰头、撞头和摇晃

在1岁以前，许多孩子会养成在婴儿床上摇晃的习惯，把头晃来晃去，或者在护栏上撞头。他们通常这样做的时候是他们要入睡或者刚醒来，而且这种摇晃常常是粗暴的，足以使婴儿床在地面移动。尽管这是一种要去留意和关注的警报，你也不需要焦虑。婴幼儿这样做很少会伤害他们自己，虽然他们可能会损害家具。这种行为基本上在三四岁的时候会消失。

一些婴幼儿会养成令人不安的在硬物上撞头的习惯，他们通常借此来表达疲倦和乏味。同样，他们也不会伤害到自己，除了会留下一些古怪的淤青。通常不要有所反应，即使你很想给他一个枕头来减小冲击力。如果你忽略这个习惯，它最终会消失。

撞头或摇晃在大孩子身上发生，或者在4岁之后还持续，需要认真对待。和医生讨论，这可能意味着孩子有一些情绪的问题。

屏气

一些孩子在疲倦或者疼痛的时候会以屏气来对待。他们会这样做半分钟，有时会更长。当这种情况发生时，很快孩子会自动再呼吸，也没有任何损害造成，他们意识到这是一个引起注意的方式。尽可能地忽视这种情况，在他们4岁之前，他们会放弃这种行为。

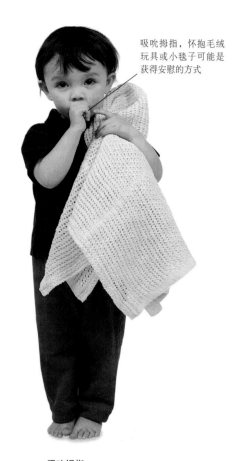

吸吮拇指，怀抱毛绒玩具或小毯子可能是获得安慰的方式

吸吮拇指
许多幼儿吸吮拇指。乳牙开始更换的时候，尝试着放弃这个习惯。

噩梦和梦魇

甚至年幼如1岁的孩子也会有一些噩梦，这来自白天使他惊恐的事情，即使他不全理解这个梦是什么，而且也肯定不能告诉你这一切。如果他在噩梦中醒来，抱着他并且安慰他直到他平静下来。

到他2岁的时候，他会试着告诉你这些，你要让他确信这仅仅是个"梦"，尽管他并不真正理解这个概念。到三四岁的时候，他会更能理解"真"和"假"，但他仍然需要你抚慰他的恐惧并且搞清楚你不会让任何恐惧的事情发生在他身上。或许可以在他的房间里保留一盏夜灯，并且把门留一条缝隙。然而许多孩子会有梦魇，这和噩梦不同。梦通常会出现在后半夜，当孩子入睡较浅时，而且梦通常非常多。梦魇开始得很早，通常在孩子入睡的1—4个小时，而他睡得非常深。你会听到孩子似乎在惊恐中的尖叫或者哀号，但当你冲向他的时候，他不会认出你，或许会推你走，如果你想要抱他的时候，他甚至会尖叫得更大声。这是因为他还没有完全醒来。如果你离开他，他会很快进入睡眠，因此不要试着抱他或者摇醒他，只是等在一边，如果他醒来，让他知道你在他身边。在早晨，他不会对所发生的一切有任何的记忆，也不会有任何损害。

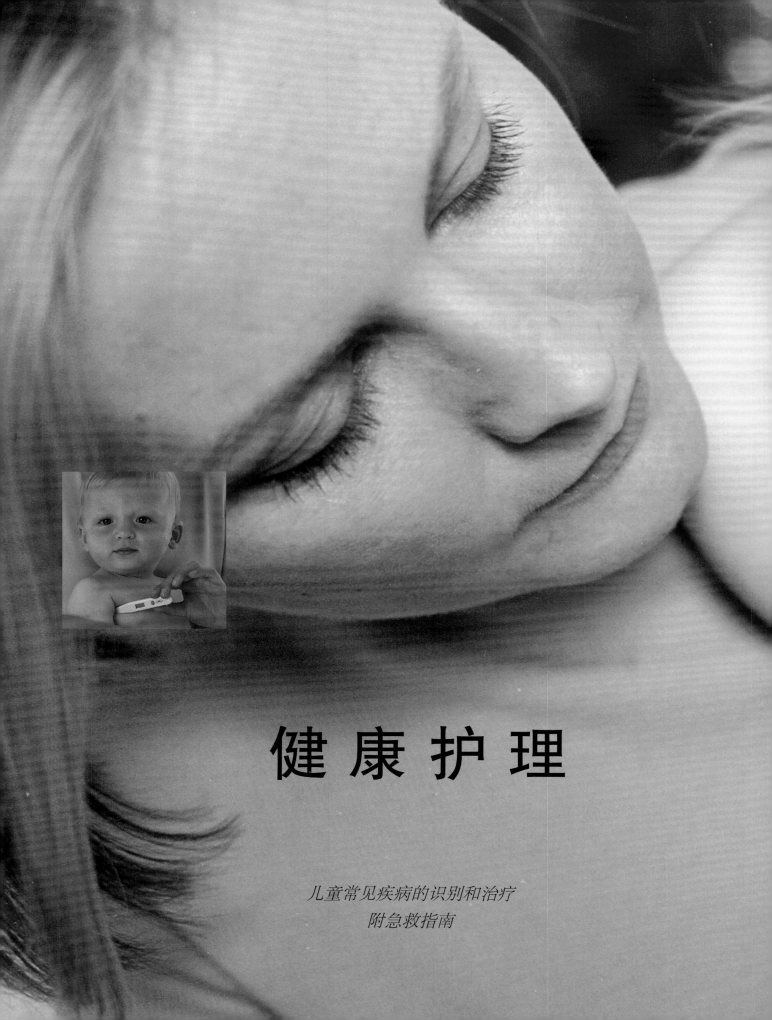

健 康 护 理

儿童常见疾病的识别和治疗

附急救指南

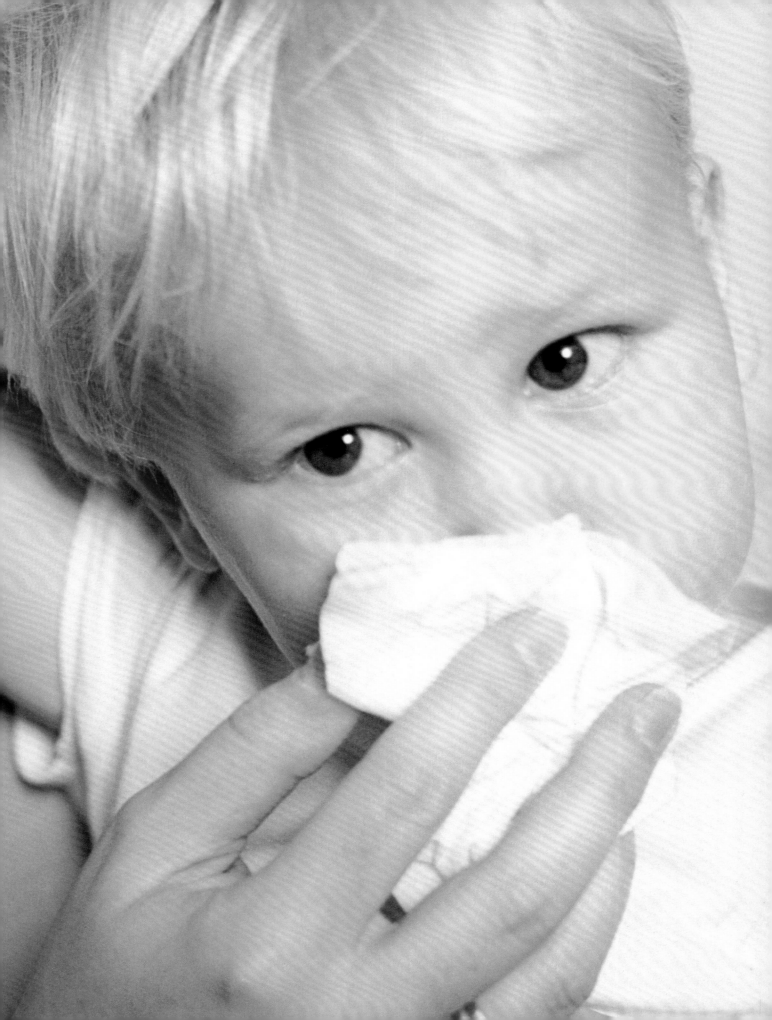

最初的3个月

宝宝生下来就具有天然免疫力，可以在大约6个月内保护他们免于许多感染。但在最初3个月内，如果你认为你的宝宝病了，最好直接去寻求医疗帮助。3个月以内宝宝最常见的一些健康问题的相关症状列在这里，详情见相关部分(见P.182—185)，P.186—187包含了各个年龄段孩子的疾病。然而，切记，只有医生才能给你一个明确的诊断。

急症

如果婴儿出现异常体征或下列症状，应即刻请求急救：

▲ 呕出绿色呕吐物。

▲ 体温超过39℃(102.2°F)已达半小时以上。

▲ 不能控制地呕吐及哭叫，好像有剧烈的疼痛。

▲ 呼吸极为喧噪或急促。

▲ 婴儿不哭时囟门也绷紧、膨出。

▲ 伴有疼痛的尖叫并且尖叫时面色变得苍白。

▲ 排出的粪便中有血液和黏液，呈胶状。

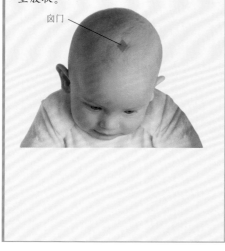

囟门

丧失食欲

婴儿如果不想吃奶，但是整体情况良好，看上去样子也很满足，就不必担心。但如果婴儿连续两次拒绝喂食，或者6小时仍无喂食要求的话，要即刻看医生。

寻求医疗帮助

婴儿如有以下情况要立刻看医生：

▲ 哭得比平时厉害，哭的声音也与往常不同并已超过了1小时。

▲ 看上去异常安静、嗜睡或没有精神。

▲ 连续两次拒绝喂食，或者6小时仍无喂食要求。

▲ 好像特别烦躁或不安。

哭

你用了平时所用的安抚方法，但没有使已哭了1小时左右的婴儿平静下来，或者他的哭声异常，就要即刻看医生。婴儿如果每天约在同样时间都要无法安慰地哭叫2—3个小时，但无其他疾病体征，他可能患有婴儿腹绞痛（见P.118）。本病多在出生后3周发病，3—4个月自愈，无特殊治疗方法。

体重增加缓慢

如果你的婴儿未按正常速度增加体重(见P.254—257)，要向医生或保健员请教。偶尔，有一种潜在的疾病会造成婴儿的体重比正常者增加得要缓慢。

早产的婴儿

这些婴儿出生时很小，他们比预产期早出生1个月或更早，在最初几周时极易受感染。在长到稍大并且体重有所增加以前，务必让他远离任何患有咳嗽或感冒的人；不要带他去公共场所，以免受到感染。

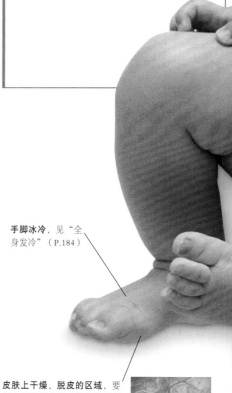

手脚冰冷，见"全身发冷"（P.184）

皮肤上干燥、脱皮的区域，要把少量的婴儿油或婴儿增湿剂轻柔地摩擦到干燥的皮肤中去

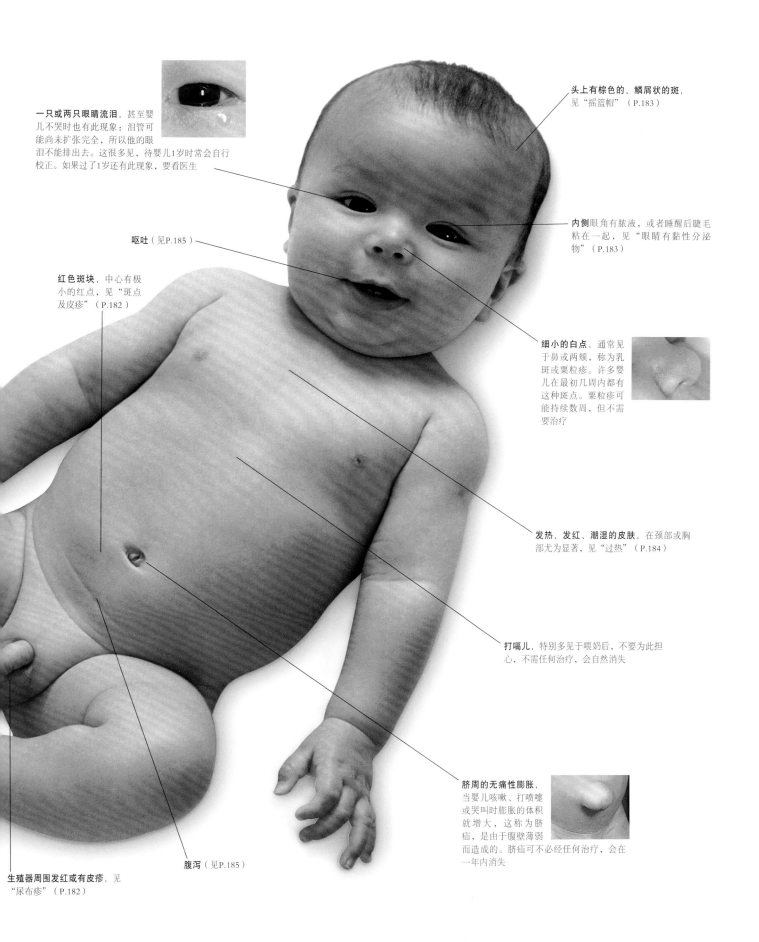

头上有棕色的、鳞屑状的斑，见"摇篮帽"（P.183）

一只或两只眼睛流泪，甚至婴儿不哭时也有此现象：泪管可能尚未扩张完全，所以他的眼泪不能排出去。这很多见，待婴儿1岁时常会自行校正。如果过了1岁还有此现象，要看医生

内侧眼角有脓液，或者睡醒后睫毛粘在一起，见"眼睛有黏性分泌物"（P.183）

呕吐（见P.185）

红色斑块，中心有极小的红点，见"斑点及皮疹"（P.182）

细小的白点，通常见于鼻或两颊，称为乳斑或粟粒疹。许多婴儿在最初几周内都有这种斑点。粟粒疹可能持续数周，但不需要治疗

发热、发红、潮湿的皮肤，在颈部或胸部尤为显著，见"过热"（P.184）

打嗝儿，特别多见于喂奶后，不要为此担心，不需任何治疗，会自然消失

脐周的无痛性膨胀，当婴儿咳嗽、打喷嚏或哭叫时膨胀的体积就增大，这称为脐疝，是由于腹壁薄弱而造成的。脐疝可不必经任何治疗，会在一年内消失

腹泻（见P.185）

生殖器周围发红或有皮疹，见"尿布疹"（P.182）

斑点及皮疹

斑点及皮疹是怎么回事?

许多新生儿都要经过多斑点阶段，所以如果你的婴儿也出现一些斑点，不要担心——这并不意味着他生病了。最常见的皮疹之一叫作新生儿荨麻疹(毒性红斑)，它常发生在出生后第1周，并且无须治疗即可消退。

我能做些什么?

如果你的孩子患了新生儿荨麻疹(毒性红斑，见症状栏)，不去理会它就可以了——这些皮疹在2—3天内即自行消退，不用在患处皮肤上涂任何药水或药膏。不要改变婴儿的喂养，因为红斑不是由于牛奶对婴儿不合适而引起的。

症状
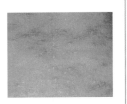
▲ 红色斑块伴有极小的红色中心，这些斑块在婴儿身体的不同部位变来变去，转瞬消失，只持续很短的几小时。

寻求医疗帮助
如果斑点已呈扁平状、暗红色或略呈紫色(淤斑样皮疹)就需要寻求医疗帮助。如出现下列情况应尽快去寻求医疗帮助:
▲ 一个斑点发展成其中心充满脓液。
▲ 你认为斑点已有感染。

尿布疹

尿布疹是怎么回事?

尿布疹是婴儿臀部皮肤的一种炎症。如果你的婴儿被脏尿布包裹的时间太长就可能引起这种病。因为尿液和粪便分解后会释放出氨，氨会损伤并刺激婴儿的皮肤。对洗尿布用的肥皂过敏也可能引起尿布疹。有一种看上去类似尿布疹的皮疹，可能是由鹅口疮引起的。它会侵染口腔（见P.213）以及尿布所包裹的部位。通常开始于大腿根部的褶皱里。

症状
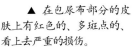
▲ 在包尿布部分的皮肤上有红色的、多斑点的、看上去严重的损伤。
▲ 从婴儿的尿布中可闻到氨的气味。

我能做些什么?

1 按医生指示买尿布疹药膏，在你给孩子更换尿布时使用，它对婴儿的皮肤有消痛与治疗作用。

2 经常更换婴儿的尿布，你在每次换尿布时要彻底地清洁并晾干孩子的臀部

(见P.150—151)。在尿布内侧，加用一层特别有吸水力的隔尿纸。

3 任何时候只要可能就让婴儿躺在尿布上，使其臀部暴露于空气中。尿布外面不要用胶垫，因为它会阻挡婴儿臀部的空气流通。

4 不要用生物性洗涤剂或衣服柔顺剂洗尿布，因为这些物品会引起过敏。要彻底地把尿布清洗干净。

5 检查一下婴儿的口腔内侧黏膜上有无白色的斑。如果你看到有，孩子可能患有鹅口疮(见P.213)。

寻求医疗帮助
如有以下情况，要尽快看医生:
▲ 皮疹持续了两天以上。
▲ 你认为婴儿患有鹅口疮。

医生可能做些什么?

如果皮疹已有感染，医生可能开抗生素药膏；如果婴儿患有鹅口疮，则开抗真菌药膏。

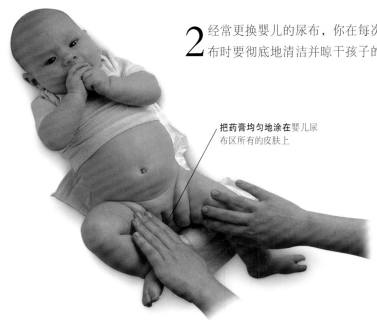
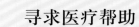
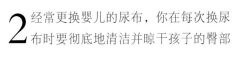
把药膏均匀地涂在婴儿尿布区所有的皮肤上

摇篮帽

摇篮帽是怎么回事？

在婴儿头上出现的棕色的、有痂皮的斑称为摇篮帽。有时它可扩散到婴儿的面部、躯体或者尿布区，产生红色鳞屑状皮疹。本病虽然看起来很粗糙并很难看，但并不会给婴儿带来痛苦。

症状

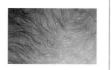

▲ 在头皮上有棕色的、鳞屑状的斑。

寻求医疗帮助

皮疹如有扩散并出现下列情况时应尽快去看医生：
▲ 好像使婴儿感到不舒服。
▲ 看上去已感染或开始有渗出液。
▲ 5天以后仍未消退。

我能做些什么？

1 用婴儿油揉擦孩子头上的鳞屑状痂皮使之软化。12—24小时后，给他轻轻地梳头发以去掉这些鳞屑。最后给他洗头——大部分的鳞屑都应洗掉。

2 皮疹如有扩散，要保持受感染区皮肤的清洁和干爽。不要使用肥皂、婴儿洗洁露或婴儿浴液。要向药剂师请教，选用一种乳化软膏做替代用品。

医生可能做些什么？

如果病情被证实是顽固的，或者皮疹看来已感染或开始有渗出液，医生可能开药膏，用它轻轻地揉擦患区的头皮。

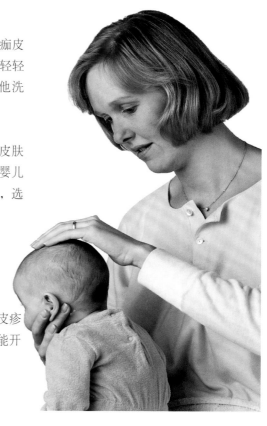

眼睛有黏性分泌物

黏性眼睛是怎么回事？

黏性眼睛是一种很常见的眼睛轻度感染性疾病，由于分娩过程中的血液或其他液体进入眼内而引起的。婴儿出生2天以后如果发生这些症状中的任何一种，可能是结膜炎(见P.209)。

症状

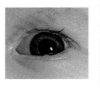

▲ 睡醒后睫毛粘在一起。
▲ 内侧眼角有脓液。

寻求医疗帮助

婴儿如果有严重的黄色脓性渗出物要即刻看医生。如有下列情况尽快去看医生：
▲ 婴儿在出生2天以后出现黏性眼睛的症状。
▲ 3天后黏性眼睛仍未消退。

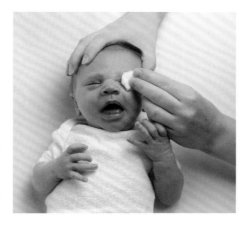

我能做些什么？

用脱脂棉蘸上温开水清洁婴儿的两眼，每日2次。由内眼角向外揩拭，并且每只眼睛各用一块脱脂棉。

医生可能做些什么？

医生如果认为婴儿患的是结膜炎，他可能会开抗生素滴眼液。

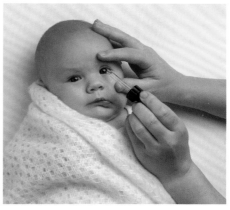

怎样滴眼药水？

把婴儿裹在毛毯中并很轻巧地把她的眼睛撑开，然后把药水挤入眼内。如果需要，请另一位成人扶住婴儿的头，使其固定不动。

全身发冷

婴儿为什么有危险？

要注意给婴儿保暖，但不能过热，过热和受冷一样会产生危险，是造成婴儿死亡的原因之一。

症状

初起时的体征
▲ 哭闹及表现得不安宁。
▲ 双手和两脚冰冷。

全身严重发冷的体征
▲ 随着婴儿变得更冷，会转为表现安静、没有精神。
▲ 面部、手和脚呈粉红或潮红色。

寻求医疗帮助

婴儿如果发生以下情况，立刻寻求医疗帮助：
▲ 出现严重的发冷现象。
▲ 体温在35℃(95°F)以下。

我能做些什么？

1 把婴儿放在有加热设备的房里使他暖和起来。一旦他出现全身发冷症状，只是给他穿许多衣服或裹上许多毛毯都是无济于事的。

2 给你的婴儿测量体温(见P.193)。如果体温低于35℃(95°F)，他的全身发冷已达危险程度，所以要即刻看医生。

怎样防止发生全身发冷？

保持婴儿卧室的室温在20℃(68°F)左右。当你给他脱衣服或洗澡时，室内温度还应更暖和一些。寒冷天气把婴儿抱出来时务必妥善安排——给他包得严密一些，并且不要逗留太长时间。冷天在户外决不能让婴儿在婴儿车里睡觉。

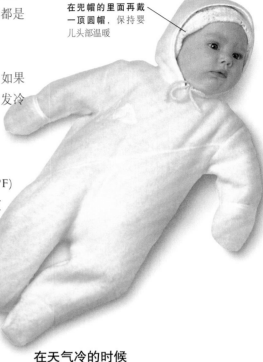

在兜帽的里面再戴一项圆帽，保持婴儿头部温暖

在天气冷的时候
给婴儿穿上连在一起的户外套装，或在其他衣服外面再包上围巾，戴上连指手套，穿上毛线鞋。

过热

婴儿为什么有危险？

如同全身发冷一样，过热对小婴儿来说也是很危险的，尤其当他们在发烧或不舒服时更具危险性。晚上把婴儿包得太多太厚被认为是导致婴儿猝死的一个因素。

我能做些什么？

1 把婴儿放到凉快的地方并且脱去一层衣服。

2 给婴儿测体温(见P.193)，如果体温升高，用温水给婴儿擦身，设法降低体温。

症状
▲ 不能安宁。
▲ 皮肤热而有汗。
▲ 体温升高。

怎样防止过热？

给婴儿穿衣要根据天气的冷热——大热天婴儿睡觉时只包一块尿布或穿一件内衣即可，但要切记全身发冷的危险(见上)。决不要把婴儿放在太阳下，日光容易灼伤他的皮肤。

把婴儿放在遮阴的地方，随着太阳的转动，阴影会有变化，所以要经常地去检查他是否在阴影下。

寻求医疗帮助

如果婴儿的体温1个小时内还没有恢复正常就要即刻寻求医疗帮助。

呕吐

婴儿为何呕吐？

所有的婴儿在喂奶时或刚刚喂奶以后会呕吐出少量的奶汁，这完全是正常的，并不意味着婴儿有病。但是，在你尚未了解到这点以前，你可能认为他是在呕吐。婴儿如果呕吐，吐出来的主要是喂给他的奶。母乳喂养的婴儿多半不会发生这种情况。

人工喂养的婴儿可能会出现频繁的呕吐，尤其是如果患有腹泻，那么呕吐就可能是胃肠炎(见P.222)引起的。呕吐会很快造成婴儿脱水，所以是非常严重的疾病。

喷射性呕吐

有时婴儿呕吐带有较大的喷射力，使得呕吐物射到对面方向。如果你的婴儿连续两次喂奶后都出现这种情况，要尽快去看医生。

最可能的原因是婴儿在吐出部分奶汁的同时，跟着打了一个气流很大的嗝。然而如果每次喂奶后都呕吐，特别是孩子看来总是很饥饿的话，他可能患有幽门狭窄。本病是胃的出口(幽门)部位被阻塞。常有家族病史，并且通常发生在2—8周的婴儿身上。你的婴儿如患本病，他可能要接受一次简单的手术。

我能做些什么？

继续给婴儿喂食，但一定要把被呕吐物污染过的流体食物换掉，不时地给婴儿喝少量的冷开水。如果他习惯了母乳或是配方奶的味道，你会发现他一开始并不愿意喝水，但是要坚持。你也可以向你的药剂师买些适合婴儿用的口服补盐液。一定要按照制造商的说明来调配，不要过浓也不要过稀。不要试图在家用盐和糖自制口服补盐液。

如果你的婴儿吐得什么都吃不下，要立即去寻求医疗帮助。呕吐和腹泻对于成人和大孩子来说一般没什么危险，但会使婴儿很快脱水，所以要即刻关注。不要给你的婴儿服用任何的止呕药，也不要更改婴儿的配方奶，除非医生建议你那样做。

寻求医疗帮助

你的婴儿如有以下情况应立即寻求医疗帮助：
▲ 呕吐并表现其他疾病体征。
▲ 连续两次呕出了全部喂食的奶汁。

急症

婴儿如果出现下列体征要即刻请求急救：
▲ 一吃就吐已达8个小时。
▲ 口腔和嘴唇干燥。
▲ 超过6个小时尿布仍是干的。
▲ 呕吐物呈绿色。
▲ 两眼凹陷或是囟门凹陷。
▲ 反常的昏昏欲睡。

医生可能做些什么？

医生也许开药粉给你，用水调和喂婴儿。如果婴儿已失去大量体液，医生可能送他入院，在医院进行静脉点滴补液。

怎样预防腹部不适？

母乳喂养的婴儿很少有腹部不适。如果是人工喂养婴儿的话，所有的喂食用具都要消毒。并且凡是婴儿吃的食物，如不新鲜都要扔掉。配制好的食品用流动冷水迅速冷却并贮存在冰箱里，决不可长期放在室温下保存。

腹泻

腹泻是怎么回事？

婴儿尚未吃固体食物前，通常每天会排出几次相当松而黏的大便。如果婴儿排出水样的、可能带绿色的大便，次数比平常更多，那他就是患了腹泻。腹泻对于小婴儿是严重疾病，因为它会导致婴儿很快脱水。

我能做些什么？

最重要的是防止婴儿脱水。要确保给他喂足够多的水。在两次正常喂奶中间给婴儿喂冷开水。如果你担心孩子有些脱水，尽管你已努力给他喂水，还是要马上联系你的医生。

寻求医疗帮助

如果婴儿出现这些情况，马上去寻求医疗帮助：发烧或是大便带血；腹泻已有6个小时并伴有其他症状；持续腹泻超过24小时，或者他有可能脱水(见上栏：急症)。

诊断指南

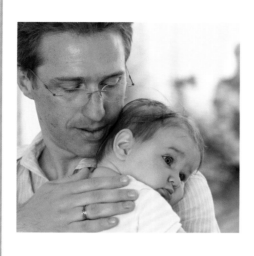

如果孩子看起来不舒服，要设法在下面的指南中识别出她的症状。如果她不止一种症状，就先查找看起来最严重的。这会给你一个可能的诊断并且指点你查看另一部分，这部分包括你的孩子所患疾病的主要症状。此外，它除了提供有关疾病的更详细的说明以外，还包括疾病性质的简要解释、你如何帮助患儿以及是否需要请医生。要牢记，只有医生才能做出确切的诊断。

常见疾病症状

所有的孩子在某些阶段都会被一些疾病困扰。以下是最为常见的一些婴幼儿疾病症状。

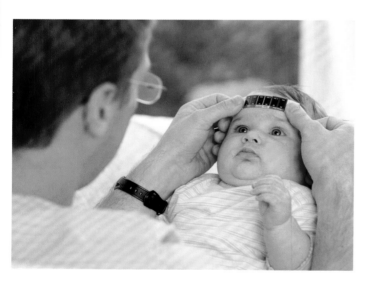

体温升高

体温升高(即发热)可能意味着孩子有感染，所以你应查看还有无其他疾病体征。健康的儿童在用足力气游戏时，或者在十分炎热的天气下也会有轻微的发热，所以应在孩子休息大约半小时以后再重新测量体温。如果仍然超过38℃(100.4°F)，她可能是有感染。

举止的改变

孩子如果不如平时活泼、更易发怒或表情痛苦等，她可能是病了。

面色异常苍白

如果孩子的面色看来比平时苍白，可能是有病。

面色发红、发热

这也许是发烧的体征。

食欲丧失

虽然儿童的食欲餐餐都有不同，但突然失去食欲可能就是疾病的体征了。如果你的婴儿不到6个月并且连续两次拒绝喂食，或者超过8小时都无喂食要求，要即刻看医生。如果孩子已超过24小时不吃东西了，就应查看一下有无其他疾病体征(见P.180)。

身体部位	症状	参考内容
眼睛和耳朵	▲ 两眼所视方向不同 ▲ 红，痛，眼睛或眼睑粘连 ▲ 眼睛发痒，伴随有鼻涕或喷嚏 ▲ 害怕见光，伴随着发烧、头痛和脖子僵硬 ▲ 耳痛，部分性耳聋，有液体从耳朵渗漏，耳痒	见P.210 "斜视" 见P.209—210 "眼的疾病" 见P.200—201 "普通感冒和流行性感冒" 见P.208 "脑膜炎" 见P.211—212 "耳的疾病"

（续表）

身体部位	症状	参考内容
皮肤、头发和牙齿	▲ 嘴痛 ▲ 头痒或者头发里有小颗粒 ▲ 红色的包，中间有囊肿 ▲ 皮肤发红 ▲ 点或红斑 ▲ 点或红斑伴有咽喉痛或发烧 ▲ 脚底有白色或褐色的包，身体表面有干而不痛的小包 ▲ 发红、脆弱的皮肤 ▲ 非常痒，发干，发红，鳞状的皮肤 ▲ 嘴巴周围痛	见P.213 "鹅口疮" 见P.232 "头虱和虱卵" 见P.226 "丘疹及疖" 见P.229 "皮肤皲裂" 见P.226—232 "皮肤疾病" 或P.252 "轻度的咬伤和蜇伤" 见P.203—208 "传染性疾病" 见P.230—231 "疣和足底疣" 见P.229 "日光灼伤" 和P.245 "烧伤和烫伤" 见P.228 "过敏性湿疹" 见P.230 "单纯性疱疹" 或P.231 "脓痂疹"
大脑和神经	▲ 注意力的短暂失控 ▲ 失去意识，伴有身体僵直和扭曲	见P.233 "癫痫" 见P.233 "癫痫"
骨骼、肌肉和关节	▲ 脸部浮肿，下颌骨处和颈部两侧的扁桃体肿大 ▲ 颈部僵硬，伴有发烧和头痛	见P.206 "流行性腮腺炎" 见P.208 "脑膜炎"
肺和呼吸	▲ 流鼻涕或鼻腔堵塞，打喷嚏 ▲ 扁桃体肿大，伴有咽喉痛 ▲ 咽喉痛 ▲ 咽喉痛，伴有发烧和一般症状 ▲ 咽喉痛，伴有红斑 ▲ 咽喉痛，伴有脸部浮肿 ▲ 呼吸困难，气喘，呼吸频率加快 ▲ 持续咳嗽	见P.200—201 "普通感冒和流行性感冒" 见P.214 "扁桃腺炎" 或见P.203 "风疹" 见P.214 "咽喉感染" 见P.200—201 "普通感冒和流行性感冒" 见P.203 "风疹" 见P.206 "流行性腮腺炎" 见P.215—219 "咳嗽及胸部感染" 见P.207 "百日咳"
消化器官	▲ 胃痛 ▲ 胃痛，伴有恶心、呕吐，或腹泻 ▲ 排泄物不正常 ▲ 腹泻 ▲ 便秘 ▲ 肛周痒 ▲ 呕吐或恶心 ▲ 喷射性呕吐	见P.220 "腹痛" 见P.222 "胃肠炎" 见P.223 "腹泻" 见P.223 "腹泻" 见P.221 "便秘" 见P.232 "蛲虫病" 见P.222 "呕吐" 见P.185 "喷射性呕吐"
泌尿器官	▲ 尿痛，尿的颜色异常，尿频 ▲ 龟头痛，腹股沟或阴囊无痛性肿胀 ▲ 阴道周痒 ▲ 阴道周围疼痛，瘙痒或发红，有液体从阴道渗出	见P.224 "泌尿系统感染" 见P.225 "男孩生殖器疾病" 见P.232 "蛲虫病" 见P.225 "女孩生殖器疾病"

疾病最初的体征

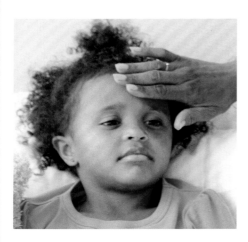

即使孩子并无确切的症状，但由于某些原因而使他生病时，还是可能觉察到的。你会注意到他看上去比平时更苍白并且依赖性也更大。他可能不要吃东西、哭叫或看来很烦躁。虽然孩子出牙的时候也会导致他的牙龈疼痛，因而口水比平时流出更多并且更烦躁，但是你不要以为孩子的任何症状都是出牙引起的。1岁以下的婴儿，一切症状都应认真对待，不能忽视，因为婴儿很快就可能生病；如果孩子超过了1岁，那么发现症状后，可以再观察几小时，看看他的症状如何发展。

寻求医疗帮助

如果你认为你知道孩子有什么不妥，请阅读P.194—233上各疾病中的有关部分。这部分对于你是否需要请医生也提出了意见。按照一般规律，较小的儿童起病与病情的发展都更迅速，所以应及时寻求医疗帮助。如果对自己应做些什么没有把握，就告知医生孩子的症状及他的年龄。医生会指导该做些什么并且也会了解到孩子是否需要治疗。

紧急的程度

任何时候，当你需要请医生时都应知道孩子需要医疗救治的紧急程度：

■ 即刻请求紧急救治：这是一种威胁生命的紧急情况，所以要叫救护车，或者去附近医院的急症部门。

■ 立即寻求医疗帮助：孩子需要即刻医疗救治，所以即使是半夜也可直接和医生联络。如果他不能立刻赶到，马上请求紧急救治。

■ 尽快寻求医疗帮助：孩子需要在24小时内寻求医疗帮助。

■ 寻求医疗帮助：孩子应在几天内就能寻求医疗帮助。

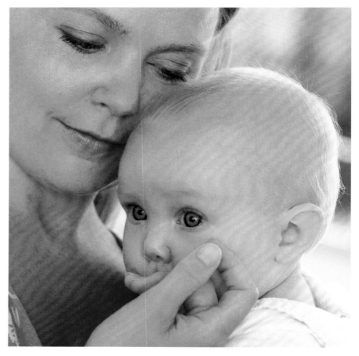

感觉不舒服

孩子可能变得更依赖你，并且在他生病的时候需要你更多的关怀。

症状

儿童患病时最常见的早期症状是：

▲ 体温升高达到或超过38℃(100.4°F)。

▲ 哭叫或烦躁。

▲ 呕吐或腹泻。

▲ 拒绝进食或饮水。

▲ 喉咙疼痛或发红。

▲ 皮疹。

▲ 颈部或颌下淋巴结肿大。

急症

孩子如有下列情况应立即请求紧急援助：

▲ 呼吸音极为喧噪、呼吸急促或伴有呼吸困难。

▲ 惊厥。

▲ 跌倒后意识丧失。

▲ 剧烈而持续的疼痛。

▲ 发热并且表现异常烦躁或嗜睡。

▲ 出现扁平的暗红色皮疹或紫色带血的斑点（淤斑性皮疹）。

症状的检查

我能做些什么？

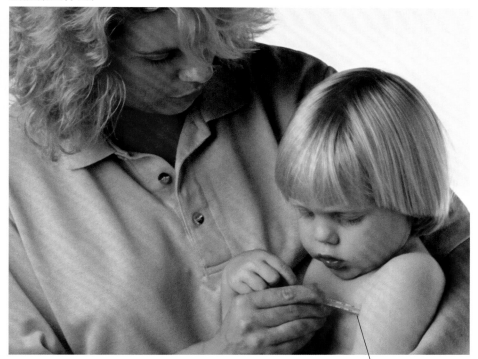

把体温计的末端放入孩子的腋窝

问与答

"我的孩子是否有疼痛？"

如果你的孩子有疼痛，他哭叫的声音会与往日不同。当婴儿或幼儿因疼痛而哭叫或陈诉时，不管疼痛如何严重，都很难发现疼痛究竟在何处。

严重的疼痛会影响到孩子的举止动作，所以要留意他的情况以查明疼痛的严重程度。疼痛是否使他哭叫或不能睡、不能吃也不能玩？他是否表情痛苦或面色有改变？即使他没有告诉你，你是否了解他曾有过疼痛？如果不是这样，孩子的疼痛不会严重。

如果你的孩子疼痛，给他服用对乙酰氨基酚〔俗名扑热息痛（不要用阿司匹林）〕，如果疼痛持续，则需咨询你的医生。

1 如果感到孩子不舒服，或者看起来好像发热，就要测量体温(见P.193)。体温达到或超过38℃(100.4°F)时可能是疾病的症状。

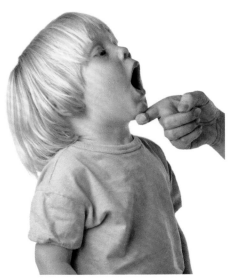

2 检查孩子的喉咙是否发炎或感染，但对1岁以下的婴儿不要设法检查他们的咽喉。检查时让孩子面对一个强光源，让他张大口。如果他的年龄足以能理解就让他说"啊"，以便暴露咽喉的背侧。孩子的喉咙如果看起来发红，或者你能见到奶油色的小点，他可能有喉咙痛(见P.214)"咽喉感染"。

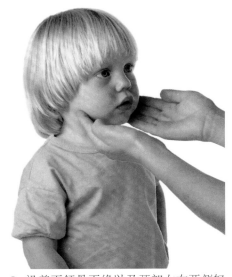

3 沿着下颌骨下缘以及颈部左右两侧轻柔地进行触诊检查。如果你能触摸到在皮下有小的肿块，或者在这些部位看来有肿胀或触痛，表示孩子有腺体的肿大，这都是疾病常见的症状。

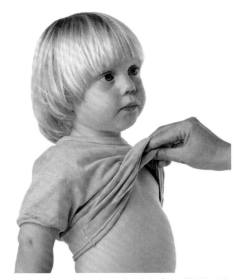

4 要检查一下孩子有无皮疹，特别要注意胸部以及两侧耳部的后面——皮疹开始出现的最常见的区域。如果有皮疹及发热，可能患有一种常见的儿童期传染性疾病(见P.203—208)。

医生的检查

医生会问：注意到孩子有哪些症状？这些症状已出现多久了？然后给孩子进行检查。如果孩子已经懂事，就可以解释给他听，在寻求医疗帮助时将要做些什么。如果医生怀疑有任何特殊的疾病，除了进行以下各项检查外，还要做其他的检查。

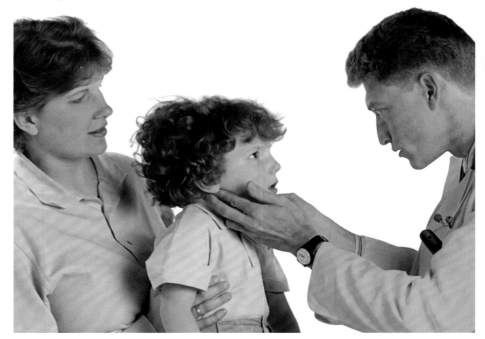

1 医生沿着下颌骨下缘，向下至颈部两侧，以及在孩子的腋窝及腹股沟处触诊检查各部位的腺体，患传染性疾病时，这些腺体会肿大。

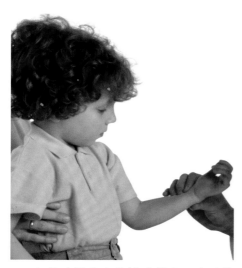

2 如果孩子的心脏搏动得比正常时快速，医生将测量他的脉搏加以核对。这是体温升高常见的一个体征。医生还要给孩子测量体温。

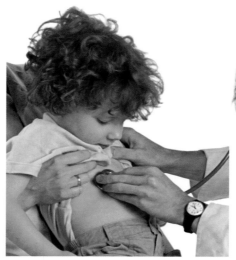

3 用听诊器听诊孩子的胸部和背部，并且要求孩子深呼吸，医生借此检查其心、肺的健康情况。

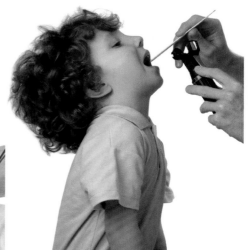

4 孩子如有喉咙疼痛或发炎，医生会用一个小电筒检查咽喉部，检查时用压舌板将舌头往下压。

5 医生让孩子躺在检查床上，以便能够轻轻地触摸他的腹部。医生检查孩子的内脏器官有无肿大或触痛。

向医生提出你的疑问

不要犹豫，向医生提出你的任何疑虑，特别是以下几方面：
- 孩子可能病多久？预料还有哪些症状？
- 他患的是否属于传染病？是否要与孩子隔离？尤其是小婴儿和孕妇是否需要隔离？
- 孩子生病时，怎样才能使他更舒服些？

入医院

任何人住院都会觉得有压力。幼儿太小了，根本不能理解为什么要住在这儿，这会使孩子感到害怕。尤其是要和父母分开。尽管你向孩子解释发生了什么，对他会有所帮助，但如果孩子还不到2岁，多解释也不能做好他的思想准备。这个年龄的孩子最需要的是你的陪伴。如果孩子大于2岁，玩一个心爱的玩具（如泰迪熊）可能会有帮助；跟他解释说泰迪熊住院是为了通过帮助变得更好，并且很快就可以回家了。你的解释要简短但要真诚，如果你承诺有些事情不会有伤害，但事实相反，孩子会感到失望，并失去对你的信任。

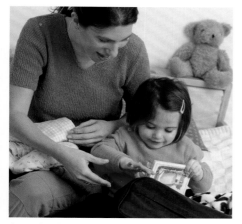

探望你的孩子

医院工作人员知道，由父母陪伴孩子使他感到慰藉和安心有多么重要，任何时候都会为你探望孩子提供方便。很多医院提供食宿，这样你可以和孩子住在一起。这些在孩子入院前都应该了解清楚。如果你能像在家中那样在医院继续照料自己的孩子，他将会发觉医院并不可怕，所以可以问问护士，你是否仍旧能够给孩子洗澡和喂食。

如果你不能在医院陪伴孩子，就要尽可能常去探望他，并带着他的兄弟姐妹一起去。即使你离开他时他会哭，也不应该认为你若不去探望孩子可能更好一些。你不去探望他，他会更焦虑、不愉快以及有被抛弃的感觉。在入院的头1—2天或当他遇到不愉快的事情时，例如打针，或者给他拆去缝线等，你都要特别关心地陪伴着他。

带哪些物品去医院?

孩子住院时要携带以下物品，如有必要，带上尿布更换用具。每件物品都要贴上标签，尤其是他的玩具。

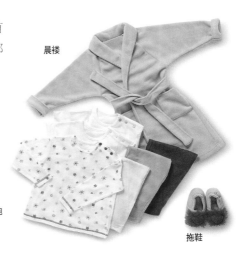

晨楼

3套睡衣裤或3件睡袍

拖鞋

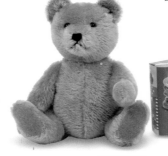

最喜爱的玩具

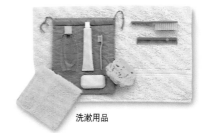

洗漱用品

接受手术

如果孩子已到懂事的年龄，就要把手术当日将会做些什么讲给他听，这样对孩子有好处。向医生了解一下：给孩子使用何种麻醉方法，例如，麻醉剂是注射还是通过面罩吸入？并且要问清楚：给孩子进行麻醉时，是否也允许你陪同？手术后在他清醒时，你要设法陪伴他，因为孩子可能害怕。

1 提醒孩子在手术当天不允许吃任何食物或喝任何饮料。

2 告诉孩子为了手术他要穿上医院的衣服，并且要戴上一个写好他名字的手镯。

3 孩子仍在病房时，就可能给他用手术前的药，以促使他入睡。

4 用推床把他送进麻醉室进行麻醉。他将

迅速熟睡。

5 当孩子术后醒来时，提醒他可能会呕吐。

6 如果孩子皮肤上有缝线，要劝阻他搔抓。缝线刚刚拆去时，搔抓常会带来损伤。

孩子的体温

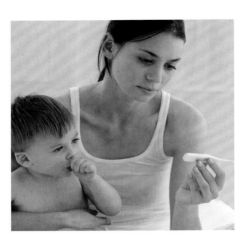

儿童，体温超过37.5℃（99.5℉），就可能是疾病的一种体征了。孩子生病时，他的体温可能会惊人地急速升高，但是轻微的体温升高对于孩子的健康状况并不是可靠的指标。一些婴儿和儿童虽然体温正常，或者低于正常体温，但是可能有病，有些儿童尽管轻微发热，却无疾病。体温有波动现象是正常的。孩子在大活动量的游戏以后，尤其是在热天，他的体温会暂时升高，但休息半小时左右后，体温仍在38℃（100.4℉）以上，那他就可能是病了，应该检查其他疾病体征。

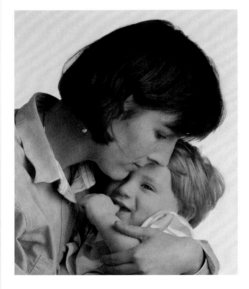

发热的体征

你的孩子可能是发热，如果她：
▲ 诉说感觉不舒服。
▲ 看起来苍白，觉得冷并且发抖。
▲ 面色看上去发红，接触前额感觉发热。

试探孩子的前额，如果你认为孩子发热，可用面颊试探孩子的前额，但不要用手去触摸，因为你的手如果较冷，比较起来你会感觉孩子的皮肤特别热。假如觉得他的前额较热，可给他测体温。

寻求医疗帮助

孩子如有下列情况，应尽快看医生：
▲ 体温升高，同时伴有其他症状。
▲ 3个月以下，体温超过38℃(100.4℉)。
▲ 3—6个月，体温达到39℃(102℉)。
▲ 1岁以下，体温达到了39.4℃(103℉)或者超过39℃(102℉)，而你无法令孩子体温下降。
▲ 高烧持续24小时。

体温计的选择

最适合婴幼儿的体温计是数字体温计、耳温计以及体温指示带。数字体温计和耳温计使用安全简便，它们可以提供快速、准确的读数。虽然价格比其他体温计贵，但对于幼儿是很理想的。注意随时要存放备用电池。体温指示带上有几块热敏板，可以连续发出不同颜色的光，当达到孩子的体温时即会停止。

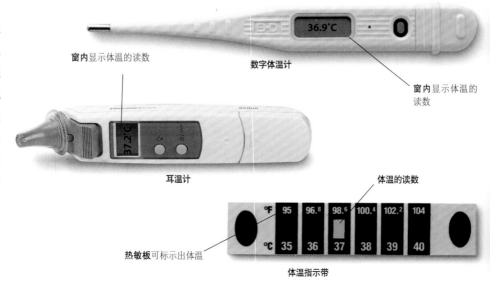

窗内显示体温的读数

数字体温计

窗内显示体温的读数

耳温计

体温的读数

℉	95	96.8	98.6	100.4	102.2	104
℃	35	36	37	38	39	40

热敏板可标示出体温

体温指示带

测量孩子的体温

当孩子不舒服的时候，每天至少给他测两次体温，早、晚各一次。不要用老式的水银体温计，尤其不要放进孩子的口腔里，因为它们很容易被打碎。数字体温计放入幼儿的口腔是安全的，但如果他不能正确地含在舌头底下，就放在他的腋窝下，这样测出的体温比他的实际体温低0.6℃（1℉）。耳温计也非常适合幼儿使用。使用体温指示带是测儿童体温最简便的方法，但与其他体温计比较，读数不够准确。

数字体温计的使用方法

放在腋下

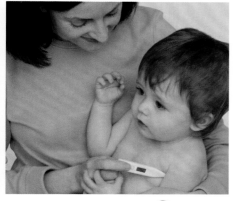

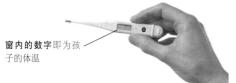

窗内的数字即为孩子的体温

1 让孩子坐在你的膝上并抬起他的手臂，把体温计的底端放入他的腋窝。

2 把孩子的手臂放下并弯起前臂放在他自己的胸前，在规定的时间内夹紧体温计——一般需要3分钟左右。然后把体温计从孩子腋下取出。

3 从体温计的窗口里读出孩子的体温。凡超过37.5℃都是发热。关上体温计的开关，用冷水清洗并晾干。

用嘴巴

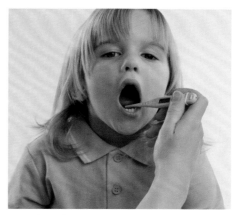

打开体温计的开关并让孩子张口，把体温计放在她的舌下，然后让她闭口。等候3分钟左右。

体温指示带的使用方法

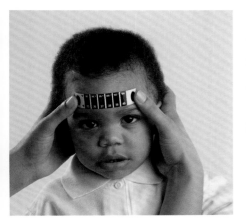

把指示带放在孩子的前额上并放置15秒钟左右。热敏板发出不同颜色的光表明孩子的体温。凡超过37.5℃(99.5℉)者即是发热。

耳温计的使用方法

确保放好的滤光镜头是干净的，把幼儿的耳朵轻轻向后拉，插入耳温计直到耳道被封闭，按下耳温计顶部的按钮，1秒钟后取出来，就能读出孩子的体温。

牢牢地抓好温度计

降低热度

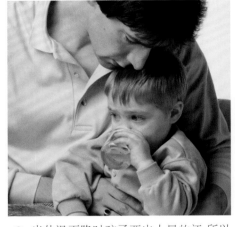

保持他舒适

如果你的孩子发高烧，确保他补充大量的液体但不要用冷海绵擦他——这不会帮助他降温。

1 孩子的体温如果升高到38℃(100.4℉)以上，按规定剂量给他扑热息痛酏剂。检查他的尿布，如果尿布比通常干很多，这或许是脱水的迹象。3个月以下的婴儿不要服用扑热息痛酏剂，除非得到医生的建议。

2 当体温下降时孩子要出大量的汗，所以要给他足够的水分，以补偿失去的体液。如果孩子的低烧没有影响到他的日常行为，就不要给他用任何药来退烧。

保持凉爽

不要给孩子穿太多。实际上，如果孩子发热，应该让他尽量保持凉爽，但也不要让他冷到发抖。千万不要试图用捂汗的方法来给他退热。当体温升高时，必须要用薄的毯子，给他穿薄的衣服，以不增加他的热度。

1 脱掉他最外层的衣服使他保持凉爽。

2 当他体温恢复正常后，改换他的寝具或睡衣，让他舒适些。

3 定期监测孩子的体温。如果体温连续升高并达到了39.4℃（103.4℉），马上请医生。

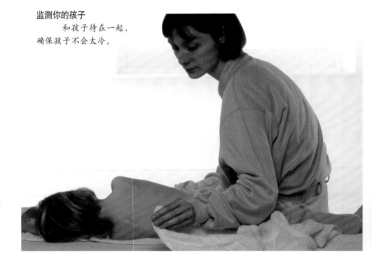

监测你的孩子
和孩子待在一起，确保孩子不会太冷。

热惊厥

有些儿童体温急速升高时会引起惊厥，这期间他们会失去意识，而且会有几秒钟出现僵直，然后是不能控制地抽搐。

我能做些什么？

小心地把孩子放在地板上并陪着她，但不要试图用任何方法来控制她，惊厥一停下来，即刻请医生。

怎样防止热惊厥的发生？

在你的家族中如有热惊厥的发病倾向，当孩子生病时，要尽可能把她的体温控制得较低。按照上述的降温方法，设法不要让孩子的体温升高到39℃(102.2℉)以上。当他出现疾病的第一个体征时，医生可能就让你给他服一次量的扑热息痛酏剂，使他不发热。

谵妄

有些儿童一出现高热就会处于谵妄的状态：她极为焦虑不安，可能会有幻觉并且表现出非常惊恐的样子。这种状态看上去令人觉得很可怕，但是对于孩子却无危险。陪着她使她感到安慰。当她体温下降时，她可能进入熟睡，待孩子醒来时就会恢复正常。

关于药物

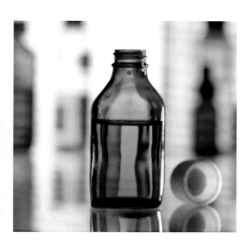

多数的小病，治疗或不治疗都会自行好起来，即使去看医生，他也可能什么药都不开。然而，如果需要用药，医生会告诉你间隔多少时间服一次药，以及药物要服多久。仔细地按照用法说明去做是至关重要的。最好不要把药物混入婴儿的食物或饮品中，因为可能会影响药物的吸收或影响疗效，而且孩子可能会吃不完。医生如果开给孩子一个疗程的抗生素，即使药未服完时孩子看来已好转，仍需把一疗程的药物服完。如果稍后被诊断为病毒感染，医生会建议你停止使用抗生素。

给婴儿喂药

在给婴儿喂药时，先戴好围涎(俗称围嘴)，并在身边准备一些薄棉纸，以防药物溢出。给6个月以下婴儿喂药前，一切用具都要在沸水中消毒。婴儿如果还不会坐起，就采用喂奶时的姿势抱住他；如果他能坐起，就让孩子坐在你的大腿上并把他的一只手臂放到你的背后，用你的手把他的另一只手臂抓住，以免他会扭动。

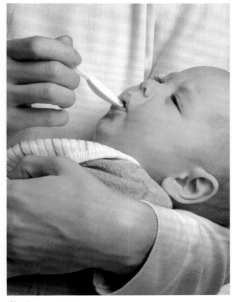

药匙

量好药物的剂量并将一半倒入另一个匙中(见上)。两匙放在邻近的地方。然后把孩子抱好使他不能扭动。接着拿起一个羹匙放在他的下唇，让他把药物吸吮到口腔内，再把剩余的一半药物用同样的方法喂入。

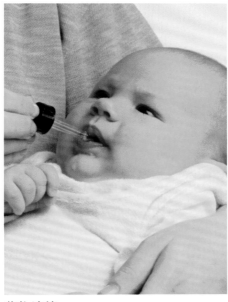

药物滴管

把量好剂量的药物放入药匙中，然后用塑料滴管吸取一部分药液，再把滴管放入婴儿的口腔里，把药物挤进口里。这样重复直到把全部药物滴完为止。幼婴不能用滴管喂药，因为可能会引起窒息。不要用玻璃滴管，因为易碎。

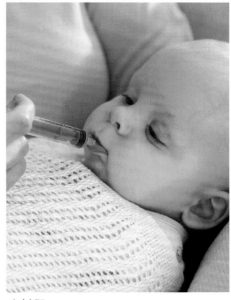

注射器

把准确的药量吸入注射器内，然后抱起婴儿，把注射器的接口管放在他的下唇上，稍微倾斜，这样当你轻压注射器的底部时，药就会进入婴儿的口里。

给儿童服药

大部分给儿童服用的药物都已制成使人感到相当好的味道了，但是如果孩子不喜欢这味道，下面的一些办法可能有所帮助：

■ 准备好孩子最喜欢的饮料，让他服完药后喝饮料，以消除药物的味道。你还要设法给孩子些好处——小小的款待或奖赏都会起作用。

■ 告诉孩子服药时可以捏起他的鼻子，这样就感觉不到药的味道了，但决不要强迫他接受。

■ 如果孩子已到懂事的年龄，向他解释为什么给他吃药——他明白以后感觉上就会好些，也会比较愿意吃药了。

■ 如果你实在无法让孩子把药吃下去，只得请求医生是否另开不同味道、不同形状的同类药物。

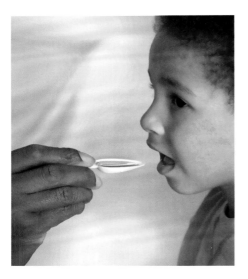

药物与蛀牙

给孩子吃过药后要清洁他的牙齿，因为许多给儿童服用的药物中都含有糖。如果你的孩子要长期服药，请求医生给他开不含糖的代替品则更为适用。

喂药

孩子如果不喜欢药的味道，就把药倒在他舌的后半部——因为味蕾都在舌的前半部，这样他就不会感到药味太强。

药物及其安全保管

要设法做到孩子在家中不能自行取得任何药物，为此应该：

▲ 把所有的药物放在孩子拿不到的地方，最好是锁在橱柜里。

▲ 要买能防儿童自取的有盖或有封套的药品。

▲ 不要欺骗孩子，硬说他的药物是汽水饮料。

注意

千万不要给孩子服用阿司匹林，应代之以扑热息痛酏剂。有的孩子因为一种轻微的疾病，例如流行性感冒而服用了阿司匹林，可能发生一种罕见的，但却十分严重的疾病，叫作瑞氏综合征。病后正在恢复的孩子，如果突然出现呕吐并伴有高热，要立即请求紧急救治。

鼻滴剂的给药方法

儿童

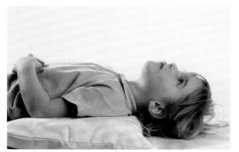

1 在床上放一个小枕头或坐垫，让孩子仰卧并把枕头垫在他的肩下，这样头部就会向后下垂。在你给孩子用鼻滴剂时，如果他可能扭动就请另一位成人帮你扶住他的头。

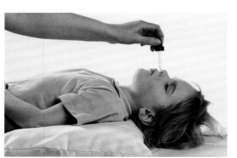

2 把滴管的末端恰好放在孩子鼻孔的上方，按医生处方的滴数将药挤入鼻内，不要让滴管碰到鼻子——如果碰到了，在下次使用前要洗净滴管。滴好以后，让孩子躺1分钟左右。

婴儿

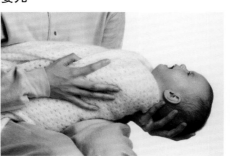

用毯子把婴儿裹好，把他的背部横放在你的膝上，这样他的背部就被支撑住了，把你的左手放在他的头下支撑他的头，然后就按儿童鼻滴剂的给药方法给婴儿滴鼻。

耳滴剂的给药方法

儿童

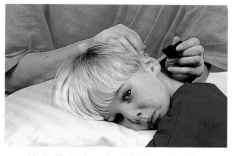

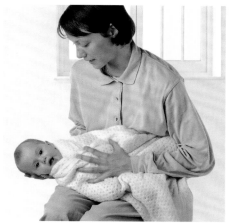

婴儿

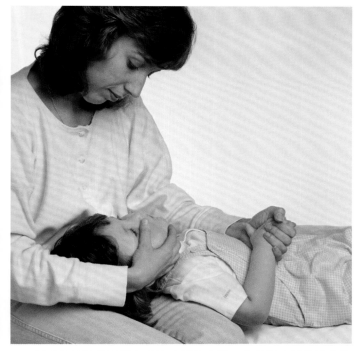

1 当滴剂滴入耳内时，多数儿童都感到药物太冷，所以要问一下医生，耳滴剂是否可以稍微加温(有些药物温热后会失效)。加温的方法是：把滴剂瓶放到一个盛有温水(不是热水)的碗内，放置数分钟，然后用你的手腕内侧部位检查滴剂的温度。

2 让孩子侧卧，患耳朝上，然后把吸有滴剂的滴管靠近耳部，按处方上的滴数将滴剂挤入耳管。让孩子在原位躺1分钟左右，并把一片脱脂棉轻轻放入耳内以防过多的药液流出。

把婴儿包好，让他横着侧卧在你的大腿上，患耳朝上。你用一只手撑住他的头，然后按儿童耳滴剂的给药方法滴入耳滴剂。

眼滴剂的给药方法

儿童

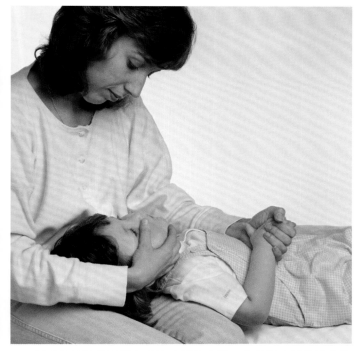

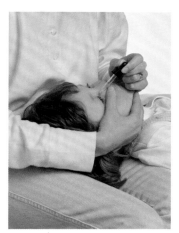

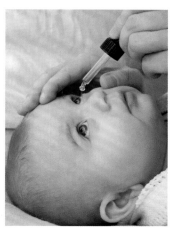

婴儿

1 用脱脂棉浸蘸温开水冲洗孩子的患眼，接着让孩子仰卧在你的膝上或把他的头放在你的大腿上。你的一只手臂绕过他的头并把手掌放在孩子的面颊部，倾斜孩子的头使患眼稍低于另一只眼。用你的拇指轻轻向下拉开他的下眼睑。

2 滴管放在下眼睑和眼球之间空隙的上方并使之倾斜以离开孩子的视域。如有必要，可请别人帮你固定他的头。按处方规定的滴数滴眼药水于眼内。要小心，不要触碰到眼球或眼睑。即使孩子哭叫，留在眼内的药水可能也足够。

选择婴儿在放松的时候，接着把他包好并让他躺在一个稳固的平面上或横卧于你的膝上，按儿童眼滴剂的给药方法滴药。

眼用软膏

如果开给孩子的是眼用软膏，在外侧眼角处挤出极少量软膏进入眼内。

照料患儿

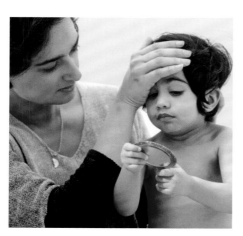

当孩子感觉生病的时候，她可能要求更多的关怀，并且可能容易激动，也容易烦闷。孩子生病时大都需要更多的拥抱及安慰。白天你要陪着婴儿这样你能够经常地给她做检查。为使孩子在你身边，随时都可以照顾到，可让她躺在客厅。夜晚，如果孩子很不舒服就和你睡在一间房内，为的是一旦她需要你，你就在身边。许多儿童生病时会呕吐，所以在患儿附近要放一个可容纳呕吐物的容器。

进食及饮水

孩子生病时的食欲会较正常时稍差，这是因为她不像平时那么到处奔跑，因而需要的能量也就减少，所以如果孩子有几天不想吃东西也不必担心，这不会给她带来任何损害。允许她挑选最喜欢吃的食物，每次分量上少一些。当她感觉好一些时，食欲就会恢复，那就让她吃与平时同样多的量，或给孩子吃她想要吃的量。婴儿生病时要求喂奶的次数要比平时多，但每次只要很少量的奶。如果你的孩子表现出喜欢频繁喂奶，你要有耐心，因为她需要的是给她喂奶时那样紧靠着你并且从中得到安慰。

孩子生病时，饮料比食物更重要。设法做到给她足够的饮料——每日大约需要1.5升(约3品脱)，特别是她已有发热、呕吐或腹泻症状时尤为重要，尽可能使孩子不致发生脱水。

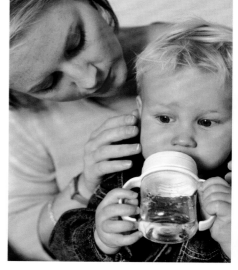

为孩子提供饮料，让孩子挑选她最喜欢的饮料，不论是发泡饮料、果汁、牛奶还是水都没关系，但是，要避免冰凉或是温度过低。

鼓励孩子喝水

如果劝说孩子饮大量的水有困难，试采用以下建议，设法把她的饮料搞得更具吸引力。

形状特别的吸管会更有吸引力

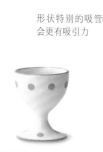

用小的杯子
用洋娃娃样的杯子或鸡蛋大小的杯子，采取少量多次的饮法，代替一次大量的饮法。

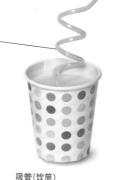

吸管(饮筒)
样子看来很能刺激食欲的饮料，再让孩子用吸管吸入会更加有趣。

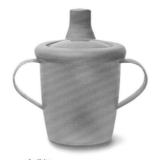

有嘴杯
如果孩子过去习惯用有嘴杯或奶瓶喝饮料，就将饮料装在有嘴杯或奶瓶中给他喝。

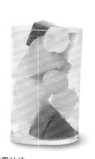

冰冻果汁块
超过1岁的幼儿，可将不同果汁冷冻成块，然后让孩子吮吸果汁冰块。

冰棒(雪条)
如果孩子喜欢吃冰棒(雪条)，就给他吃，但注意不要给他吃有人造色素的那一种。

疾病与呕吐

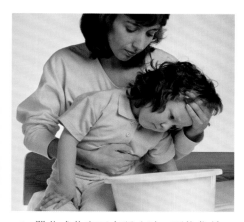

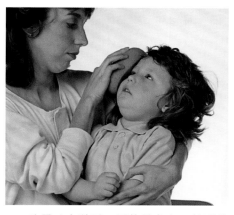

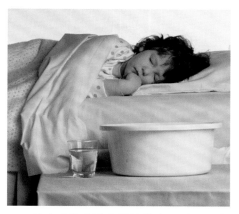

1 婴儿或儿童正在呕吐时，要抱住她，使她感到放心并得到安慰。在她身旁放一个容器，好让她把呕吐物呕在里面。你的一只手放在她的前额支撑她的头，另一只手放在她肋缘下的腹部。

2 孩子吐完以后，要使她安心，然后给她擦脸并揩净口腔周围。给她一些水漱口并吐出，帮她清洁牙齿，以消除不好的味道。

3 呕吐后让孩子安静地休息，她可能想躺下并且睡一会儿。将容器洗净后仍放在她身边，以备再用。孩子如果频繁地呕吐，她可能患有胃肠炎(见P.222)。

让孩子舒适和欢乐

留在床上

没有必要坚持让孩子留在床上。不过，如果她感觉很不舒服，她自己可能就想要留在床上。她若想下床，就要设法保持她暖和，在没有穿堂风的室内游戏。无论如何，在白天孩子可能想躺下，即使不是她平时的小睡时间，她也想睡觉。如果她不想单独一个人，就让她在客厅的沙发上靠着枕头或羽绒被褥，或者不论你在哪里就在那里为她放一张床(可折叠的床较理想)，这样孩子会感到自己是家庭中的一员而不孤单了。

给孩子欢乐

让孩子所有时间都有事情做，使她不会感到厌烦，但要牢记：生病的孩子，其行为举止要比她的实际年龄显得更小。她精神不能集中很长时间，并且不想做任何要求太高的游戏。拿出一个她有一段时间没有玩的最喜爱的玩具给她。如果你想送给她一件小礼物让她快乐的话，不要买那种不适合她的年龄玩的智力要求较高的玩具。婴儿会喜欢新的玩具汽车和拨浪鼓；学步期幼儿和儿童最理想的是不出声的玩具，例如：搭积木、粘贴画、简单的拼图游戏、用铅笔或水笔(记号笔)画画、万花筒、揉面团或橡皮泥等等。如果孩子在床上玩一些容易弄脏的东西，可用毛巾把床上用品遮盖保护好。她可能也会喜欢一个

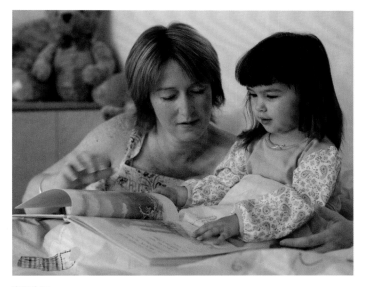

在床上玩
　如果孩子想要留在床上，但要坐起来，就用枕头把她撑起。给她一本图画书，并且读给她听。

播放着她最喜欢的音乐的CD播放器。记住她会要求你给她比平常更多的陪伴，因此，准备好陪她度过更多的时光，看看她的书，画幅画给她去涂色。只要你在她的视线内，即使你没有积极地陪她玩，她也会很开心。

普通感冒和流行性感冒

所有的儿童都会偶尔罹患普通感冒和流行性感冒，只要你的孩子与其他儿童接触，就可能一次又一次地患上感冒。这两种病都是由病毒引起的，当孩子长大一些时，他对许多病毒会产生抵抗力。

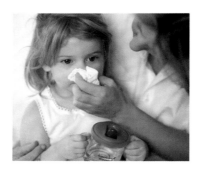

给孩子擦鼻涕

孩子如有黏液鼻涕流出，用薄棉纸轻轻地揩掉，要防止因为频繁揩拭而使鼻部疼痛。擦好后即刻将薄棉纸扔掉以免将感染扩散。

急症

如果你的孩子出现深色的、紫红色的斑点皮疹，要立即请求紧急救治。医生称其为淤斑性皮疹。

寻求医疗帮助

如果孩子小于1岁，或者看来很不舒服，或者出现下列任何症状时，要尽快看医生：

▲ 体温超过39℃(102.2℉)。

▲ 喘鸣的、急促的呼吸或呼吸困难。

▲ 耳痛。

▲ 喉咙痛以致吞咽时感到疼痛。

▲ 剧烈咳嗽。

▲ 3天后症状无好转。

感冒

感冒是怎么回事？

感冒或许是所有疾病中最常见的，是引起鼻腔和咽喉刺激症状的一种感染。儿童单纯着凉是不会患感冒的，例如外出没有穿大衣，或是弄湿了脚。感冒虽然不是严重的疾病，但发生在婴儿和儿童，就比发生在成人要严重，因为有并发胸部或耳部感染的危险。如果你的孩子除了有普通感冒的症状以外，还出现皮疹，就要联系你的医生确认是哪种皮疹。

症状

▲ 流黏液鼻涕或鼻塞并打喷嚏。

▲ 体温轻度升高。

▲ 喉咙痛。

▲ 咳嗽。

医生可能做些什么？

如果你的孩子吸奶有困难，是因为她的鼻腔堵塞，医生可能开鼻滴剂，在喂奶前使用。

滴鼻剂

只有在医生开给你时才可使用，并且使用决不能超过3天，因为使用过多时这种药物会增加黏液的产生，造成婴儿鼻腔更加堵塞。

我能做些什么？

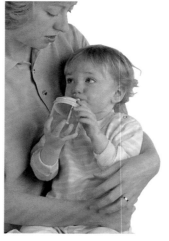

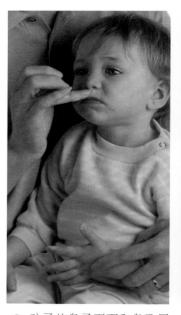

1 测量孩子的体温（见P.193)，如有必要就给她服用扑热息痛酏剂以降低热度。要保证孩子饮足够的水。如果她不饿，不要强迫吃东西。临睡前喝一杯饮料可能有助于夜间使孩子的鼻腔保持通畅。

2 孩子的鼻子下面和鼻孔周围，因为不断地流鼻涕并频繁擦拭，会变得发红而且疼痛，可以涂抹一层隔离霜，如凡士林。

流行性感冒

流行性感冒是怎么回事？

　　流行性感冒是一种传染性极强的疾病，由几百种不同的病毒所引起。当有新的病毒出现，而人们对它尚未产生免疫力时，每隔2—3年就会发生一次流感的大流行。如果孩子感染流感，1—2天后就会出现症状，然后可能患病大约3—4天。他可能病得想要躺在床上，并且在体温下降后几天内都会感觉虚弱。有的孩子患流感后会发展到胸部感染，如支气管炎或肺炎（见 P.218—219）。

症状

- ▲ 体温升高。
- ▲ 头痛。
- ▲ 全身疼痛。
- ▲ 寒战。
- ▲ 流黏液鼻涕。
- ▲ 咳嗽。
- ▲ 喉咙痛。

我能做些什么？

　　给孩子测量体温（见 P.193）。如果需要，给他服用扑热息痛儿童糖浆以降低体温。保证孩子饮足量的水。给孩子大量喝凉开水。

问与答

"我是否应给孩子进行流感的预防接种？"

　　即便对健康的孩子，预防接种也可能是一个好主意。是否接种可与医生商讨。接种后大约1年内有预防流感的效果。流感疫苗对于存在健康问题，例如心脏病、肾病或肺病的孩子来说，尤其重要。然而，因为新的病毒品种每2—3年都要出现一次，所以疫苗（只能据现有病毒制成）不能起到终身预防的作用。

鼻窦炎

　　鼻窦是面部上颌骨中充满空气的腔。鼻腔的内侧黏膜延伸到鼻窦内，所以感冒后鼻窦容易受感染。鼻窦炎经常伴随鼻塞、咳嗽和呼吸困难，就像感冒没有痊愈。儿童在3—4岁以前鼻窦尚未发育好，所以对幼儿来说，鼻窦炎不是什么问题。

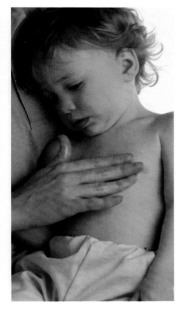

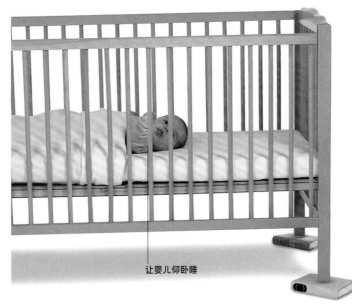

让婴儿仰卧睡

3 如果孩子感冒了，让她坐在你的膝上，这样可以缓解咳嗽并能帮助孩子安然入睡。

4 如果把婴儿床头部的垫子稍微垫高些，她呼吸会比较容易些。在小床床腿下放一本书，以便宝宝的头部和胸部稍微抬高些。绝不要支撑床垫，因为这被认为是不安全的行为。

5 要确保孩子的房间里空气不会太干燥，因为呼吸过分干燥的空气会感到不舒服。如果有的话就用一个增湿器来增加空气的湿度。

给孩子进行免疫接种

当孩子3个月左右时，你就应开始为她进行预防大多数严重传染性疾病的一系列免疫接种。给孩子进行免疫接种时，注射的疫苗含有经过无害化处理的致病细菌或病毒。接种到婴儿体内的疫苗极其微弱，不足以致病，但它却能使身体产生特异的细胞，也就是所谓的抗体，有防止孩子将来罹患疾病的作用。即使孩子感染到疾病，也必须在病愈后继续进行一系列免疫接种。

为什么婴儿应接受免疫？

有些父母决定不让自己的孩子接受免疫接种，他们担心接种可能有危险，或者认为患上某种疾病的可能性不大，不需要免疫接种。遗憾的是，儿童群体中，一旦接受免疫的人数下降，疾病会扩散得更迅速也更容易造成大流行，所以给婴儿进行免疫接种不仅可以保护自己，还有助于把疾病彻底消灭。

接种有什么危险？

虽然免疫接种在短期内给婴儿带来轻微的不适，但却是安全的。然而，如果你的婴儿曾有过惊厥，或者近亲中有患癫痫者，百日咳疫苗会使婴儿出现严重反应的可能性增加，所以要和医生商讨。如果婴儿患感冒或全身不舒服，或者在预定做免疫接种前一周内正在用抗生素，都不要给她进行免疫接种。

接种后的效果是什么？

免疫接种会使婴儿轻微发热，24小时内要检查她的体温，如有升高，按规定剂量给她服用扑热息痛酯剂。

在注射部位可能出现小的硬块，可能持续数周，但不必担心。麻疹疫苗接种10天后，可能出现皮疹及发热；流行性腮腺炎疫苗接种3周后，孩子的面部可能有轻度肿胀。如果接种后发生任何其他症状，或者她哭的声音与平时不同并且体温升高到38℃(100.4°F)以上，要即刻看医生。

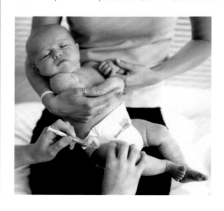

疫苗的注射

医生给孩子注射时，你要抱好她，使她感到安慰并保持平静。医生可能将疫苗注射在手臂的上端或臀部或大腿。

（英国）免疫接种程序		
年龄	疫苗	
出生时	卡介苗（婴儿易被肺结核感染）	注射
2个月	白喉 脑膜炎(Hib) 破伤风 百日咳	注射
	脊髓灰质炎(小儿麻痹)	口服
3个月	白喉 脑膜炎(Hib) 破伤风 百日咳	注射
	脊髓灰质炎(小儿麻痹)	口服
4个月	白喉 脑膜炎(Hib) 破伤风 百日咳	注射
	脊髓灰质炎(小儿麻痹)	注射
12个月	麻疹疫苗	注射
13个月	麻疹 腮腺炎 风疹（PCV）	注射 （麻腮风）
3岁半—5岁学龄前加强剂	白喉 破伤风	注射
	脊髓灰质炎(小儿麻痹)	注射
入学	子宫颈癌 [由16型和18型人乳头瘤病毒（HPV）引起] 疫苗	注射
离校	白喉 破伤风 百日咳	注射

Hib: 由B型流感嗜血杆菌所引起的细菌性脑膜炎和其他严重儿童疾病。

传染性疾病

现今大多数的儿童都接受过免疫接种，许多传染性疾病都少见了。因为多数传染性疾病是病毒引起的，所以没有特效药物治疗，但是，大部分患儿恢复得很快也很顺利。除了风疹外，当孩子患有传染病时，要设法做到隔离，但要通知最近与患儿有过接触的其他儿童的父母，使他们有所准备。

注意

　　如果孩子在患有一种传染病时体温升高，不要随意给他服用阿司匹林退热，因为此药可能引起一种非常危险的瑞氏综合征(见P.196)。水痘感染后，本来就有可能患瑞氏综合征，如果这时使用阿司匹林，则患病率会更高。可给孩子服用扑热息痛酏剂(小儿普那疼)替代阿司匹林。

急症

　　孩子如患有传染性疾病并出现下列各体征时要即刻请求急救：
▲ 异常嗜睡并不断加重。
▲ 头痛或颈部强直。
▲ 惊厥。
▲ 暗红色的扁平疹或带紫色的血性斑点。

风疹

风疹是怎么回事？

　　风疹曾经很常见，但有常规免疫接种后变得罕见了（见P.202）。这是一种很轻的疾病，所以孩子可能没有什么特别感觉。感染风疹后，要经过2—3周才会出现症状。

我能做些什么？

1 每天至少给孩子测两次体温（见P.193），如有必要，给她服用扑热息痛酏剂(小儿普那疼)退热。

2 设法让孩子饮大量的水，特别是体温升高时更要如此。

症状

第1天和第2天
▲ 轻度感冒的一些症状。
▲ 轻微的喉咙痛。
▲ 耳后、颈旁及颈背部淋巴结肿大。

第2天或第3天
▲ 首先在面部出现扁平的斑样皮疹、浅红色斑点，接着向下扩散到躯体。

▲ 体温轻度升高。

第4天或第5天
▲ 皮疹消退，全身情况好转。

第6天
▲ 孩子恢复正常。

第9天或第10天
▲ 患儿不再有传染性。

医生可能做些什么？

　　医生将确认孩子是患有风疹，但无特殊治疗。

风疹与妊娠

　　在患儿有传染性时，不要接触孕妇。虽然风疹属于轻病，但是如果传染给孕妇，将会给发育中的胎儿带来先天性缺陷。

寻求医疗帮助

　　如果孩子出现上面列举的任何急症时，要立即请求诊治。如果你认为孩子患有德国麻疹，要尽快看医生，但是不要带孩子去妇产科诊所，以免孕妇接触到患儿。

麻疹

麻疹是怎么回事？

麻疹是一种极具传染性的疾病，它会引起皮疹、发热和咳嗽，并且有时会引起严重的并发症，如肺炎和大脑炎。如果接受了普遍的免疫接种后，麻疹是很罕见的。

我能做些什么？

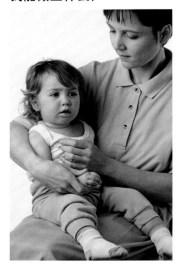

1 尽量给她降温(见P.194)，吃一些新鲜水果。她可能会觉得不适，想躺在床上。

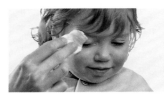

2 孩子如感到眼痛，用脱脂棉蘸上冷水进行冲洗。她若觉得暗些更舒服的话，就把房间遮暗。

医生可能做些什么？

麻疹无特效药物治疗，但医生确诊为麻疹后，直到孩子康复将会定期为她检查。如有并发症，医生将予以治疗。

症状

第1天和第2天
- ▲ 流黏液鼻涕。　▲ 干咳。
- ▲ 两眼发红、疼痛、流泪。
- ▲ 保持平稳的较高体温。

第3天
- ▲ 体温稍有下降。　▲ 不断地咳嗽。
- ▲ 在口腔颊黏膜上有像盐粒样细小的白点。

第4天和第5天
- ▲ 体温升高，可达40℃(104°F)。
- ▲ 首先在前额及耳后出现微高于皮肤的暗红色斑丘疹，逐渐扩散到面部的其他部分以及躯干。2—3天后暗红色斑丘疹和其他症状消失。

寻求医疗帮助

孩子如果出现P.203中的急症体征时，要立即请求急救。如果你认为孩子患有麻疹应尽快看医生。若出现下列情况可再次看医生：
- ▲ 皮疹出现后3天症状未见好转。
- ▲ 孩子的体温突然升高。
- ▲ 在看来好转以后，病情又恶化。
- ▲ 孩子出现耳痛或者她的呼吸音喧噪或呼吸困难。

玫瑰疹

玫瑰疹是怎么回事？

玫瑰疹是一种在孩子早期普遍出现的非常温和的疾病。它的特征是持续大约3天的高烧，然后身体会出现小红点。大部分孩子2岁之前会患此病。

我能做些什么？

1 当孩子的体温升到39℃(102.2°F)以上时，给医生打电话。在一些情况下，热病会伴随着高温。可按照P.194的指导来处理。

2 试着降低体温来让孩子变得舒适(P.194)。扑热息痛能很快地降低体温。

3 确保给孩子补充大量的液体，使他总有足够的水分。

症状

在潜伏期之后，症状会持续5—15天。

第1天到第4天
- ▲ 高烧。
- ▲ 有时会伴随发冷和咳嗽。

第4天到第8天
- ▲ 温度回归正常。
- ▲ 头部和身体出现红点，并慢慢增多。
- ▲ 红点消退，孩子恢复正常。

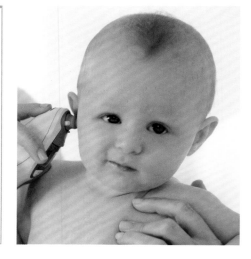

寻求医疗帮助

如果孩子有P.203所列的任何紧急情况，立刻拨打紧急求助电话。

水痘

水痘是怎么回事？

水痘是传染性很强的疾病，它是引起瘙痒的斑丘疹。如果丘疹不多，孩子不会觉得很不舒服，但是如果她有许多斑丘疹，可能浑身发痒。孩子传染了水痘以后，要经过2—3周才出现症状。

对于成人，水痘病毒可引起带状疱疹，年纪较大者尤易罹患，所以当孩子有传染性时，要避免与年纪大的成人接触。

症状

第1天至第4天

▲ 初起时为成簇的、小而红的斑疹、丘疹，很快变为充满液体的疱疹，成批出现，首先在胸部、腹部以及背部，然后扩散到身体的其他部位。
▲ 疱疹内的液体变成白色并浑浊。
▲ 轻度发热。

第5天至第9天

▲ 疱疹破裂后留下一个小的缺口。
▲ 疱壁干燥结痂，数日后痂皮脱落。

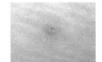

第10天

▲ 孩子恢复正常。

第11天或第12天

▲ 患儿不再有传染性。

寻求医疗帮助

孩子如果出现P.203的急症体征时，要即刻请求紧急救护。如果你认为孩子患有水痘，要尽快看医生。孩子如有下列症状可再次看医生：
▲ 极为严重的瘙痒。
▲ 疱疹周围皮肤发红或肿胀，或者疱疹中有脓液渗出，这些都意味着疱疹已受感染。

我能做些什么？

1 给孩子测量体温(见P.193)，体温如有升高，给她服用扑热息痛酏剂(小儿普那疼)以降低热度。如有发热，给她大量饮水。

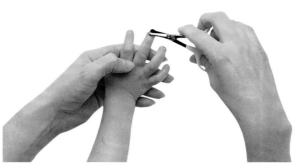

2 设法防止孩子搔抓疱疹，因为这样可能发生感染，并且皮疹愈合后还会留下疤痕。把孩子的指甲剪短并保持清洁，为的是如果孩子搔抓皮疹，可减少感染的可能性。给孩子戴一副防护手套。

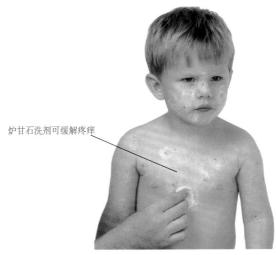

炉甘石洗剂可缓解疼痒

3 设法减轻孩子的瘙痒。用脱脂棉蘸上炉甘石洗剂轻轻地涂敷在患处。

4 给孩子温水沐浴，水中溶少许小苏打可帮助减轻瘙痒。

5 如果孩子奇痒，她可能发觉穿宽松的棉质衣服更为舒适。

医生可能做些什么？

医生将进一步确定诊断，如果瘙痒非常严重，可能给孩子开抗组胺霜剂或其他药物以缓解瘙痒。皮损如有感染则开抗生素霜剂外用。

流行性腮腺炎

流行性腮腺炎是怎么回事？

流行性腮腺炎是由病毒感染所致的传染病，它会引起腺体的肿大。耳前的腺体尤其易受影响，使孩子的面颊部显得浮肿。偶尔，流行性腮腺炎可引起睾丸发炎，但是，在青春期以前的男孩中这种情况较罕见。

症状

感染后14—24天的症状

▲ 体温升高。

▲ 1—2天后孩子感觉到面部的一侧或两侧出现肿胀并有触痛，这会持续4—8天。

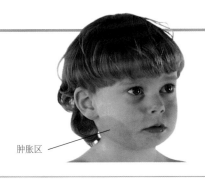

肿胀区

我能做些什么？

1 孩子如果诉说面部疼痛，或者他的面部显得肿胀时，轻轻地触摸他的腺体检查一下(见P.189)。

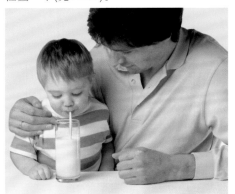

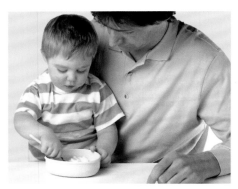

3 鼓励孩子多喝冷的饮料，但要避免酸性的饮料，例如果汁。如果张口会给孩子带来痛苦的话，可让他用吸管饮用。给孩子喂食时要耐心，因为他会感到吸吮时也疼痛。

4 如果吞咽时感到刺痛，就给孩子吃流质或半流质饮食，如冰激凌或汤。

2 检查孩子的体温(见P.193)，如有升高，给他服用扑热息痛酏剂(小儿普那疼)以降低热度。

寻求医疗帮助

如果孩子出现P.203的任何急症体征时要即刻请求紧急救护。如果你认为孩子是患了流行性腮腺炎，要尽快看医生。如果发展到严重的腹痛或睾丸发红都应再次看医生。

医生可能做些什么？

医生将确认孩子患的是流行性腮腺炎。本病无特效药物治疗，但医生会处理出现的各种并发症。

传染性红斑（拍脸病）

传染性红斑是怎么回事？

传染性红斑是一种平和的疾病，症状通常在春天小范围地爆发。大部分受感染的孩子是2岁以上的孩子。它通常也被称为"第五种疾病"。这种疾病的特征是突然在脸颊出现鲜艳的红斑，因此它还有个名字是"拍脸病"。

我能做些什么？

给孩子服用扑热息痛儿童糖浆来退烧。确保他补充大量的液体，并且放一个冷敷袋。如果孩子有血液紊乱（比如镰状红细胞贫血和地中海贫血），联系你的医生。如果孩子有镰状红细胞贫血这种疾病，让他远离任何孕妇。虽然在红斑出现的时候，他并不想感染别人，但是这种疾病可以传播，在一些情况下，孕期被感染会导致流产。

症状

此症状会在传染4—14天后消失。

第1天

▲ 脸颊上出现鲜艳的红斑，而在嘴周围的是苍白色。

▲ 低烧。

▲ 关节痛。

第2天至第5天

▲ 点疤，花边状的红斑扩散到躯干和肢体。

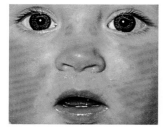

第7天至第10天

▲ 红斑消退，孩子不再有传染性。红斑可能会在未来几周或几个月再出现，特别当孩子常常暴露在太阳底下时。

百日咳

百日咳是怎么回事？

百日咳是儿童期最严重的疾病之一，它表现为剧烈又连续的咳嗽。传染性很强，所以患儿应远离尚未接种过疫苗的婴儿及儿童。接种过疫苗的儿童即使患病，症状也较轻。少数患有百日咳的儿童会发生继发感染，如支气管炎或肺炎(见P.218—219)。

症状

第1周

▲ 一般咳嗽和感冒的症状。

▲ 体温轻度升高。

第2周

▲ 咳嗽加剧，再加上持续在1分钟以内的频繁咳嗽，使得孩子在咳后拼命呼吸。

▲ 孩子如果大于18个月，他可能学会大力吸气并伴有喘鸣音。

▲ 阵咳后呕吐。

第3周至第10周

▲ 咳嗽有好转，但如有感冒可能加剧。

▲ 3周以后不再有传染性。

我能做些什么？

1 阵咳期孩子非常痛苦，所以你要陪伴着他。让孩子坐在你的膝上，使他稍向前倾斜并且抱好他。在孩子身旁放一个容器，因为他咳起来时会有痰吐出，也因为咳后会呕吐。容器用后用开水彻底洗净，要确保感染不致扩散。

2 如果孩子在进餐后常咳嗽和呕吐，可能的话，每次在阵咳过后的间隙，给他进食少量食物。而且如果可能，咳完就马上给他吃。

急症

在一次阵咳后，孩子如果变得脸色发青，要即刻请求紧急救护。

寻求医疗帮助

你如果怀疑孩子患有百日咳，要尽快去看医生。

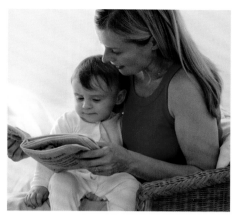

3 尽量让孩子保持欢乐，分散其注意力，这样会减少阵咳的次数，但是不可让他太兴奋或过于疲劳，否则可能又会引起阵咳。

4 和孩子睡在同一房间，这样如果夜间他发生阵咳，你能够照料他。

5 不要让吸烟的人接近患儿，也不能任意给孩子服用止咳药。

医生可能做些什么？

医生可能开止咳药及抗生素(红霉素)，尽管抗生素不能治愈孩子的咳嗽，但它可降低咳嗽的严重性并使百日咳的传染性降低。如果你的婴儿有从他已经患有百日咳的哥哥或姐姐处传染到本病的危险时，给患儿使用抗生素就显得特别重要了。无论如何，在感染刚一开始就使用抗生素治疗，确实有效。

患病婴儿的护理

婴儿患百日咳是危险的，因阵咳后他们可能没有能力完全恢复呼吸，会出现屏气，严重时会窒息。患百日咳的婴儿需要仔细地护理，也可能要住院。他如果频繁地呕吐，喂奶就有困难，所以要放弃你原来有规律的喂奶计划，在阵咳或呕吐后，当他平静下来时即刻喂奶。

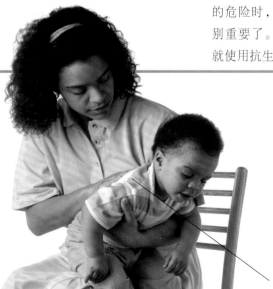

当孩子咳嗽时，揉搓他的背

阵咳

当婴儿阵咳发作时，让他俯卧在婴儿床上并把床脚升高，或者面部朝下横卧在你的膝上。在他咳嗽停止并且呼吸恢复正常以前，你一直要陪伴着他。在咳嗽或呕吐后拥抱他并给他安慰。

脑膜炎

脑膜炎是怎么回事？

脑膜炎是覆盖在脑外面的组织发炎，是由细菌或病毒感染导致的。病毒性脑膜炎较细菌性脑膜炎更常见，也不太严重。病毒性脑膜炎可以由几种不同的病毒所导致，容易形成冬季流行。病毒性脑膜炎更容易感染5岁以上儿童。细菌性脑膜炎十分罕见，但却有生命危险。在英国，接种B型流感嗜血杆菌疫苗曾经消灭过一种类型的细菌性脑膜炎。不幸的是，还有别的病原菌，这其中最常见的是脑膜炎球菌B群。脑膜炎球菌的另外两个群——A群和C群，也可以致病，但较少见。现在有一种针对脑膜炎C的疫苗（见P.202）。尽管细菌性脑膜炎每个年龄段均可发病，但多发于5岁以下儿童。

细菌性和病毒性脑膜炎的早期症状非常相似，很容易被误认为流感。但细菌性脑膜炎的症状通常更严重。细菌性脑膜炎之所以危险是因为它的病情发展非常迅速，以至于患儿在短短数小时内情况就变得非常严重，并伴随有进行性嗜睡，有时会出现意识丧失或惊厥。

脑膜炎皮疹

有一些脑膜炎患儿会出现一种特殊的疹子，它们是皮下的小出血点，这些疹子可以出现在身体的任何地方。呈扁平状，粉红色、暗红色或紫色，起初看上去针尖大小，如果没有得到及时治疗，疹子就会越来越大，看上去像是新的淤伤一样。

我能做些什么？

如果你的孩子看上去反常地困倦，或者有下面表中所列出的急症体征中的其中两项症状，立刻给你的家庭医生打电话，或者带孩子去最近的医院急诊科。

医生可能做些什么？

医生首先要送患儿去医院做个腰椎穿刺检验以便确诊。如果诊断为病毒性脑膜炎，除了止痛药外无须治疗，孩子会在1—2周内完全康复。细菌性脑膜炎要用抗生素来治疗，如果出现了惊厥，还要加上抗惊厥药物。如果疾病发现得早并且治疗及时，大多数的孩子都可以彻底康复。少数的患儿可能会出现一些脑部损伤，特别是未能对此病及时加以治疗更会如此。极少数情况下，脑膜炎也可能会致人死亡。

脑膜炎

作为脑膜层的三层大脑保护皮层覆盖在大脑和脑髓之上。当脑膜层被病毒或细菌感染之后，就会得脑膜炎。

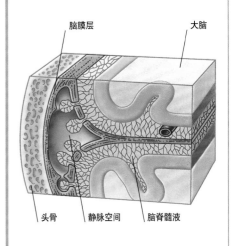

脑膜层　　大脑

头骨　　静脉空间　　脑脊髓液

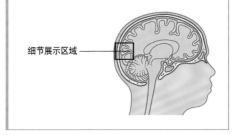

细节展示区域

急症

如果你的宝宝有下列症状中的一种或两种时，立刻请求紧急救护：

▲ 呕吐或拒绝进食。
▲ 颈项强直。
▲ 烦躁易怒，尤其是被抱起时（这可能是由于肢体的肌肉疼痛所致）。
▲ 紧张和囟门凸出。
▲ 紫红色，压之不退色的疹子。
▲ 发热并手脚冰凉——对于3个月以内的小孩，这意味着38℃（100.4°F）或更高的体温；对于3—6个月的小孩，这意味着39℃（102°F）或更高的体温。
▲ 快速或异常的呼吸方式。
▲ 皮肤极度苍白，出现淤斑或变蓝。
▲ 高调尖声的呻吟。
▲ 颤抖。

▲ 懒散又无精打采的动作，或者僵硬伴有抽筋的动作。
▲ 反常的嗜睡，或者是孩子变得缺少反应、麻木或难以唤醒。

较大点的孩子还会
▲ 剧烈头痛。
▲ 不喜欢强光和噪声。

如果你的孩子身上出现了颜色较暗、紫色的皮疹，检查压之是否退色。当你检查时，把玻璃杯的一侧压在皮疹上，如果透过玻璃依然能看到皮疹，它可能就是这种特征性皮疹，需要立即用药。你需要立即带上孩子去最近的急诊科。

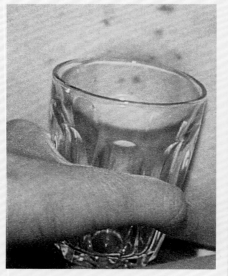

浅色皮肤的紫癜

眼的疾病

尽管大多数眼的疾病经过治疗就能迅速痊愈，然而对于所有影响眼睛的问题都应认真对待。眼睛的感染容易传播给其他人，所以给孩子准备单独用的法兰绒面巾和毛巾，并且要经常更换。用薄棉纸擦干两眼，每只眼各用一块清洁的纸巾。孩子的两手要保持清洁并且设法不要让她用手揉眼睛，这样既可预防感染，又可阻止疾病的扩散。

3 如果孩子有头皮屑，用抗头屑洗发水来洗他的头发。对婴儿用抗摇篮帽洗发水。

寻求医疗帮助

如果孩子出现以下情况，应尽快看医生。
▲ 两眼有黏性分泌物。
▲ 在家中治疗大约1周以后症状未见好转。

眼睑炎

眼睑炎是怎么回事？

眼睑炎是眼睑边缘处发炎，本病通常累及两眼。许多有头皮屑的儿童患有眼睑炎。

我能做些什么？

1 用温开水清洗孩子的眼睑，每只眼睛都要用一块新的脱脂棉来清洗。把温湿纱布放到闭合的眼睑上5—10分钟，轻擦闭合的眼睑以软化痂壳。每天清洗两次，每次都用干净的温开水。

2 用棉球轻洗眼睑，使用混有少量婴儿洗发水的温水；或者使用盐水，一茶勺碳酸氢盐溶解于一杯水的比例。

紧急情况

孩子如遭遇任何伤害而使眼睛受损，或者在伤害以后，孩子不能看清楚东西，要即刻请求紧急救护。

医生可能做些什么？

医生可能开能缓和眼痛的眼药膏，或者抗生素软膏。

症状
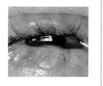
▲ 眼睑发红并有鳞屑。

结膜炎

结膜炎是怎么回事？

结膜炎是覆盖在眼球表面以及上下眼睑内侧的黏膜发炎，因为白眼球会变红，所以俗称"红眼病"。它由病毒或细菌感染引起，病毒引起的结膜炎症状较轻。孩子醒来时，上下眼睑被脓液粘在一起，更可能是细菌性结膜炎而不是病毒性的。婴儿出生后1—2天就出现这些症状的话，参阅P.183"眼睛有黏性分泌物"。

我能做些什么？

1 要设法查清楚：孩子出现这些症状的病因除了结膜炎以外，是否还有其他因素。她可能有过敏反应，如过敏性鼻炎，或者眼睛里有点灰尘或有一根睫毛落入眼中。如果孩子过敏，她的眼睛不但发痒、流泪，还会发红和疼痛。

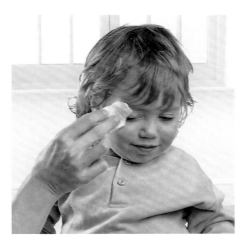

2 如果你认为孩子患的是结膜炎，用浸过温开水的脱脂棉清洗孩子的双眼。先清洗被感染的那只，清洗时从内眼角向外眼角方向擦拭。清洗前后都要洗净你的双手。

症状

▲ 眼睛充血。
▲ 眼睛有沙粒般摩擦感并有疼痛。
▲ 眼内出现脓性分泌物。
▲ 睡醒时上下眼睑粘在一起。

寻求医疗帮助

如果你认为孩子患结膜炎或她的眼睛出现充血和疼痛，都应尽快去看医生。

医生可能做些什么？

对于细菌性结膜炎，医生可能开抗生素眼药水或软膏。对于病毒性结膜炎可用疱疹净或利福平眼药水滴眼，酌情使用可的松眼药水可以缩短病程。

麦粒肿

麦粒肿是怎么回事？

麦粒肿又称睑腺炎，是由于睫毛的毛囊受感染后引起的，使上下眼睑出现有疼痛的、充满脓液的肿胀。有些麦粒肿是干的，但大多数都有脓头，约1周内脓头破溃，疼痛缓解。本病不严重，在家中即可治疗。

我能做些什么？

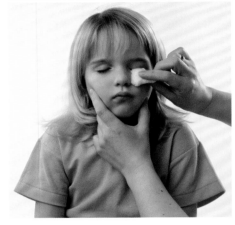

1 把脱脂棉浸于热水中，将热水挤出，脱脂棉放在孩子的麦粒肿上，促使麦粒肿更快形成脓头。1日内热敷3次，每次2—3分钟，直到脓头破溃，脓液流出为止。

2 一旦麦粒肿破溃，疼痛即可缓解。用脱脂棉浸以温热的开水轻轻地把脓液洗净。

症状

▲ 眼睑(眼皮)发红，有疼痛的肿胀。
▲ 肿胀的中央充满脓液。

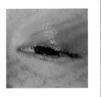

寻求医疗帮助

要尽快寻求医疗帮助，如果：
▲ 大约1周后麦粒肿未见好转。
▲ 孩子整个眼睑出现肿胀。
▲ 孩子眼睛周围的皮肤发红。
▲ 孩子还患有眼睑炎。

斜视

斜视是怎么回事？

正常情况下，两眼在同一时间内注视同一方向，但是，患有斜视的儿童，一只眼睛聚焦在一个物体上的时候，另一只眼却不能适当地跟随上去。

新生儿的两眼最初不能总是准确地一起工作，所以间歇性的斜视是常见的。这种情况用不着担心，因为只不过是婴儿学习使用眼睛的问题。然而，如果孩子到了3个月左右，两只眼睛仍不能一起移动的话，他可能是患有斜视。

斜视可以成为永久性的，但有些儿童的斜视则一些时候有，一些时候没有。不管怎样，重要的是积极地及时治疗。

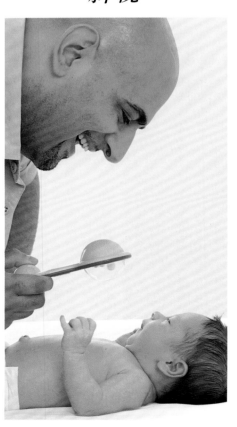

我怎样检查孩子的斜视？

当婴儿3个月左右时，拿一个玩具放在离他面部20厘米(8英寸)远的地方，慢慢地由一边移向另一边。观察婴儿的两眼是否随着玩具的移动而视线也能一起移动。

寻求医疗帮助

如果你认为孩子斜视要去寻求医疗帮助。

医生可能做些什么？

医生可能检查孩子的视力并给一个眼罩，嘱咐每天将孩子那只健康的眼睛遮盖数小时，为的是强制性地使用那只患眼(称懒惰眼)。刚学步的孩子则需戴眼镜。你的孩子如果小于2岁，用此法治疗只需几个月，斜视就可能治愈。如果孩子由于肌肉无力而引起严重斜视，则需要对患眼的肌肉进行手术以矫正缺陷。

症状

▲ 两眼看物的方向不一致。

耳 的 疾 病

幼儿的大多数耳病是由于外耳或中耳的感染所引起的。急性中耳感染会引起剧烈疼痛，并在鼓膜后积聚脓液，导致鼓膜破裂（鼓膜破裂的孔在几个星期内就能痊愈）。有时候感染会向耳后骨内扩散。反复的中耳感染会导致浆液性中耳炎，那就必须去做治疗，因为浆液性中耳炎会影响听力。

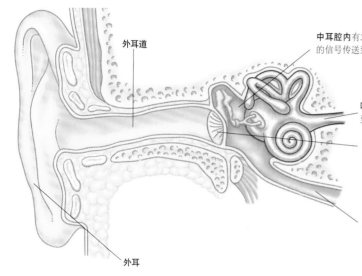

外耳道

中耳腔内有3块细小的骨，它们把声音的信号传送到内耳

听神经，把声音的信号传到大脑

鼓膜对音波的反应是产生振动

耳咽管通向咽喉的背侧，儿童的耳咽管比成人的短很多，因此容易被堵塞

外耳

耳的解剖

耳包括三部分。外耳——是仅能看到的部分，有一条稍微弯曲的管道通向鼓膜。其后是中耳腔，腔内有三块小骨，它们把声音的振动传送到内耳，内耳包括听力及平衡结构。

外 耳 感 染

外耳感染是怎么回事？

孩子患有外耳感染时，外耳道的皮肤衬里处于发炎状态。他如拨弄过或搔抓过耳朵，或者在氯化消毒泳池中游过泳都可能发生外耳感染。患有湿疹的儿童，如有水进入他们的耳内尤其容易发生这类感染。

症状

▲ 当孩子触摸到自己的耳朵或侧卧患耳在下时，耳内疼痛加剧。
▲ 外耳道发红。
▲ 从耳内流出渗出物。
▲ 耳的内侧瘙痒。

我能做些什么？

1 按规定剂量给孩子服用扑热息痛酏剂以减轻疼痛。
2 洗澡时要防止水进入患耳，并且只能擦净头发而不可用水洗头。在感染消退前不许孩子游泳。

寻求医疗帮助

如果你认为孩子患有外耳感染，要尽快去寻求医疗帮助。

医生可能做些什么？

医生可能开含抗生素的或消炎的耳滴剂以消除感染。

怎样使用耳滴剂？

让孩子患耳向上侧卧并保持平静，把耳滴剂挤入患耳内。滴入后保持原有姿势约1分钟。

耳屎

耳屎有时会积聚在耳内，导致一种塞满的感觉或部分耳聋。如果孩子有许多耳屎，用脱脂棉把看得见的轻轻地弄掉，但是不能使用任何东西进入耳内拨弄。如果这样做没有用，就要去寻求医疗帮助。

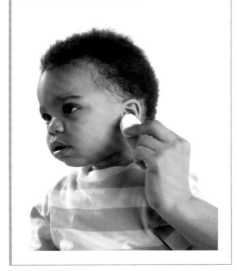

中耳感染

中耳感染是怎么回事？

耳痛通常是由中耳感染引起的，孩子如果患有中耳感染，在鼓膜后面的中耳腔内会出现发炎状况，感染通常由咽喉扩散到耳中。儿童的耳咽管很短很窄，感染后容易被阻塞。一般只有一只耳朵感染。等孩子7—8岁时，耳咽管会增宽，孩子就不太容易发生这些感染了。

症状

▲ 患耳极痛，可能妨碍孩子睡眠。
▲ 如果孩子尚不能说清楚耳病情况，就表现为哭闹、摩擦或用力拉患耳。
▲ 小婴儿特别会在感冒后出现哭闹、食欲丧失并有疾病的一般症状。
▲ 体温升高。
▲ 部分耳聋。

我能做些什么？

1 设法减轻孩子的耳痛。在热水袋内装满热水，但不能太热，并用毛巾包好，让孩子的患耳靠在热水袋上。婴儿则不用热水袋，因他太小，如果太热，自己不会推开。改用一块柔软的布，用热水浸湿，再把水挤出，放在耳部热敷。

2 如果孩子的患耳极痛，按规定剂量给他服用扑热息痛酏剂。

3 如果发现有渗出物，不要擦掉它或探查孩子的耳朵，只要在耳的外面放一条清洁的手帕。鼓励孩子患耳朝下侧卧，使得渗出物能够流掉。

寻求医疗帮助

如果孩子的耳朵有感染或有渗出物，要尽快去看医生。

怎样预防耳的感染？

冷天时，保持孩子两耳温暖。当他患感冒时，用薄荷醇(脑)滴鼻剂滴鼻(见P.196)，这有助于鼻通道的清洁，减少感染向耳扩散的机会。

医生可能做些什么？

医生将检查孩子的两耳并可能开抗生素。鼓膜后如有脓液，医生可能开一种促进排脓的药物。以上处理如果无效，孩子可能需要接受小手术。

浆液性中耳炎

浆液性中耳炎是怎么回事？

反复的中耳感染会导致浆液性中耳炎，令中耳内积聚黏性液体。

症状

▲ 反复中耳感染后出现部分耳聋。

我能做些什么？

在耳部感染以后，如果孩子的听力看上去受到损害，要约定时间去寻求医疗帮助。

寻求医疗帮助

如果你认为孩子是浆液性中耳炎，就尽快去寻求医疗帮助。

医生可能做些什么？

不同情况的解决办法不同，所以也可能不需要治疗。医生可能会给孩子开减轻充血的药物，但有可能需要一个小手术。麻醉下，在鼓膜上打一个小孔并插入一个细管（孔环），孔环没有什么不舒服，也不会影响孩子的听力。几个月后，孔环就会掉出，鼓膜上的孔也会愈合，孩子的听力也将恢复正常。

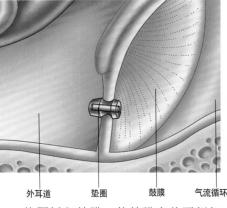

外耳道　　垫圈　　鼓膜　　气流循环

垫圈插入鼓膜，使鼓膜内外两侧气压相等，并会使耳部保持干燥。

口腔感染

患有口腔感染的婴儿和儿童，口腔极为疼痛，喂食也是疼痛的。鹅口疮(见下)是婴儿最常见的口腔感染。1岁以上的儿童更容易患单纯性疱疹(见P.230)，通常疱疹发生在口唇上或口唇周围的皮肤上，有时也会发生在口腔内的黏膜上。

帮助口腔疼痛的患儿

如果孩子口腔疼痛，尽你所能设法使她吃、喝东西时不会痛。把食物晾凉后再给孩子吃，因为热的食物一般比冷的食物更使孩子痛苦。还要给她大量的冷饮料。孩子如果不愿意吃或喝，可试用以下建议。

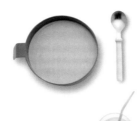

让孩子用吸管或有嘴杯饮水，因为这样会比从杯中饮用少些疼痛。

汤，既有营养也容易吃，并且能够晾凉后再吃。要不就给孩子吃流质食物，或者将固体食物分成很小的碎块再吃。

冷饮料，可以给孩子饮冰冻饮料，但不要饮果汁，因为太酸，会加重口腔疼痛。

冰激凌，孩子会发觉冷的食物中冰激凌吃起来最舒服。

水

奶酪，鼓励孩子进餐完毕后吃些奶酪并喝些水，这样如果她不能正确刷牙，也可以保持牙齿清洁。

鹅口疮

鹅口疮是怎么回事？

鹅口疮是由寄生在口腔和肠道里的白色念珠菌感染而引起的疾病，白色念珠菌通常受到细菌的控制而不致病，但有时候它大量繁殖而失控，造成疼痛的、有刺激性的皮疹，也可能导致尿布包裹部位出现皮疹。鹅口疮不是严重的感染，一般通过药物治疗很快就会消除。

症状

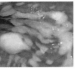

▲ 在口腔内两侧、舌或上腭部位的黏膜上有白色、高于黏膜面的斑点或斑片，形如奶片，不易揩去。
▲ 由于口腔疼痛不愿意吃东西。
▲ 婴儿尿布包裹区域常见红色皮疹，开始于大腿根部的褶皱里。

我能做些什么？

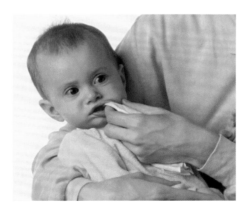

1 用一条清洁的手帕轻轻地揩掉孩子口腔内的斑片。如果难以擦掉，她患的可能是鹅口疮。不要用力擦拭，因为如果强力去掉它，将会留下一个疼痛的、出血的创面。

2 给孩子吃容易吃的食物(见上)。如果是人工喂养的婴儿，要买一个特别软的奶嘴，并要仔细地清洗，每次喂奶后都要消毒。

3 如果是母乳喂养的婴儿，继续正常喂奶，但要格外注意你的乳头卫生以防感染。每次喂奶以后，不用肥皂只用清水把乳头洗净，也不要戴胸罩。乳房如有疼痛或出现白色斑点，就要寻求医疗帮助。

寻求医疗帮助

如果你认为孩子患有鹅口疮，就尽快去寻求医疗帮助。

医生可能做些什么？

医生可能开一种药物，在喂奶前滴入婴儿口腔中，或者，对于2岁以上的儿童，会开给锭剂，让孩子服用。如果你喂孩子母乳，医生可能检查你的乳头是否有感染的现象。

咽喉感染

喉咙痛在各个年龄的儿童中都属常见，并且常伴有其他的疾病，诸如普通感冒或流行性感冒。大多数轻微的喉咙痛在几天内就会消退，但是更严重的感染，尤其是感染侵犯了两侧的扁桃体时，孩子会发热、喉咙痛以致造成吞咽困难和疼痛。

寻求医疗帮助

孩子如有下列情况，应尽快就医：
- ▲ 喉咙痛得使吞咽也感到疼痛。
- ▲ 看来全身情况也不好，有发热或皮疹。
- ▲ 扁桃体已有感染。
- ▲ 未曾接受过白喉的免疫接种。

喉咙痛

喉咙痛是怎么回事？

喉咙感染使咽喉疼痛、发红。喉咙痛可以是普通感冒或流行性感冒的一部分症状（见P.200—201），或者是风疹或流行性腮腺炎（见P.203及P.206）的早期症状之一。当儿童患有咽喉感染时，也容易出现耳痛（见P.211—212）。

我能做些什么？

1 让孩子面对明亮的光线，张大口，仔细检查他咽喉的后部（见P.189）。如果孩子喉咙疼痛，你会看到咽部发红、肿胀发炎以及有奶黄色小点。

2 轻轻触摸孩子颈部左右两侧以及下颌角下面的腺体，看看是否肿大（见P.189）。

3 给孩子喝大量的冷饮料，如果吞咽时刺痛，就把食物做成液体状。吃像冰激凌这种很冷的食品比热的食物会少些疼痛。

4 测量孩子的体温（见P.193），如果需要，给他服用推荐剂量的扑热息痛酊剂来退热。

症状

- ▲ 因为吞咽会引起刺痛，所以不愿意吃东西。
- ▲ 咽喉部红肿。
- ▲ 耳痛（见P.211—212）。
- ▲ 体温轻度升高。
- ▲ 局部淋巴结肿大。
- ▲ 幼儿可有腹痛。

医生可能做些什么？

轻微喉咙痛不需要特殊治疗，但是，如果医生怀疑是细菌性感染，可能给孩子开抗生素。

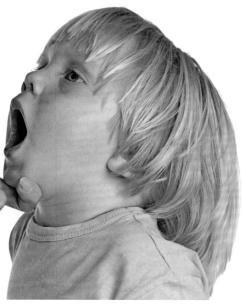

扁桃体炎

什么是扁桃体炎？

扁桃体炎是扁桃体的炎症，会引起咽喉的强烈疼痛以及其他一些症状。扁桃体是位于咽喉背侧的一对腺体，左右各一，可以限制感染并终止其扩散。

症状

- ▲ 喉咙剧痛。
- ▲ 两侧扁桃体发红、肿大，其上可能覆盖有奶黄色斑点。
- ▲ 体温在38℃（100.4°F）以上。
- ▲ 颈部淋巴结肿大。

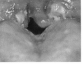

我能做些什么？

1 检查孩子的扁桃体及触摸附近的淋巴结（见P.189）。如有感染，扁桃体发红、肿大，表面有奶黄色斑点。

2 给孩子测量体温（见P.193），必要时服用扑热息痛酊剂降低热度。

3 鼓励孩子大量饮水，发热时尤为重要。给他冷饮料、流质或半流质食物。

医生可能做些什么？

医生会检查孩子的咽喉，并用无菌拭子在扁桃体上取样进行检查。他可能会开抗生素来消除感染。

如果你的孩子频繁地发生严重的扁桃体炎并使他全身健康受到损害的话，医生可能建议实施扁桃体切除。无论如何，小于4岁的儿童很少进行这项手术。

咳嗽及胸部感染

幼儿咳嗽多数是普通感冒或流行性感冒的一种症状（见P.200—201），常表现为喉咙干痒。如果发现你的孩子呼吸困难和咳嗽带痰，他可能胸部感染（见P.216—219）。然而，当幼儿患普通感冒或流感时，出现轻微的喘鸣样呼吸是正常的。因为幼儿的呼吸道本来就很窄，患病时如有肿胀会变得更窄，所以单是喘鸣样呼吸本身并不一定是胸部感染的表现，麻疹或百日咳的并发症也可能发展成为胸部感染。咳嗽可能是麻疹的早期迹象（见P.204），严重的持续的咳嗽可能是百日咳（见P.207）。

急症
如果孩子出现以下体征应即刻请求紧急救护：
▲ 面部、口腔周围及舌部发青。
▲ 呼吸甚为急促。
▲ 在房内另一边都可以听到喧噪呼吸音。
▲ 看来呼吸很吃力。
▲ 患普通感冒或流行性感冒时，病情突然恶化。
▲ 异常嗜睡。
▲ 不能像平时那样说话或发音。

频繁的胸部感染
1岁以下的婴儿以及长期患有胸部疾病（如哮喘，见P.218)的儿童都容易患有胸部的各种感染。你如果吸烟，你的孩子要比父母不吸烟的孩子更可能发生胸部感染。
孩子如出现频繁的胸部感染，医生为找出致病原因可能安排他进行多项检验。

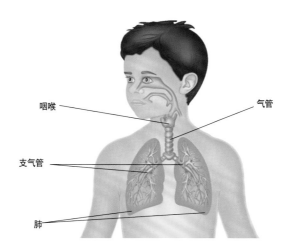

咽喉　　气管　　支气管　　肺

呼吸
当孩子吸气时，空气吸进气管、支气管而进入肺，在肺部氧气被血流吸收。接着血液把携带的氧气运送到全身。

格鲁布

格鲁布是怎么回事？
格鲁布(又名哮喘)是喉部发炎，造成该部位水肿，使孩子感到呼吸困难。格鲁布常在夜间发作，通常持续2小时左右。

我能做些什么？
1 保持平静，并要使孩子放心。他可能非常害怕，如果他惊慌，呼吸将更为艰难。

症状
▲ 呼吸困难。
▲ 吸气时出现响亮的鸡鸣音。
▲ 吠叫声样咳嗽。

2 把孩子带进浴室并打开热水龙头，为孩子创造潮湿的空气环境，湿润的空气会使孩子的呼吸道松弛，呼吸变得容易一些。

3 用枕头把孩子上半身撑起来，或抱他坐在你的膝上，这两种姿势都可能使孩子呼吸更省力。

4 确保他喝下大量的液体以防止脱水。

寻求医疗帮助
孩子如果出现呼吸困难，或者你认为他患有格鲁布，就应即刻看医生。

5 当发作缓和后，不要让任何人靠近他，开着窗户使空气流通，但要确保房间不会太冷。

6 不要给孩子服用任何可能使他昏睡的药物。

医生可能做些什么？
医生会使你消除疑虑，并告诉你如果孩子格鲁布复发应该做些什么。如果是剧烈发作，医生可能会送他去医院，医院可能会仔细监测并给他吸入药物。孩子格鲁布剧烈发作，可能需要几天的时间痊愈。

咳 嗽

咳嗽是怎么回事？

　　咳嗽可能是咽喉或气管对刺激的一种反应，也可能是胸部感染的结果。发痒的干咳很少是严重的，它可能意味着孩子的咽喉或气管受到了刺激，常由感冒引起，因感冒时有些黏液会滴落在咽喉而使之受到刺激。同孩子在一起的成人如果吸烟的话，烟雾也可能刺激孩子的咽喉而引起咳嗽。耳部的感染会引起干咳。

我能做些什么？

1 孩子的咳嗽如果是突然发作，要检查一下她是否吸入了一件小东西，例如一块糖或一粒纽扣。如果是这样，你要设法把它取出来(见P.242)，但不可用你的手指放入她的咽喉去钩出异物。

2 如果孩子有胸部疾病特征的咳嗽，当她正在咳嗽时，要设法帮她把痰从胸腔咳出来。让她横向俯卧在你的膝上，然后有节奏地轻拍她的背部，不要太用力。在地上放一个提桶或盆，鼓励孩子把咳出的痰都吐出来。

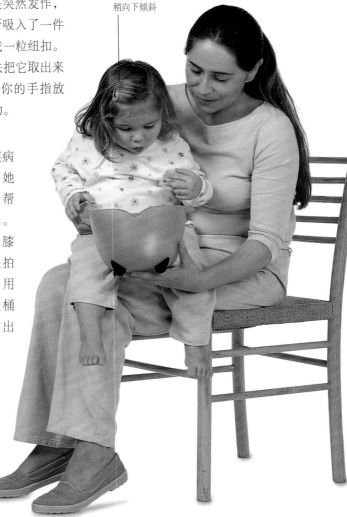

保持孩子的头部
稍向下倾斜

寻求医疗帮助

　　如果孩子的呼吸比平时急促并超过半小时以上，或者表现为呼吸困难或呼吸音十分喧噪，都要即刻寻求医疗帮助。孩子有以下情况要尽快寻求医疗帮助：
　　▲ 6个月以下的婴儿出现咳嗽。
　　▲ 孩子的咳嗽已妨碍他的睡眠。
　　▲ 咳嗽了3天未见好转。
　　▲ 孩子经常发生咳嗽。

医生可能做些什么？

　　医生会给孩子做检查并听诊他的呼吸。如果孩子干咳，医生可能开镇咳药以镇定咽喉。如果咳嗽带有特别的胸音，医生可能要进行一些诊断性检验。他会给孩子开抗生素或者咳嗽药，使痰容易咳出。

3 当孩子有胸腔疾病的咳嗽时，要确保她不着凉，另外，感染可能进一步向胸部深层扩散，引起支气管炎。

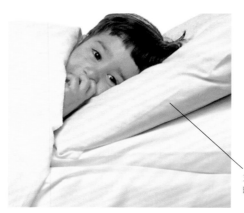

如果孩子超过18个月，放一个枕头在头下，可以防止夜晚时分泌的黏液滴落到她的喉咙

4 孩子如果干咳，就寝时给她喝温热的饮料会使喉咙舒适。对于18个月以上的儿童，可将一茶匙的蜂蜜溶于一大酒杯的温水中，再加入几滴柠檬汁，这样配制成一杯起镇静作用的饮料。

5 夜晚可用另外几个枕头把孩子撑起，以防止分泌出的黏液滴落到她的喉咙。婴儿可在头部的褥垫下放一个枕头。

6 如果孩子的咳嗽在有烟雾的空气中会加重，就不要让任何吸烟者接近她。

毛细支气管炎

毛细支气管炎是怎么回事？

　　毛细支气管炎是一种常见的疾病，通常是由病毒引起的肺部最小的呼吸通道（毛细支气管）的轻度感染。它是冬季发生的流行病。最易受影响的通常是那些1岁以下的幼儿。

　　父母吸烟的孩子患毛细支气管炎的危险会增加，或是住在过度拥挤的住所，那里病毒很容易扩散。

　　孩子可能流鼻涕1—2天，然后突然看起来很严重，出现发热、刺耳的干咳，呼吸急促或呼吸困难。轻度的毛细支气管炎通常一个星期就可以好起来。

我能做些什么？

1 给孩子大量喝水以确保他能得到足够的液体。

2 没有什么药物可以改变疾病的进程，但是液体扑热息痛，尤其是婴幼儿配方的扑热息痛可以帮助他退热。

3 在孩子的卧室里，在热源（例如暖气）的附近挂湿毛巾来增加湿度，这有助于他的呼吸。你也可以试着抬高孩子的床头，如果孩子较大（超过18个月）可以给他一个枕头。

寻求医疗帮助

　　如果有以下情况，马上寻求医疗帮助：
　　▲　孩子的呼吸比平时急促或者呼吸沉重并带有喘鸣音。
　　▲　孩子吃奶很困难。
　　▲　孩子的嘴唇周围发青。

症状

　　▲　流鼻涕。
　　▲　发热。
　　▲　刺耳的干咳。
　　▲　呼吸急促或呼吸困难。
　　▲　喘鸣。
　　▲　喂奶困难。

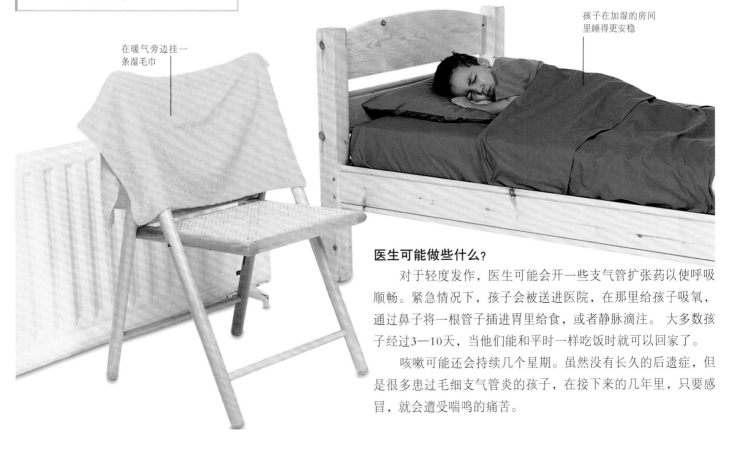

在暖气旁边挂一条湿毛巾

孩子在加湿的房间里睡得更安稳

医生可能做些什么？

　　对于轻度发作，医生可能会开一些支气管扩张药以使呼吸顺畅。紧急情况下，孩子会被送进医院，在那里给孩子吸氧，通过鼻子将一根管子插进胃里给食，或者静脉滴注。 大多数孩子经过3—10天，当他们能和平时一样吃饭时就可以回家了。

　　咳嗽可能还会持续几个星期。虽然没有长久的后遗症，但是很多患过毛细支气管炎的孩子，在接下来的几年里，只要感冒，就会遭受喘鸣的痛苦。

支气管炎

支气管炎是怎么回事?

支气管炎是通向肺部的主要空气通道的内膜发炎。患有普通感冒、流行性感冒或喉咙痛后,由于感染向下扩散而引起本病。

孩子可能并不感到特别不舒服,要是咳嗽在夜间有加重的趋势,可能难以睡眠。

症状

▲ 咯咯响地咳嗽。
▲ 有轻微的喘鸣样呼吸。
▲ 体温轻度升高。
▲ 流黏液鼻涕。

我能做些什么?

1 你坐下来,让孩子横向俯卧在你的大腿上,轻拍他的背部(P.216),这样有助于减轻喘鸣样呼吸,并且阵咳时可促进肺部分泌物的排出。

2 给孩子测体温,如有升高,服用扑热息痛酏剂,并给他喝足够的水。

3 在孩子头部的床垫下放一个枕头,把头稍微抬高。若孩子较大,睡觉时多加几个枕头把他撑起(见P.216)。

4 在孩子好转以前,让他在暖和的室内,但不应是太热或不通风的房间。

寻求医疗帮助

如果孩子出现P.215的任何急症症状时,即刻请求紧急援助。如果你认为孩子患有支气管炎就要尽快寻求医疗帮助。如果他有下列情况可再次寻求医疗帮助:

▲ 两天后病情无好转。
▲ 咳出黄绿色的痰。

医生可能做些什么?

如果医生认为你的孩子有细菌感染,他会开一些抗生素以消除感染。

哮 喘

哮喘是怎么回事?

哮喘是通向肺部的纤细的空气通道变得狭窄而引起的,本病反复发作,造成呼吸困难,呼气时尤甚。毛细支气管变窄的原因可能是过敏反应,如果家中其他成员患有哮喘、湿疹或过敏性鼻炎(又名干草热),则儿童患本病的可能性更大。轻微的哮喘较常见,孩子到青春期前后可能终止发作。

症状

▲ 咳嗽,尤其在夜间或运动后更明显。
▲ 有轻度喘鸣样呼吸及气喘,感冒期间特别显著。
▲ 严重气喘发作时,呼吸变浅并且困难。
▲ 哮喘发作期间,有窒息的感觉。
▲ 发作期间皮肤苍白、出汗。
▲ 严重发作时,口唇周围发青。

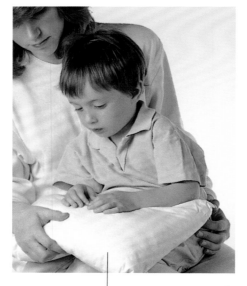

把一个小坐垫放在他的腿上,使他能向前倾斜

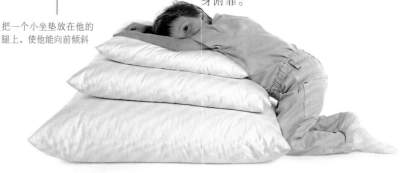

我能做些什么?

1 保持平静并使孩子放心。如果以前有过发作,此次发作时把以前医生开的药物再给他吃。如果这样做无效,请求急救。

2 让孩子坐在你的大腿上并使他稍稍向前倾斜,这样呼吸会舒服些。不要把孩子抱得太紧——让他处于最舒适的体位。

3 如果孩子喜欢自己坐着,要放些东西支撑他的前臂,把两臂放在桌面上或放在一堆枕头上,以使他能向前屈身俯靠。

肺炎

肺炎是怎么回事?

肺炎是肺部的一种炎症,它会造成呼吸困难。在幼儿阶段,肺炎差不多总是由于普通感冒或流行性感冒的感染扩散所致,通常是病毒感染而不是细菌感染。偶尔肺炎是因为吸入微量食物入肺而造成的,形成小的炎性斑块及感染。

肺炎在1岁以下的婴儿中最常见。虽然它属于严重疾病,但大多数健康的婴儿患病后1周左右可完全恢复。

症状

▲ 病情出现恶化。
▲ 体温升高。
▲ 干咳。
▲ 呼吸急促。
▲ 呼吸困难或呼吸音喧噪。

我能做些什么?

1 为了让孩子能够呼吸得更舒服,在床上多用几个枕头把他撑起来。对于婴儿则在头部的床垫下放一个枕头。

2 给孩子测体温,如有升高,就按规定剂量给他服扑热息痛酏剂或用温水海绵擦身(见P.194)退热。

寻求医疗帮助

孩子如果出现P.215中的任何急性症状,即刻请求紧急援助。如果你认为孩子患有肺炎,要立即寻求医疗帮助。

3 设法给孩子大量饮水,特别在体温高时更要做到这一点。给婴儿喝冷的白开水。

医生可能做些什么?

医生会告你怎样护理患儿,如果是细菌性感染,他可能开抗生素。如果孩子病情严重,可能需要住院治疗。

急症

下列症状如果孩子出现即刻请求紧急救护:
▲ 舌及口唇周围发青。
▲ 严重的气喘。
▲ 服用哮喘药10分钟后,呼吸仍未好转。
▲ 变得无反应。

寻求医疗帮助

如果孩子是第一次哮喘发作要即刻寻求医疗帮助。如果你认为孩子是患有哮喘要尽快寻求医疗帮助。

医生可能做些什么?

医生可能开一种药物,在发作一开始,或者在任何有可能引起发作的活动之前给孩子服用。严重哮喘发作时,可能要送孩子入院。

预防哮喘的发作

哮喘发作时,坚持做好记录以求找出引起哮喘发作的原因。剧烈运动与过度兴奋也会引起发作。其他常见的激发因素和避免方法如下:

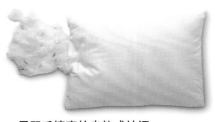

用羽毛填塞的坐垫或被褥
把羽毛调换成合成纤维。

屋尘螨
用真空吸尘器或潮湿的海绵清除室内的灰尘要好过其他打扫方法。可以在孩子的床垫上盖一张塑料单子以防尘。可以考虑购买特别的、可降低粉尘量的寝具。

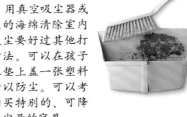

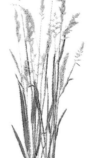

花粉,特别是来自草和树木的花粉
不要让孩子在草地上游戏,并且当空气中花粉浓度高时,让孩子在室内玩耍。

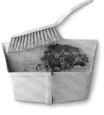

动物的毛
如果你有宠物,让它在其他地方停留片刻,并注意孩子是否有几次发作。

香烟的烟雾
不让吸烟的人接近孩子。

腹痛

腹痛的范围是介于肋骨下缘至腹股沟之间，或者"腹痛"是其他疾病的一项症状，包括胃肠炎(见P.222)及泌尿系统感染(见P.224)。呕吐也可以引起腹痛，扁桃体炎、麻疹等疾病也可能伴有腹痛。孩子如果感到全身不舒服或知道自己即将生病，或者身体的另外一些部位痛，但又不能确切地告诉你什么地方痛时，他都可能诉说成肚子痛。

关于腹痛

引起腹痛的原因是什么？

许多儿童在有些事情使他们感到焦虑或不安时就会出现复发性腹部阵痛。孩子的疼痛不严重并且只持续1—2小时，无须担心，要设法发现是什么事使孩子感到困扰，并想办法让他放心。

然而，如果孩子剧烈腹痛已达数小时之久，你就要认真对待。当盲肠(一根小的、末尾是盲端的管道，附属于肠)发炎时，孩子可能患了阑尾炎，3岁以下的儿童患本病者极少见。

婴儿或刚刚学步的儿童，每隔15—20分钟就出现一次严重的腹痛，意味着有肠套叠的可能。

我能做些什么？

1 给孩子测量体温，如果体温有轻度升高，特别是出现严重腹痛或看来疼痛局限在脐周围，有可能是阑尾炎。不要给他服用止痛剂以缓解疼痛，也不要任意降低体温。

2 如果你认为孩子患有阑尾炎，不要给他食物和饮料。如果口渴给他一些水，但不能让孩子吃东西。

3 拥抱孩子并多给他些关怀，使他感到安慰。

4 如果你认为孩子没患阑尾炎，就把热水袋盛好热水（但不要用太热的水)并用毛巾包裹好，让孩子躺下把热水袋抱在腹部。

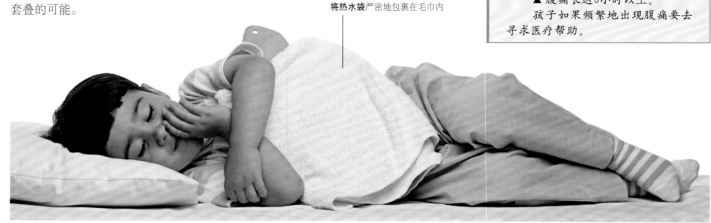

将热水袋严密地包裹在毛巾内

寻求医疗帮助

如果孩子出现以下症状即刻寻求医疗帮助：
▲ 出现任何其他症状。
▲ 腹痛长达3小时以上。
孩子如果频繁地出现腹痛要去寻求医疗帮助。

急症

婴儿或儿童如有下列体征要即刻请求紧急救护：
▲ 大约每隔15—20分钟即出现腹痛引起的尖叫，尖叫时患儿显得苍白。
▲ 排出暗红色大便，或大便看来呈胶状。
▲ 严重腹痛长达3小时以上。
▲ 严重腹痛，同时体温升高。

医生可能做些什么？

医生将给孩子进行检查以确定腹痛的原因。确诊后才能治疗，但腹痛常无特殊治疗方法。医生如果怀疑孩子患有阑尾炎或肠套叠，可能安排孩子去医院接受急症手术。

便秘、呕吐及腹泻

饮食中小小的改变就可能引起暂时性便秘或腹泻。呕吐或腹泻几乎在许多疾病中都会出现。兴奋或焦虑也可引起这两种症状。频繁地呕吐或严重的腹泻可迅速使婴儿或幼儿脱水，这属于严重症状。当孩子失去过多液体时，必须及时治疗(见P.222)。

便秘

便秘是怎么回事？

如果孩子患有便秘，他排出的大便要比平时少，比正常大便硬。儿童的大便习惯有很大不同：有些儿童1日2次大便，另一些儿童则每2—3日才有1次大便。不管怎样，孩子如果已经养成规律的习惯，就是正常的，不要任意改变它。婴儿在学坐或学爬时以及会走路之前，出现轻微便秘是很常见的事。

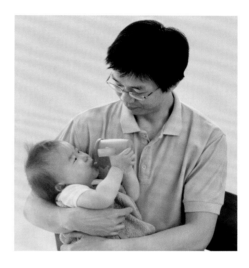

寻求医疗帮助

出现下列情况要尽快寻求医疗帮助：
▲ 孩子的肛门受到触动就会痛得哭起来。
▲ 大便里或尿布、裤子上有血渍。
▲ 3天以上没大便。

我能做些什么？

1 孩子如有暂时性便秘，不必担心，因为这不会给孩子带来损害。不要给他缓泻药，以免扰乱他的正常大便行为，也不要在他的奶瓶中加糖。

2 给孩子喝大量的水以使大便软化。如果天气热，多喝水尤为重要。果汁有助于减轻便秘。

3 孩子坐在便盆上时不要催促他，但也不要让他坐在便盆上太长时间。如果他有便秘，当他坐上便盆前，在他肛门周围涂些凡士林，使大便较容易排出。

4 设法在孩子的饮食中增加些纤维性食物(见下)，以增大体积，促进肠道的蠕动。

医生可能做些什么？

医生可能开些轻微的缓泻药，并在孩子的饮食方面提供给你一些意见。如果孩子的大便中有血丝，可能在他的肛门内侧黏膜上有小的撕裂，这些小裂口通常会在便秘被治好时痊愈。

纤维素的良好来源

以下列举的都是富含纤维素的食物。新鲜的食物永远是最好的。对于1岁以下的儿童，把蔬菜或水果洗净，去掉果核及菜中的筋，削去果皮给孩子吃。对于8个月以下的婴儿要做成果泥或菜泥给他吃(见P.110—111)。

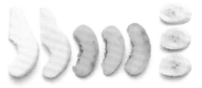
新鲜水果：给孩子各种水果，如几片削了皮的梨、桃和香蕉。

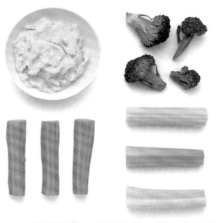
新鲜蔬菜：马铃薯泥、稍微煮过的花椰菜都含有高纤维素。芹菜和胡萝卜则可生吃。

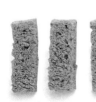
全麦面包

全麦早餐食用的谷类食品

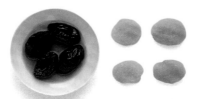
干果：梅脯和杏都适合幼儿食用。

呕吐

呕吐是怎么回事？

孩子呕吐时，吐出的主要是胃的内容物。6个月以下的婴儿，常有少量的乳汁反流出来，这完全属于正常，而不是呕吐。

我能做些什么？

1 抱好孩子，让她面部对着一个容器，呕吐时要给她安慰(见P.199)。吐后把孩子的面部擦干净并给她水漱口。

2 设法做到给孩子饮足够的水，她每日需要1—1.5升(2—3品脱)的量。配制葡萄糖盐水，并且每小时都给她饮少量。孩子如不愿用瓶饮，可试用茶匙或药物滴管(见P.195)喂水。

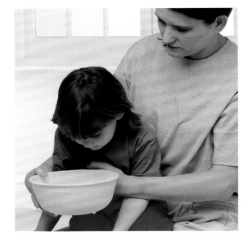

脱水的识别和治疗

孩子如有下列一项或多项症状时，她可能是脱水：
▲ 口腔和嘴唇干燥。
▲ 尿液浓稠、色深。
▲ 6小时无尿排出。
▲ 两眼凹陷。
▲ 囟门凹陷。
▲ 异常倦怠或昏睡。

如果孩子已经脱水，或有脱水的危险时，去买调配好的口服补盐液粉末。如果你用母乳喂养，在喂奶前给孩子喂补盐液。

寻求医疗帮助

如果孩子出现下列症状，即刻看医生：
▲ 呕吐并看来异常嗜睡。
▲ 呕吐物呈黄绿色。
▲ 反复呕吐已超过6小时。
▲ 出现脱水的征象。

医生可能做些什么？

医生将会给孩子进行检查以找出呕吐的原因，并根据诊断给予治疗。

如果她表现有脱水的体征，医生可能给她开粉剂，加入孩子的饮品中服用。如果脱水严重，医生会安排她住院，在医院进行静脉点滴补液。

胃肠炎

胃肠炎是怎么回事？

胃肠炎属于食物中毒病症，是由于吃了污染的食物而引起的胃和肠的一种感染。本病发生在婴儿则是严重的，因为它可迅速导致婴儿脱水，但在母乳喂养的婴儿中很少发生。

我能做些什么？

1 要确保孩子每日喝1—1.5升（2—3品脱）的水或其他饮料。给孩子服用补盐液。

2 在停止呕吐前什么都不要给孩子吃。然后可以吃一些无刺激性的东西。继续和平时一样给孩子喂奶（见P.185）。

3 给孩子测量体温，如有升高，服用退烧药以降低体温。

4 如果孩子已不用尿片了，但患胃肠炎时可重新使用。

5 务必做到让孩子大小便后或进食前要洗手。你给孩子更换尿片后以及准备食物前也要把手洗净。孩子的所有喂食器皿都要消毒。

症状

▲ 呕吐及恶心。
▲ 腹泻。
▲ 腹部绞痛。
▲ 食欲丧失。
▲ 体温升高。

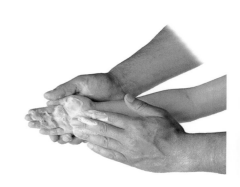

腹泻

腹泻是怎么回事？

腹泻的发生通常是在幼儿期。孩子患腹泻时，排出水样大便并比平时次数增多。这可能是由于食物中脂肪或蛋白质过多，或者食物中的纤维素多于她过去所习惯的量所造成的结果。也可能是感染，例如肠胃炎引起的。给孩子喝大量的水或其他液体以防止脱水是至关重要的。

寻求医疗帮助

如果孩子有以下症状，即刻看医生：
▲ 腹泻已超过6小时。
▲ 大便中带血。
▲ 出现脱水的体征。

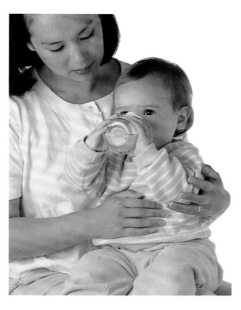

我能做些什么？

1 要确保孩子每日喝足够量的水或其他饮料。

2 如果孩子已不用尿片，患病期间再给她重新使用。

3 多加注意卫生：你给孩子更换尿片后以及制作食物前要洗手；孩子大小便后及进食前一定要给她洗手。

外观异常的粪便

孩子粪便颜色改变可能是更换了食物种类造成的，所以要了解一下她是否吃了特别的食物。然而，有时一种潜在的疾病也是粪便外观异常的原因。

■ 色淡、量多的粪便，有令人作呕的怪味，冲洗时粪便漂浮在水面上，这表示孩子可能有腹腔疾病而不能完全消化谷类中的一种蛋白质——谷蛋白。要去看医生。

■ 多泡沫的、有酸味的粪便，这表示孩子不能消化奶类，称为乳糖不耐受。要去看医生。

医生可能做些什么？

医生将给孩子进行检查，以找出引起腹泻的原因，并根据诊断给予治疗。如果孩子有脱水体征，医生会开口服电解质液加入她的饮品中服用。如果脱水严重，他会安排孩子住院，并进行静脉点滴补液。

寻求医疗帮助

如果孩子有以下症状，即刻看医生：
▲ 年龄在2岁以下并可能患有胃肠炎。
▲ 2岁以上的儿童，胃肠炎的症状已持续了2天以上。

医生可能做些什么？

医生可能治疗孩子的脱水，并会告知你：在几天内只给孩子流质饮食。要取孩子粪便标本进行化验检查。

问与答

"我能采用哪些步骤预防胃肠炎？"

在婴儿人工喂养期间，所有餐具都要消毒（见P.100—101）。配制好的食物要贮存在冰箱内，切勿把温热的食物存放在保温瓶中，因为细菌在温暖条件下易繁殖。

配制食物时要格外注意卫生。任何煮过的食物在冰箱内贮存不得超过两日。若重新加热时，确保要热得滚烫，因为这样可消灭胃肠炎的致病菌。

要在很热的水中清洗餐具。用餐纸擦干它们而不要用擦盘布去擦。

如果你带婴儿或幼儿去国外旅游，要向医生请教有关的预防事项，特别是关于水、水果以及色拉的问题。

膀胱、肾脏及生殖器疾病

大部分泌尿系统感染是由于进入尿道(见下图)的细菌向深层扩散至膀胱而引起。在幼儿多见是有原因的，但一般并不严重。有些儿童天生就有泌尿系统的轻度异常，他们容易患有这类感染。生殖器的轻微感染也十分常见，在婴儿和幼儿经常是尿布疹的部分症状(见P.182)。

泌尿系统

孩子有两个肾脏，身体的血液经肾脏过滤后成为清洁的血液再进入血液循环，与此同时，代谢产物(尿液)排入膀胱，并在膀胱积聚起来，直到孩子准备好把尿液排出。

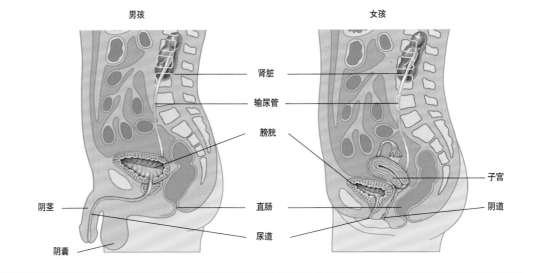

男孩　女孩

肾脏
输尿管
膀胱
子宫
阴茎
直肠
阴道
阴囊
尿道

泌尿系统感染

泌尿系统感染是怎么回事?

细菌会使泌尿系统的任何部分——两肾、膀胱和一些连接的管道——感染。在女孩感染更为多见，因为女孩通往膀胱的尿道比男孩的更短，并且尿道的开口也较接近肛门，所以病菌容易扩散。

我能做些什么?

1 孩子如果看来不舒服，查看一下她的尿液是否呈淡红色或浑浊。注意她排尿是否比平时频繁及排尿时是否有刺痛感。孩子如果仍用尿片，你就不可能知道有无以上这些症状，但可注意尿味的变化。

2 设法让孩子饮足够的水，以保持对肾脏的清洗效果。

3 给孩子测体温，如有升高，给她服用扑热息痛酏剂以降低体温。

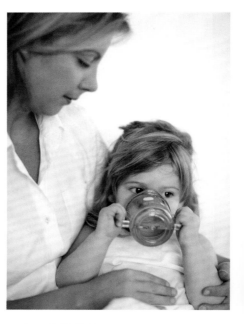

医生可能做些什么?

医生将为孩子进行检查，如果怀疑有感染的话，就会要求你提供孩子的尿液标本。如果孩子有感染，医生会开抗生素。也可能会安排孩子做一些专门的测试或研究来检查孩子的肾脏和泌尿道。

症状

- ▲ 排尿次数比平时多。
- ▲ 排尿时疼痛。
- ▲ 尿液呈淡红色、红色或浑浊。
- ▲ 尿味有改变。
- ▲ 体温升高。
- ▲ 怠倦，无精神。
- ▲ 食欲丧失。
- ▲ 腹痛。

寻求医疗帮助

如果你认为孩子是有泌尿系统感染，尽快去看医生。

女孩生殖器疾病

怎样引起的？

尿布疹(见P.182)可引起小女孩的阴道发生疼痛，念珠菌或蛲虫(见P.232)的感染也可引起生殖器疾病。如果你的女儿有带血并有臭味的阴道分泌物，可能是有东西进入了阴道。新生的女婴，在出生后几天内常出现白色的或带血的分泌物，这没有关系，所以不必担心。在这以后直到青春期前，如出现阴道分泌物则是不正常的。

我能做些什么？

1 你的女儿如果臀部疼痛、发红，不要用肥皂清洗，只用水洗，并要彻底干燥。永远由前向后揩拭，这样病菌不会由肛门向前扩散。

2 尿片外面不要再穿不透气的裤子，因为不透气，阻止了臀部的空气流通。孩子如果已不用尿片，最好给她穿棉质裤，而不要穿尼龙裤。

3 如果你的女儿阴道有分泌物，要检查一下是否有什么东西进入了阴道，如果有，应尽快去看医生。

症状

▲ 阴道内或阴道周围疼痛或瘙痒。

▲ 阴道四周发红。

▲ 阴道有分泌物。

寻求医疗帮助

你的女儿如有下列情况，要尽快看医生：

▲ 阴道有分泌物。

▲ 在家治疗两天后，症状仍存在。

▲ 有东西进入阴道。

医生可能做些什么？

医生将给你女儿进行检查并取分泌物标本进行检验。如果有异物进入阴道内，将会轻轻地把它取出。如已有感染，医生将可能根据病因开抗生素口服，或者药膏局部涂用。

男孩生殖器疾病

怎样引起的？

覆盖在阴茎头的皮肤称为包皮，它发炎或感染即成为龟头炎，常是尿布疹(见P.182)的部分症状。

在你儿子的腹股沟或阴囊部位如发生肿胀，他可能患有疝(肠从腹壁某个薄弱区域膨出的一个襻)。

我能做些什么？

如果你儿子的包皮发炎，在每次换尿片时，不要用肥皂清洗，只用水洗即可，洗后要彻底干燥，每天至少清洗1次。改用不含酶(enzyme-free，又称不含酵素)的洗衣粉并将尿片或内裤彻底漂洗干净。

怎样防止包皮发炎？

不要向上回拉包皮，孩子在4岁以前，包皮不会回缩上去。你如果硬拉就会使它发炎。

寻求医疗帮助

孩子如有下列情况，要尽快看医生：

▲ 包皮看来发红、肿胀，或者有分泌物。

▲ 孩子患疝气变得疼痛，或者出现其他的变化。

症状

包皮发炎

▲ 包皮发红、肿胀。

▲ 阴茎有脓性分泌物排出。

疝气(脱肠)

▲ 在腹股沟或阴囊处有柔软而无痛的膨胀物，当孩子躺下时会消失，但咳嗽、打喷嚏或哭叫时又会增大。

包皮环切术

包皮环切术是将包皮切除的一种手术。如果你想要给孩子做此手术，要先同医生商讨。这种手术，危险性很小，一般只是出于宗教或医学上的原因才做此手术。

医生可能做些什么？

如果孩子的包皮发炎，医生可能开抗生素药膏。孩子如果患疝气，可能不需特殊的治疗。但是，孩子若小于6个月，或膨胀物有坚硬感且在他躺下时也不消失的话，医生可能建议给孩子进行疝气的修补手术。

皮肤疾病

轻微的皮肤疾病在儿童时期是常见的。大多数皮肤病都可迅速消退，但有些是很容易接触传染的，必须及时治疗。如果孩子出现皮疹并伴有其他疾病体征，则可能是传染性疾病(见P.203—208)。对于常见的一些皮肤疾病，请参阅以下指南。

快速诊断指南

一个或多个红色斑点，或者皮疹，见"丘疹及疖"、"荨麻疹"、"痱子"(见本页下及下页)，"昆虫螫伤"(见P.252)，如皮肤干并有鳞屑，见"过敏性湿疹"(见P.228)。

皮肤粗糙、有裂口，通常发生在上下唇周围，或者面颊部或两手，见"皮肤皲裂"(见P.229)。

小水疱脓疱或有痂皮的斑，发生在口腔周围的皮肤，见"单纯性疱疹"或"脓痂疹"(见P.230—231)。

皮肤表面的疣状物，或有轻微捏痛感，一般发生在手或脚，见"疣"及"足底疣"(见P.230—231)。头部瘙痒，见"头虱和虱卵"(见P.232)。

肛门周围剧烈瘙痒，见"蛲虫病"(见P.232)。

关于瘙痒

许多皮肤病都会引起瘙痒，因为搔抓能造成皮肤的感染，所以减轻瘙痒最重要。

给孩子穿棉料的衣服，因棉料比羊毛或其他纺织物对皮肤的刺激少。

用浸透炉甘石洗剂的脱脂棉轻擦瘙痒区，对发炎的或受刺激的皮肤起镇静止痒作用。

在孩子的洗澡水中溶解少量的小苏打(学名碳酸氢钠)。

睡觉时给他戴一副棉料做的防搔抓手套。

丘疹及疖

丘疹及疖是怎么回事?

斑点是小而红色的肿起，通常发生在面部，身上其他部位亦有可能出现。疖是皮肤的一种细菌感染，它可发展成为大的、疼痛的肿块，接着化脓，在其中央产生脓头。疖大多数发生在面部或受压的部位，如臀部，但也可出现在身体的任何部位。

如果孩子偶然发生一些丘疹不必担心，但反复出现疖肿则可能是疾病的体征。

症状

丘疹

▲ 小的、红色的、无痛的肿块。1厘米以下为小型硬性浅表性隆起，可以有各种颜色。

疖

▲ 出现疼痛而发红的肿块，逐渐扩大。
▲ 1—2天后，在疖的中心形成白色或黄色的脓液。

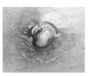

寻求医疗帮助

如果有以下症状，尽快看医生：
▲ 孩子患有丘疹并看来已发炎发红。
▲ 孩子的疖发生在一个尴尬的或疼痛的部位。
▲ 疖肿发生3天后，中心仍未形成脓头。
▲ 从疖肿处向外延伸出一条红线。
如果孩子经常发生疖肿就要去看医生。

我能做些什么?

1 如果孩子偶尔出现丘疹，不必管它。几天内不需治疗就会消退。如果孩子有流涎，并在口腔四周出现红色丘疹，局部涂些屏障性霜剂即可。

2 如果孩子生疖肿，或是丘疹已有感染，用脱脂棉蘸取冷开水轻轻擦拭疖肿和周围的皮肤。

3 疖肿如果发生在易受衣服摩擦或是易疼痛的部位(如臀部)，可在疖肿表面敷上消毒干燥敷料。

4 疖肿将会形成脓头，几天内自行溃破。不要挤压它——这样会使感染扩散。破溃后，用脱脂棉蘸取抗生素轻轻擦净，痊愈之前一直要覆盖着它。

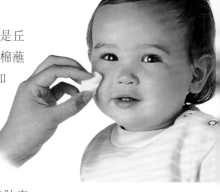

医生可能做些什么?

医生可能会将有脓头的疖肿切开，使脓液排出，以减轻疼痛和肿胀，也可能开药膏局部涂用。如果孩子的疖肿较多，医生可能开一疗程的口服抗生素。

荨麻疹

荨麻疹是怎么回事？

荨麻疹是呈红色斑块状的发痒的皮疹。荨麻(一种植物)的刺伤是引起本病的最常见原因，此外，强烈的日光照晒，对某种食物、药物、灰尘、羽毛、花粉等的过敏反应也可能引起荨麻疹。

症状

▲ 红色的稍高于皮肤表面的斑块(刺伤的伤痕)状发痒的皮疹，有时中心呈苍白色。

▲ 伤痕大小差异很大，直径由1毫米到1厘米(⅙—½英寸)不等。

▲ 较大的伤痕可以几个连在一起。

我能做些什么？

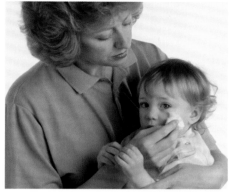

1 用蘸有炉甘石洗剂的脱脂棉轻擦患处。

2 如果荨麻疹是由过敏反应引起的，你要设法找出过敏原，也即引起过敏反应的物质，以使孩子将来不再接触。接触过敏原后，通常只要数小时即会发生皮疹，所以你要设法记起孩子最近是否吃过什么新品种的食物。

寻求医疗帮助

孩子如果面部、舌或咽喉有肿胀就要即刻请医生。如出现以下情况要尽快看医生：

▲ 4小时内皮疹仍未消退。

▲ 孩子经常有荨麻疹发作。

医生可能做些什么？

医生可能开抗组胺霜剂或抗组胺药物。他还可能进行一些检验以找出孩子过敏的原因。孩子的面部、舌或咽喉如已有肿胀，可能要用注射方法给药以迅速减轻肿胀。

痱子

痱子是怎么回事？

痱子是由于过热而引起的颜色较淡的皮疹。婴儿较儿童更多见，通常发生在面部或能够积聚汗水的皮肤褶皱内。它不属严重疾病，可在家中自己治疗。

症状

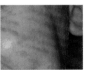

▲ 在面部或皮肤的褶皱内有淡红色的丘疹，有时亦可能形成小水疱或是小脓疱。

寻求医疗帮助

孩子凉快以后，12小时内痱子仍未消退，则尽快看医生。

我能做些什么？

1 拿掉厚的被褥并给婴儿脱去一些衣服，让他只穿内衣和尿片睡觉。

2 用温水给他洗澡。轻轻拍打他的皮肤使之慢慢变干，可保留一点儿潮气，这样当皮肤变干时，孩子会感到凉快。皮肤干爽后，擦少量婴儿爽身粉，以便将新出来的汗液吸掉。

3 给婴儿测量体温，如有升高，按规定剂量服用扑热息痛酏剂或用温水擦身。

怎样防止痱子的发生？

天气炎热的时候给孩子穿轻薄的衣服，贴近皮肤的衣服选用棉质的要好过羊毛或人造纤维织品。在户外要把孩子放在阴凉处，或在他上面放一个遮阳光的天棚。

给婴儿脱掉一些衣服

医生可能做些什么？

医生检查后如诊断为痱子，若不是很严重，不需要特殊的治疗，严重化脓型的痱子可服用抗生素治疗，同时要注意继发性的再感染。

过敏性湿疹

过敏性湿疹是怎么回事？

　　过敏性湿疹是一种过敏现象，患处皮肤会出现发炎、瘙痒、发红、有鳞屑。经常发生在面部及皮肤褶皱处，比如肘内侧和膝盖后侧，但也可以是身体的其他部位。

　　最早发病一般是在3个月到2岁之间，当孩子长大些后会有好转。半数以上的湿疹患儿长到6岁时会痊愈。长大到青春期，大多数患者都会自愈。你的家庭成员中如果有人患有湿疹或其他的过敏性疾病，如哮喘或花粉过敏，你的孩子患湿疹的可能性就更大。

症状

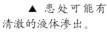

　　▲ 通常在面部或皮肤褶皱内有瘙痒的、红色的、有鳞屑的干性斑块或丘疹。
　　▲ 患处可能有清澈的液体渗出。

寻求医疗帮助

　　如果有以下症状，尽快看医生：
　　▲ 孩子的湿疹范围广或极痒。
　　▲ 从湿疹部位有液体渗出。
　　如果你认为孩子患有湿疹要去看医生。

医生可能做些什么？

　　湿疹如有感染，医生可能开抗生素霜剂。如果孩子是对某种食物过敏，医生或保健员会建议你如何在避免食用这些有过敏反应食物的同时给孩子配制平衡饮食。

我能做些什么？

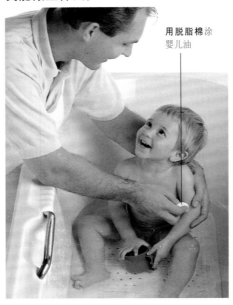

用脱脂棉涂婴儿油

1 给孩子洗澡时，用婴儿油、甘油和水分乳霜或乳剂化药膏清洁患区的皮肤，不要用肥皂去洗。最后用大量的水冲洗干净。

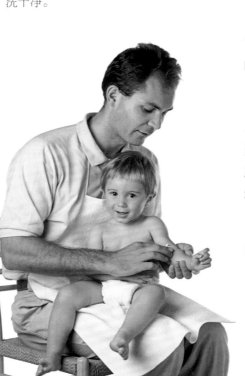

2 洗澡后，在孩子的皮肤上涂些无味的润肤霜，以免皮肤很干燥。

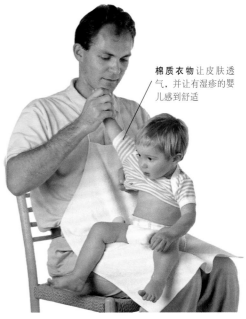

棉质衣物 让皮肤透气，并让有湿疹的婴儿感到舒适

3 给孩子穿棉质的衣服胜过穿羊毛织品。冷天时，贴身衣服要选棉质的，外面再穿其他的保暖衣。

4 防止孩子搔抓患区皮肤——夜晚睡觉时戴上棉料做的防搔抓手套，保持他的指甲短而清洁。

5 设法发现引起过敏反应的原因。常见的过敏原包括食物(特别是乳制品和小麦)、动物的毛、羊毛衫和洗衣粉等。焦虑也会激发湿疹，所以要找出任何使孩子烦恼的原因。

6 孩子的湿疹严重时，应远离水痘或单纯性疱疹的患者。

日光灼伤

日光灼伤是怎么回事？

日光灼伤是由于曝晒在日光下而引起皮肤疼痛或变红。特别是浅色头发和蓝眼睛的婴儿和儿童，他们的皮肤都极为敏感，尤其易受阳光的伤害。

症状

▲ 皮肤疼痛、发红，甚至出现水疱。
▲ 可能在婴儿受伤害的皮肤上出现水疱。
▲ 1—2日后，灼伤区的皮肤呈小片脱落。

我能做些什么？

1 一旦发现孩子的皮肤发红，就要让她到室内或阴凉处。要记住：再过几小时后可能出现比日光灼伤更严重的一些症状。

2 用冷水冷却已经变红的皮肤，然后擦专为日光照射后用的洗洁露或擦些炉甘石洗剂。

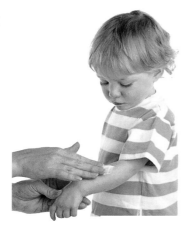

日光灼伤的预防

决不要让孩子睡在日光下，并尽量缩短幼童在日光下玩耍的时间。要确保孩子在阳光下的时间里，一直都穿着能防御阳光的衣服。游泳时可以在泳衣外面套一件旧T恤，特别注意，孩子在任何时候都应该戴帽子。孩子到户外日光下之前，要确保把身体的每个部位都涂上40⁺防晒因子的防晒霜，每个小时涂一次，而且每次在水中玩过以后也一定要涂防晒霜。

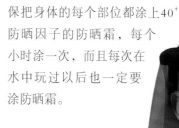

选择一顶能护住孩子脖子的帽子

寻求医疗帮助

如果孩子有以下症状，尽快看医生：
▲ 发热并且看来不舒服。
▲ 大面积的皮肤上出现水疱。

医生可能做些什么？

医生可能开镇静性或治疗性的霜剂。

皮肤皲裂

皮肤皲裂是怎么回事？

皲裂是皮肤暴露于冷、热、干燥的空气中后，变得干燥而产生小的裂缝。皲裂虽不是严重的病，却很疼痛，有时亦会出血。

我能做些什么？

1 用唇膏滋润孩子的上下唇或在皮肤皲裂处涂抹润湿霜或凡士林。

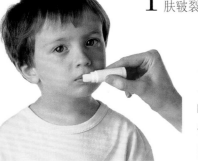

2 用婴儿油或洗剂清洗患处，并保持他的双手温暖、干燥。如果你的孩子习惯舔嘴唇，要让他停下来，因为舔唇会引起皲裂。

症状

▲ 皮肤上有微细的裂口，通常多见于上下唇、两颊、双手或是脚跟。
▲ 如果裂口深，会出血。

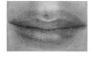

寻求医疗帮助

如果有以下症状，尽快看医生：
▲ 3天后裂口仍未愈合。
▲ 裂口处变得发红、疼痛，或者有脓。

医生可能做些什么？

如果皲裂区已有感染，医生可能开抗生素，其他情况则可局部涂凡士林。

单纯性疱疹

单纯性疱疹是怎么回事？

单纯性疱疹是许多小水疱或是脓疱，一般发生在口唇周围，但有时发展到口腔里面，或者是面部其他部位。

本病由病毒引起，孩子一旦被感染，病毒潜伏于皮肤内，但偶尔会突然发病，所以如果孩子患过单纯性疱疹，将来容易再次发生。强烈的日光能激起本病的复发。一些轻微的疾病，比如感冒，也能激发本病，所以单纯性疱疹的英文名为Cold sore或Herpes Simplex。

症状

▲ 通常在口腔周围的皮肤有发红、微微高起的区域，有麻刺感或瘙痒。
▲ 1天后形成小的、疼痛的黄色水疱。
▲ 几天以后小水疱结痂。
▲ 第一次发病时较严重，可能有发热及全身不适等症状。

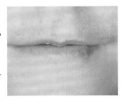

我能做些什么？

1 当本病出现第一个症状时，用冰块敷在患处，可以减轻局部症状。

冰块包在布内并放在患处

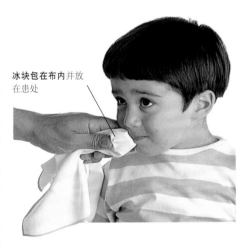

2 保持孩子两手清洁，以免触摸水疱后感染双眼。

3 由于单纯性疱疹极具接触性传染（contagious），所以不要让孩子和其他人接吻，如果他把玩具放进嘴里，这些玩具就不要再分给其他儿童玩。

4 如果孩子总是不断地患单纯性疱疹，在唇部涂用防晒霜以免强烈日光照晒，因阳光能激起本病的复发。

寻求医疗帮助

如果有以下症状，尽快看医生：
▲ 孩子首次患上单纯性疱疹。
▲ 孩子的单纯性疱疹开始有渗出或扩散。
▲ 孩子的疱疹发生在眼部附近。

医生可能做些什么？

医生可能会开一种抗病毒药膏，在开始有迹象时涂上它，可防止病情进一步发展。

疣和足底疣

疣和足底疣是怎么回事？

疣是一个表面硬的疣状肿块，表面皮肤可见到一些黑色小点，是它的出血点，而足底疣是发生在足底的疣。它们都是由病毒引起的侵犯皮肤的疾病。大多数的儿童几乎都曾患过疣或足底疣。

疣有捏痛感，并且一般经过数月以后可能会自然消退，所以不严重时可以暂不治疗。足底疣是有传染性的，每当走路或穿鞋而压迫它时就会疼痛，因此应及时治疗。

症状

疣
▲ 干燥或潮湿皮肤上的疣状硬块。

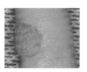

足底疣
▲ 在足底有一个坚硬、疼痛的区域，中心或许有细小的黑点。

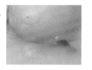

我能做些什么？

1 孩子如果患有疣，发生在生殖器或肛门外，须立刻治疗，其他位置可以观察。因为几个月后可能会自行消退，但有些要持续1年或更长时间。

脓痂疹

脓痂疹是怎么回事？

脓痂疹是一种金黄色葡萄球菌溶血性链球细菌性皮肤感染，湿疹或单纯性疱疹感染后可发展成为脓痂疹，然而，健康的皮肤有时也会感染脓痂疹。本病通常侵犯口及鼻部周围的皮肤，但身体其他部位也会发生。对儿童来说，脓痂疹并非严重疾病，但若发生在小婴儿身上，它可扩散至较大范围并使患儿很不舒服。本病的传染性很强，所以迅速治疗很重要，同时若未充分治疗，严重时会造成肾脏炎。

我能做些什么？

1 孩子所用的面巾和毛巾要与其他人的分开，并经常把它们洗干净，使得感染不致扩散。

2 设法不让孩子触摸患区，不让他吸吮拇指或挖鼻子，因为这些动作都会使感染扩散。

3 用潮湿的脱脂棉每天将患处的痂皮擦去。不要用力擦，但要耐心地坚持直到痂皮松动为止。

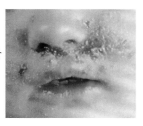

症状

▲ 先出现小而红的斑点样皮疹。
▲ 在斑点基底上形成水疱。
▲ 水疱破溃后形成厚的、棕黄色的痂皮。
▲ 小婴儿还有发热及全身不适。

4 用薄棉纸或纸巾将患处扑干，并将用过的纸巾即刻扔掉，最好销毁，以使感染不致扩散。

5 患儿应远离其他儿童，尤其是小婴儿，这样一直维持到患儿好转。

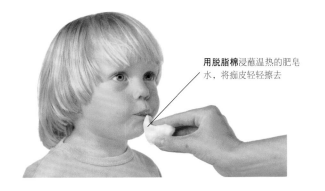

用脱脂棉浸蘸温热的肥皂水，将痂皮轻轻擦去

寻求医疗帮助

如果婴儿小于3个月并且突然发展为广泛扩散的脓痂疹，要即刻看医生。如果你认为孩子患的是脓痂疹，要尽快看医生。

医生可能做些什么？

医生可能开一种消炎药剂并告诉你在使用前先将患处的痂皮擦掉(见左图)。用药5天后，感染如果继续存在，需再次看医生。

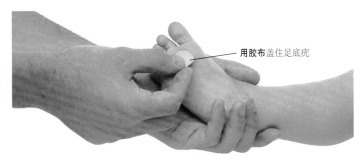

用胶布盖住足底疣

2 如已发展为水疱，局部使用有收敛性作用的霜剂，如氧化锌或是抗病毒药膏。

寻求医疗帮助

如果有以下症状，要去看医生：
▲ 孩子所生疣的数量增多。
▲ 疣出现在孩子的生殖器或肛门。
▲ 孩子患的是足底疣。

医生可能做些什么？

医生可能开化学制剂，按时涂在疣或足底疣上，一直涂到消失为止。医生也可能指示你去医院门诊部，在那里通过局部麻醉，采用烧灼或冷冻的方法将疣或足底疣去除。

头虱和虱卵

头虱和虱卵是怎么回事？

头虱是寄生在头发中的小昆虫，它使孩子的头发痒。它们细小的白色虱卵紧黏在发根。头虱很容易从一个人传到另一个人，所以孩子有了头虱，全家人都应接受治疗，并告诉经常来往的朋友，让他们也检查一下孩子的头发，看看是否有头虱。

症状

▲ 头痒。
▲ 细小的白色虱卵紧黏在头发的根部。
▲ 头皮上有虱咬的红色印记。

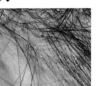

我能做些什么？

1 购买杀灭头虱和虱卵的洗剂。洗剂要涂满孩子整个头部，要按照药物的详细说明，使药物留在头发上的时间长些——通常是数小时。

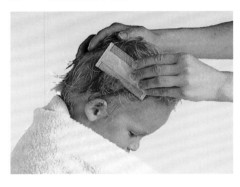

2 洗净孩子的头发，然后用一把密齿的梳子彻底地梳头，把死的头虱及虱卵梳掉。可能需要每3天做1次，重复2—3次，以根除虱卵。

3 用洗洁剂洗净孩子的头刷、梳子以及帽子。还可把帽子密封在胶袋内至少10天，虱和卵便会全部死亡。

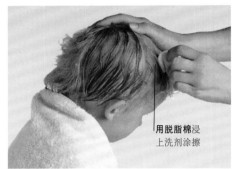

用脱脂棉浸上洗剂涂擦

4 如果孩子在幼儿园或托儿所，要把患头虱的事告诉工作人员，并让孩子留在家中，直到头虱和卵完全根除后为止。

蛲虫病

蛲虫病是怎么回事？

蛲虫是纤细的白色线样蠕虫，长1厘米（1／2英寸）左右。它通过污染的食物进入人体，并在肠内生存，夜晚从肠内爬出，在肛门周围产卵而引起强烈的瘙痒。本病在儿童常见，虽然瘙痒可能非常不舒服，然而却无大伤害。对小女孩来说，蛲虫可能向前爬入阴道。

症状

▲ 肛门周围有强烈的瘙痒，通常夜间加剧。
▲ 阴道周围有剧烈的瘙痒。
▲ 粪便中有细小的白色蠕虫。

我能做些什么？

1 设法阻止孩子搔抓，搔抓会使肛门或阴道周围的皮肤发炎。

2 把孩子的指甲剪短，为的是如果她搔抓，虫卵不致存留在指甲缝内，否则虫卵会使她或其他人再感染。

3 设法做到全家人在如厕后及吃饭前都要彻底洗手。用指甲刷好好清洁指甲。

4 孩子如不再用尿片，一定要穿睡衣裤，或在睡袍里面再穿内裤。这些衣裤每日都要更换并且消毒，以杀灭上面的蛲虫及虫卵。每日更换床单，在极热的水中彻底漂洗干净。

5 孩子感到痒时，让她俯卧在你的腿上，查找肛门附近细小的白色蛲虫。用潮湿的脱脂棉把你看到的擦去，掷入抽

卫生措施

虫卵可在内衣裤、床上用品等外部环境中存活两周，因此吃药、全面清洁"风险区域"能够阻止再感染。全面清洁床和卧室，清洗所有的床上用品、睡衣、毛巾、绒毛玩具，并且给床垫吸尘。不要在卧室吃东西。确保全家人都在上厕所之后和饭前洗手。用指甲刷清洁指甲。不要合用毛巾或手巾。

水马桶中冲掉。通常不易找到，半夜时可用胶纸贴在肛门周围后再撕下，可能消除蛲虫的踪迹。

6 向你的药剂师要一种全家都能吃的药。

癫 痫

癫痫的发病率大约为1／200，可导致抽搐的反复发作。有一种癫痫的发作是由于脑细胞异常放电所引起的，儿童惊厥的最常见原因是高热（见P.194），但这通常不会形成癫痫。单次的抽搐并不意味着你的孩子患有癫痫。

癫痫是怎么回事？

癫痫是一种有发作倾向的神经系统疾病，是脑部突然发生异常放电所引起的。大部分患儿长大到青春期癫痫就会停止。本病有几种不同的类型，在儿童期有两种常见的类型：癫痫小发作及癫痫大发作(见症状栏)。

我能做些什么？

1 在癫痫发作过程中，要和孩子待在一起，移走附近任何有伤害性的物体以保护她免受伤害，但不要试图控制她的动作。

2 大发作后，把孩子放置成恢复姿势(见P.241)。如果她已入睡，不要唤醒她，设法使她正常地呼吸(见P.238)。

3 如果孩子有发作，要处理好，避免各种有可能发生的危险，比如在楼梯顶处安装好防护设备，不要让她一个人单独沐浴。但也不要过分地保护，以免使她感到自己因患有癫痫而有异常。

医生可能做些什么？

医生可能送孩子到医院进行各种检查。他也可能给孩子开控制癫痫发作的药物，孩子在服药期间若表现上有任何改善，要告知医生，但不要停止给她服药。

恢复姿势

如果你的孩子癫痫发作，把她放置成这个恢复姿势，并倾斜她的下颌使空气流通，确保她呼吸正常。保持这个姿势直到她恢复意识为止。如果她陷入睡眠状态，让她自然醒来。

症状

癫痫小发作
▲ 正常活动突然中断。
▲ 表现迷乱。
▲ 数秒钟后完全恢复。

癫痫大发作
▲ 突然意识丧失，患儿跌倒。
▲ 四肢强直。
▲ 抽搐或痉挛。
▲ 尿失禁。
▲ 抽搐动作停止后昏睡，或逐渐转为清醒。

寻求医疗帮助

如果孩子有以下情况要即刻看医生：
▲ 第一次大发作。
▲ 大发作持续了3分钟以上。
▲ 连续不断地大发作。
如果你认为孩子是癫痫小发作，要去看医生。

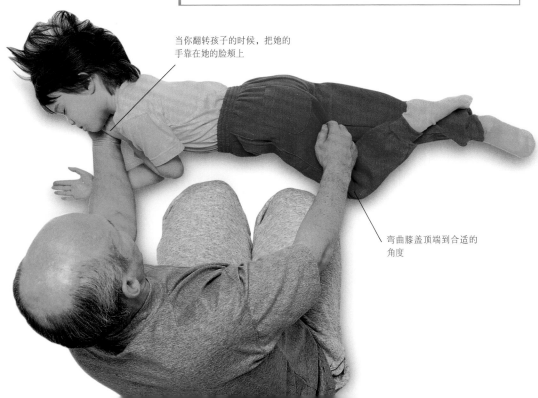

当你翻转孩子的时候，把她的手靠在她的脸颊上

弯曲膝盖顶端到合适的角度

孩子的安全问题

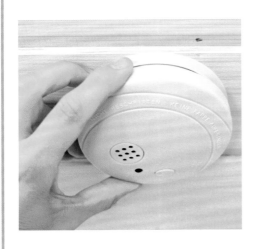

小孩容易发生意外事故，尤其是当他们累了、饿了或是心神不宁时。保证孩子安全的最好方法就是把他置于你的看管之下，特别是在一个不熟悉的环境中。确保你给家庭购买的安全装置符合欧洲安全标准。使用那些专为孩童设计的安全装置。尽量买新的，二手物品有可能不符合安全标准。

家居安全

所有的儿童都容易发生意外，因为他们探索及体验的欲望远远超越自身能力。许多意外能够很好地预防，而且，不要让孩子受到伤害，这是你一定要做到的事。然而，维护孩子的安全并不意味着限制他的活动，只要你设法做到让他游戏的环境和探索的过程都是安全的就可以了。

厨房

厨房里到处都是对孩子有潜在危害的东西，如果你全神贯注地烹饪，这些危险就会增加。当你正在烹调时，让孩子离开烹调的地方——把孩子安放在摇篮或围栏中较理想。记住：炉圈、水壶及熨斗在你关掉电源后很久还是热的。进餐时，热的食物和饮品要放在孩子抓不到的餐桌中央。不要用台布，因为他会把它拉掉，使热的饭菜打翻到他身上。一定要使孩子接触不到垃圾箱。

塑料袋和塑料薄膜放置在孩子拿不到的地方

在冰箱或冷冻格上配备一个防儿童的锁

在烤盘四周装配一个有防护作用的铁架，汤锅的手柄不要朝前放，使用后面的炉圈比前面的更安全

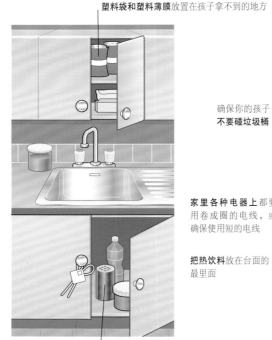

确保你的孩子
不要碰垃圾桶

家里各种电器上都要用卷成圈的电线，或确保使用短的电线

把热饮料放在台面的最里面

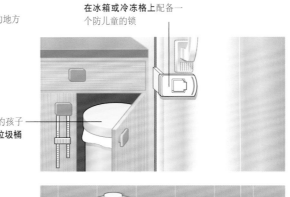

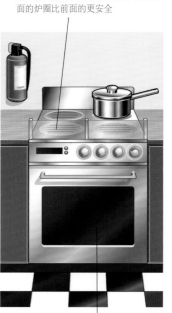

把所有家用清洁剂、漂白剂以及垃圾箱都放进装有锁钩的橱里

把锐利的工具（如刀等）放在装有锁钩的抽屉里

当炉门正热的时候不要让孩子触摸到

注意婴儿的安全

随着婴儿的长大和活动能力的增强，他陷入危险的机会也就相应地增多了，所以要事先预料到可能发生的危险。婴儿很小时就学会翻身，因此，你若需要把他放下一会儿的话，最好放在地板上。2个月左右的婴儿就会抓东西，3个月左右会伸手去拿取东西。设法做到

使孩子触摸到的任何东西都是安全的：给他吃的东西不可太大以致不能吞咽下去而发生阻塞；不要给他吃喝任何过热的东西。你抱着婴儿的时候不要吸烟。千万不要把奶瓶塞到他嘴里而又只剩他一个人，这样会有因堵塞而窒息的危险。

孩子放在婴儿车、高脚椅和摇篮中时，一定要缚好安全带；摇篮切勿放在高处，因为可能会翻落下来。

不要让幼儿单独一人陪伴婴儿，幼儿会把婴儿扶起又放下，或给婴儿有危险性的物品玩。

卧室

孩子要在卧室中度过许多时间，所以要保证他能安全地在卧室中活动。2岁以下的婴儿，不要在他的有栏杆的小床上放枕头，不要用宽大的塑胶床单作为防水褥垫铺在小床上。决不要用绳子把玩具系在小床上，因为绳子可能会缠绕到他的颈上。大的玩具或坐垫要从床上拿走，否则孩子会把它们当作"踏脚石"而爬出来。一旦孩子会站立就不要把玩具横系在床上。他的玩具应是用无毒、不易燃烧的材料制成的，并且必须没有尖锐的棱角或可能吞下去的小碎片。

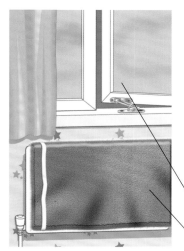

在窗上安装锁钩，使窗只能开一条小缝

用毛巾把热的暖气管遮盖住

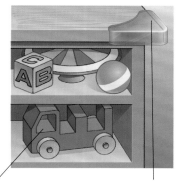

把孩子的玩具收藏在低的橱内或低架上，使他不必攀登即可拿到

家具务必结实并且都是圆角的

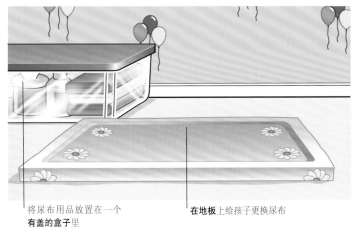

将尿布用品放置在一个有盖的盒子里

在地板上给孩子更换尿布

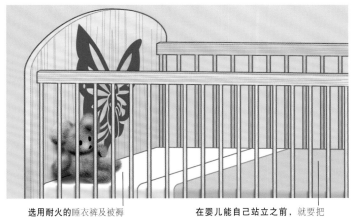

选用耐火的睡衣裤及被褥

在婴儿能自己站立之前，就要把小床的垫褥放到最低的位置

浴室

决不能让婴儿单独留在浴缸内，即使只离开他几秒钟也不行，起码婴儿在2岁半以前要做到这一点，还应在浴缸内放一块防滑浴垫。热水器要调到低于55℃(130° F)，浴缸内先放进一些冷水。在把孩子放进水中前，先用你的肘部或手腕的内侧探测水温。以下是在浴室内可能

发生的一些意外，均可预先加以防止：

■ 所有的药品都应存放在孩子拿不到的并装有锁或锁钩的橱柜里。

■ 把剃须刀和化妆用品放在孩子拿不到的地方。

■ 用毛巾将热的暖气管盖上并不能确保安全，为免孩子烫伤，应该用固定的木

架将暖气管罩上。

■ 如果你用的是电热水器，应安装在墙上，并且要有拉线开关。

■ 把清洁液及厕刷放在装有锁钩的小橱里。

■ 如果你的浴室装的是挡水玻璃屏风，就把玻璃换成帘幕或改为安全玻璃。

花园

孩子在花园玩时，你要照顾好，如果婴儿睡在户外而你要离开时，在婴儿车上盖好防猫网或防昆虫的网。没有大人监护时，切勿让孩子在嬉水池中或水池附近玩，并且在嬉水池玩完后要把水放掉。盛雨水用的桶或小池都应严密地盖好或做好围栏。定期清除园间小道上的青苔和杂草，使路面不滑。小道如高低不平必须整修。不要让孩子在你最近用过杀虫剂、除草剂或肥料的地方玩。

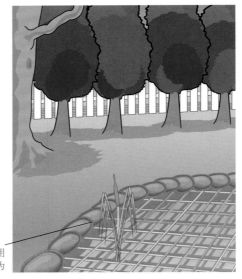

用金属网盖住整个水池，或者用牢固的栅栏把水池围起来。因为几厘米深的水就可以淹没孩子

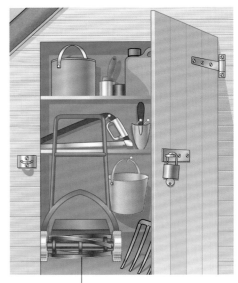

把所有园艺工具以及除草剂、肥料和杀虫剂都锁在小屋里

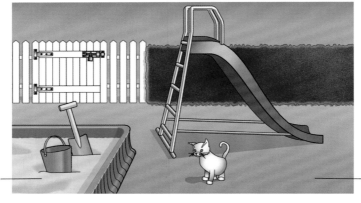

切实做到沙坑中的沙要很浅，不致埋没孩子，并教他不要乱扔沙土。不玩时把沙坑盖好

孩子的游戏设备要安装在草地或沙地上面，不应安装在硬的地面上

起居室

如果使用取暖火炉，买装饰家具时，一定不要买会散发出有毒的油漆味的那种。火炉周围要装好防护设施，避免使用电热炉。电视机放置在孩子碰不到的地方，以免他触摸到机身后面的部分。

不要随便放香烟、火柴、酒精、缝纫用品或硬币等物。室内植物有些是有毒的，所以应安放在孩子摸不到的地方。

如果门、窗的低处装有玻璃，要用加有金属丝网的玻璃，或在玻璃上贴透明安全薄膜，或贴上有颜色的花纹纸之类，使孩子能看到那里有玻璃，不要用玻璃台板。

大厅和楼梯

在孩子会攀登或爬行之前，楼梯的顶或底各装一个安全门。务必使大厅、楼梯和走廊都有良好的照明。楼梯的栏杆不要间隔太宽，以免孩子穿过空隙跌落下去。前门的门闩一定要设在孩子够不到的地方。安装一个烟雾探测器倒是个防火的好办法。修补地面上不牢的瓷砖或地毯上的裂口，如果你家中的地板是抛光的，不要让孩子在抛光的地板上只穿袜子不穿鞋。

汽车

汽车行驶时，孩子应坐在符合交通安全条例的、适合他的年龄和体重的座位上。车门要用防儿童的锁，使他不能打开。车在行驶时，不要让孩子探身到车外或把手伸出去。

不能把孩子单独留在车内。无论是什么情况，将孩子单独留在汽车内都是危险的。

关上车门或向后倒车前，查看一下孩子在什么地方，因为如果孩子在车的后面玩，倒车镜内是看不见的。

用电安全

受到电击是十分严重的，所以要把孩子受到电击的机会减至最少：

■ 电器设备在不用时要把插头拔掉，电线卷放好。

■ 切勿把已经接通电源而又未使用的插座暴露在外面。

■ 用插座罩把不用的插座遮住，或者用绝缘性很强的胶带密封。

■ 要定期检查所有的室内电线，用新的电线更换已损坏的旧电线。

■ 至少在孩子4岁以前，不要给他玩与家中电源相接的玩具。

急救

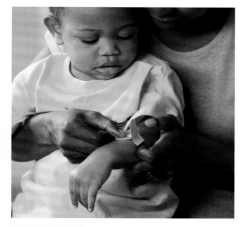

这章将会教会你自行处理各种各样的伤害，并且帮助你判断何时医疗救助是必需的。通常情况下，要首先处理最严重的损伤。有时，直接把孩子带到医院会比叫救护车更快些。但是，看到下面的几种情形，你就一定要叫救护车。如果孩子的伤势严重，则需要紧急医治，但在等待紧急救助人员到来的时间内，你要先对他施行急救。

送孩子去医院

以下情况要叫救护车：

- 你认为孩子可能有脊柱的损伤；
- 你认为在途中尚需特殊治疗；
- 你自己没有适当的交通工具。

如果你自己送孩子去医院，设法请别人驾车，你坐在后面陪伴孩子并且继续进行急救。

如果孩子神志不清而你又需要救护车的话，离开孩子不可超过1分钟，如果可能，在你请求援助的时候，把孩子安置在你视线范围内。如果他没有呼吸，在打电话叫救护车之前，给他进行人工呼吸。在孩子恢复呼吸前不要停止抢救。但是，如有必要的话，在两次呼吸间隙时，你可呼喊请求他人帮助。

急救包

把急救用的工具保存在清洁的干燥容器内，要尽快补充你需要用的物品。外出旅行时，带些消毒剂以清洁割破或擦破的伤口。

> **注意**
> 孩子如果颈部或脊柱遭受了损伤，除非绝对必要，否则最好不要搬动他。当你检查他是否有呼吸的时候，不管孩子原来是何种姿势都不要动他。你如果需要给他进行人工呼吸，有可能的话最好有另一个人帮助你，轻轻地把他转成仰卧，不要扭曲了他的脊柱，转动时一人可抱住孩子的头及两肩，另一人抱住髋部，使其身体成为一个整体地移动。

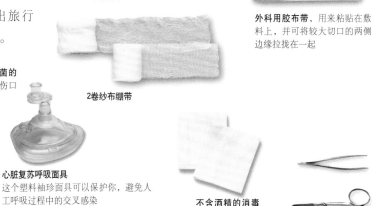

不粘连的、有吸收力的、无菌的伤口敷料，这种敷料便于从伤口处取下

三角绷带可用来做吊带或保护敷料

心脏复苏呼吸面具 这个塑料袖珍面具可以保护你，避免人工呼吸过程中的交叉感染

准备好的伤口敷料，包括附有绷带的衬垫，并且容易包扎

1卷轴绷带

2卷纱布绷带

外科用胶布带，用来粘贴在敷料上，并可将较大切口的两侧边缘拉拢在一起

不含酒精的消毒婴儿纸巾

一次性非乳胶手套

炉甘石洗剂，对日光灼伤、昆虫咬伤或螫伤的皮肤有止痛作用

镊子

剪刀

安全别针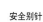

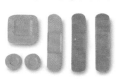
各种规格的绊创膏可敷在小的切伤及擦伤部位

救生技术

生命救治是以秒来计时的。如果孩子出现了意识不清，那么在治疗任何损伤前，一定要先按照下列步骤进行操作，因为这种情况是有生命危险的。如果她的呼吸不正常，心脏也停止了跳动，立即开始施行心脏复苏术（CPR）是非常必要的，CPR是一种联合使用人工呼吸和胸外按压的急救技术。利用人工呼吸吹送空气进入肺腔，可以维持病人血液内的含氧量，利用胸外按压可以模拟循环，泵出含氧的血液以维持全身血液循环。如果你需要施行心脏复苏术，应连续施行直到专业急救人员到达现场。一旦停下来，你会因为筋疲力尽而难以继续。

> 本书急救章节中心脏复苏术（CPR）的操作，符合在本书出版期间国际联络委员会制订的相关指引。最新的相关信息请登录www.ilcor.org。

神志不清的检查

昏迷是潜在的对生命有威胁的情况，需要直接的医疗协助。辨别婴儿是否昏迷，可以抠她的脚心，对于大些的孩子，可以摇晃她的肩膀并且大声呼唤她的名字。如果在这些情况下，都没有反应，那她可能是昏迷。

✚ **如果她有反应**，说明神志是清楚的。检查和治疗其他的损伤。除非绝对必要，否则不要轻易移动她，首先注意检查有无危及生命的创伤，比如呼吸困难，严重出血和烧伤。

✚ **如果她无反应**，马上查看她是否还有呼吸。

> ### 急症
> 婴儿如果出现神志不清，即使只有几秒钟也要请求急救。

开放气道，检查呼吸

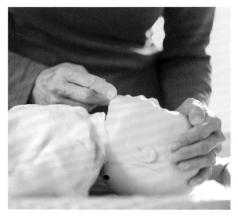

1 让孩子仰卧在坚实的平面上。一手置于孩子前额向后加压使头轻微后仰，另一只手的4根手指置于下颏部并将颈部上举。注意手指要远离她的颈部。

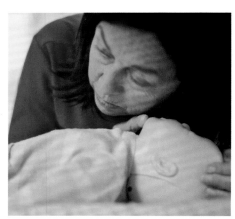

2 将一侧耳部贴近孩子的口鼻部，听是否有呼吸音。观察她的胸部有无起伏运动。用面颊感觉有无气息。检查并判断有无呼吸的时间不得超过10秒钟。

✚ **如果她呼吸正常**，用你的胳膊抱起她，注意要让其头部低于胸部（见P.241），呼叫紧急救助。

✚ **如果她呼吸不正常**，让别人呼叫紧急救助，你立即开始施行心脏复苏术。如果只有你一个人，先施行CPR 1分钟后，再打急救电话求救。

为一个婴儿施行心脏复苏术(CPR)

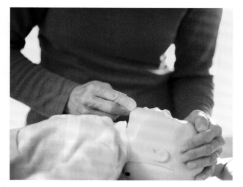

1 让宝宝仰面躺在一个坚实的平面上，比如桌子上。保持她头后仰，下颏上举以检查她的气道是否依然通畅。

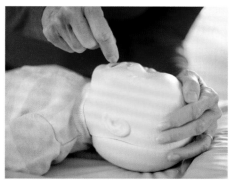

2 取出她口腔内你能看到的明显异物。要特别小心，不要用你的手指在她口腔内向四周转动以搜寻异物，以免把任何东西推入喉咙内。

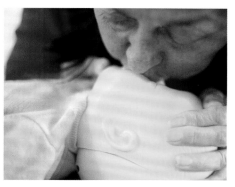

3 开始人工呼吸。做一次正常的呼吸，然后用你的嘴唇严密地包住她的口鼻部，轻柔地向宝宝嘴内吹气约1秒钟直到你看到她的胸部扩张。

6 手放松，但不要移开你的手指，等着胸部再回复原位。按照每分钟100下的速率重复30次胸外按压。

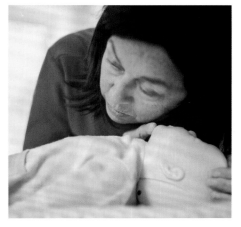

4 仍然支撑着她的头部，移开你的嘴唇，观察她胸部的回落。重复施行5次人工呼吸。

如无胸部扩张，可能是气道没有正确开放，调整头部的位置，再重新试一次

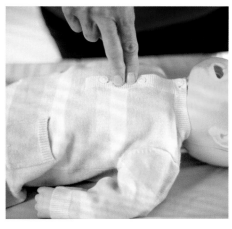

5 开始胸外按压。一手支撑着宝宝的头部，另一只手的两根手指放在胸部的中心点（胸骨上），直接、用力、快速地压下去，按压的深度大约为胸廓厚度的1/3。

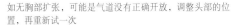

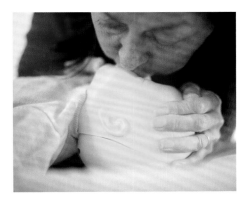

7 回到头部，这次做两下人工呼吸，接下来再做30下胸外按压。按照30：2的比例，连续地交替施行胸外按压和人工呼吸，直到宝宝恢复自主呼吸，或者急救人员到来，或者你筋疲力尽不能继续。

➕ 如果只有你一个人，先施行CPR1分钟后，再打急救电话求救。

➕ 如果宝宝恢复了自主呼吸，把她安放成恢复姿势。

救生技术

为一个1岁以上的孩子施行心脏复苏术(CPR)

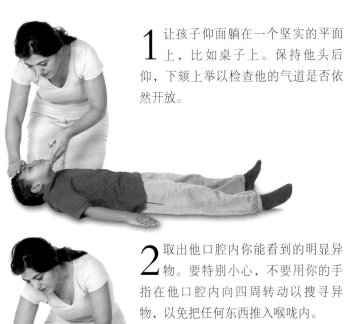

1 让孩子仰面躺在一个坚实的平面上，比如桌子上。保持他头后仰，下颏上举以检查他的气道是否依然开放。

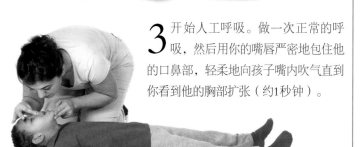

2 取出他口腔内你能看到的明显异物。要特别小心，不要用你的手指在他口腔内向四周转动以搜寻异物，以免把任何东西推入喉咙内。

3 开始人工呼吸。做一次正常的呼吸，然后用你的嘴唇严密地包住他的口鼻部，轻柔地向孩子嘴内吹气直到你看到他的胸部扩张（约1秒钟）。

4 仍然支撑着他的头部，移开你的嘴唇，观察他胸部的回落。重复施行5次人工呼吸。

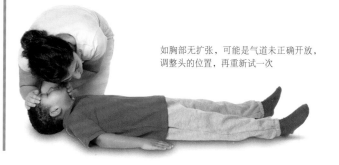

如胸部无扩张，可能是气道未正确开放，调整头的位置，再重新试一次

5 开始胸外按压。跪倒，膝部与孩子的胸部平齐，把掌根部放在胸腔的中心位置。确保手指跷起远离胸肋。

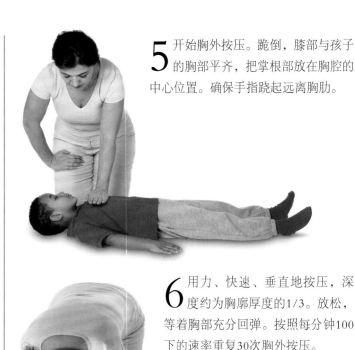

6 用力、快速、垂直地按压，深度约为胸廓厚度的1/3。放松，等着胸部充分回弹。按照每分钟100下的速率重复30次胸外按压。

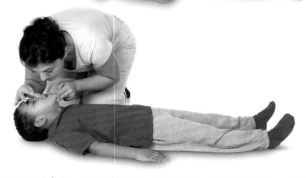

7 回到头部，连续做两次人工呼吸，接下来再做30个胸外按压。按照30：2的比例，连续地交替施行胸外按压和人工呼吸，直到孩子恢复自主呼吸，或者急救人员到来，或者你筋疲力尽不能继续。

✚ **如果只有你一个人**，先施行CPR 1分钟后，再打急救电话求救。

✚ **如果孩子恢复了自主呼吸**，把他安放成恢复姿势。

恢复姿势

婴儿或儿童如果出现神志不清，但尚有呼吸时，把他安放成恢复姿势。这是最安全的姿势，因为它可防止舌头向后缩到喉咙并将呼吸道堵塞，如果孩子有呕吐还可避免呕吐物造成的阻塞。

注意

如果你遇到背部或颈部受伤，需要在几个成年人的帮助下把孩子放成恢复姿势。一个人要支撑着他的头而另一个人要把他翻过来。第三个人可以帮助他平直背部。在任何情况下都要保持他的背部和颈部在一条直线上。

1岁以上的儿童

1 跪在孩子的身旁，把她的头部向后倾斜，使下巴朝前。这样当你把她安放成恢复姿势时可以保持她的呼吸道打开。

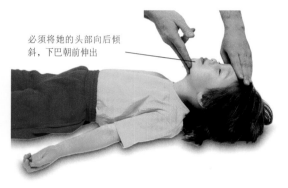

必须将她的头部向后倾斜，下巴朝前伸出

2 如果需要，把她的双腿放直，将靠近你的那只手臂弯曲成一个直角，掌心向上放在地面上。

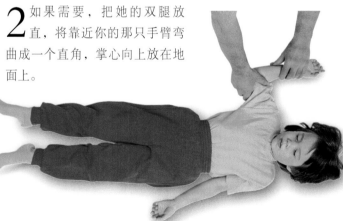

3 握住她的另一只手臂越过胸部，使手背放在另一侧的脸颊上。

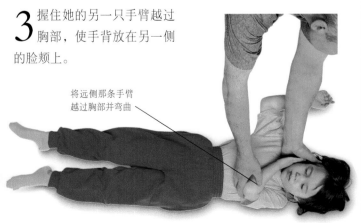

将远侧那条手臂越过胸部并弯曲

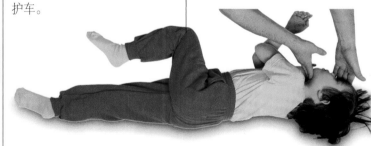

4 用你的另一只手轻轻扣紧孩子离你远的那侧的膝盖，让脚平放在地上，小心地搬动膝盖使腿弯曲，拉动弯曲的这个膝盖把孩子转过来面向你侧躺。保持孩子的手背放在脸颊下以支撑头部。

5 调整她的手臂和腿的位置，使她不至于朝前倒下，保持头部倾斜，然后叫救护车。

将位于上面的腿弯成直角，以防止她朝前滚翻

婴儿的恢复姿势

1岁以下的婴儿应该被你的胳膊横抱在你的怀中，他的头略微倾斜向下以避免空气通路的阻塞，并防止他的舌头造成窒息。

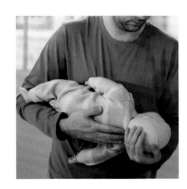

阻塞

当一件小粒的东西或一块食物卡在气管内就会造成阻塞，导致咳嗽和呼吸困难。最重要的是迅速取出卡住的东西，使孩子能够正常地呼吸。阻塞在幼儿中很常见，他们往往喜欢把拿到手里的任何东西都放入自己的口中。

12个月以下婴儿的救治

1 使婴儿面部朝下并令其头部低于你的前臂，用手支撑婴儿的头部和肩。在他的上背部用力拍打5下。

把他的头放低，并用力拍他的背部5下

2 让他转过脸躺在你的另一只手臂上，检查他的口腔并用一根手指清理任何可见的堵塞物，不要盲目地触摸到他的咽喉。

把他转过来放在你的另一只胳膊上

3 如果拍打背部失败，把两根手指放在婴儿胸骨下半部稍低的位置，以每3秒钟一次的速度快速挤压5次，这个动作就像人工咳嗽。然后再次检查口腔。

4 如果堵塞物还是没有取出，重复1—3的步骤3次。还取不出，就带着婴儿去叫救护车。

1岁以上儿童的救治

1 孩子也许可以自己把堵塞物咳出来，鼓励他这么做，如果不行，不要浪费时间。让孩子朝前弯下身体，在他的两个肩胛骨之间用力拍打5次。

用力拍他的背部5下

2 检查他的口腔，清理任何可见的堵塞物，但不要把手指伸进他的咽喉。

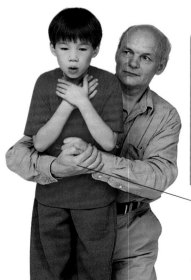

用力挤压他的腹部

3 如果拍打背部失败，就进行胸部挤压。手握拳放在他的胸骨下1/3处，另一只手握在拳上，以每3秒钟一次的速度用力向内挤压5次，然后再次检查口腔。

4 如果胸部挤压也失败，再进行腹部挤压。把拳头放在胸腔下面上腹正中的位置，把另一只手放在拳头上，做5次向上挤压。然后检查口腔。

5 如果腹部挤压失败，重复1—4的步骤，如果还是不能取出堵塞物，叫救护车并继续重复以上动作。

窒 息

盖住面部的任何东西都有可能堵塞孩子的口和鼻，并且妨碍他的呼吸而造成窒息。

我能做些什么？

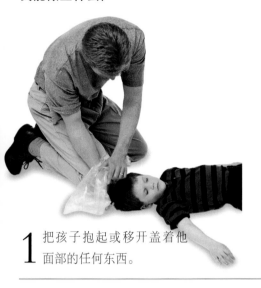

1 把孩子抱起或移开盖着他面部的任何东西。

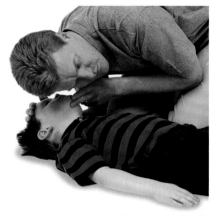

2 检查孩子是否神志清醒，是否有呼吸（见P.238）。

急症

孩子如有以下情况即刻请求急救：
▲ 变成神志不清。
▲ 呼吸停止，即使只有几秒钟也属急症。
▲ 出现任何使你担心的症状。

✚ **如果他没有呼吸**，要即刻开始进行人工呼吸(见P.239—240)，并且请他人去联络急救。

✚ **如果他有呼吸但神志不清**，把他放成恢复姿势（见P.241），并请他人去联络急救。

✚ **如果他神志清醒**，在等待紧急救助时安慰他并使他放心。

淹 溺

婴儿及儿童在很浅的水中就可能淹溺。当幼儿的面部被浸没时，他的自动反应是做深呼吸、尖声叫喊，而不是把头抬起离开水面。

我能做些什么？

如果这样是安全的：把孩子从水里拉出来。轻柔地托举她，确保没有扭到她的后背，给她一个头高身低的体位，这样水能从嘴里排出来。一旦把水排出了，就让她平躺，检查她的意识和呼吸（见P.238）。

✚ **如果她神志清楚**，脱掉她的湿衣服，换上干衣服，裹住她给她保暖。

✚ **如果她呼吸正常但无意识**，把她安放成恢复姿势，以便于水从气道出来。呼叫紧急救助。如果可能，让她躺在大衣或毯子上，脱掉湿衣服，换上干衣服。用毯子裹住她给她保暖。

✚ **如果她没有呼吸**，喊别人打急救电话，清理掉她口腔内明显的碎片，比如海藻。开始施行CPR。如果你是独自一人，高声呼叫寻求帮助。但先施行CPR1分钟后，再打急救电话求救。

急症

如果孩子从淹溺(溺水)中解救出来，即使并未神志不清也要立刻请求急救。

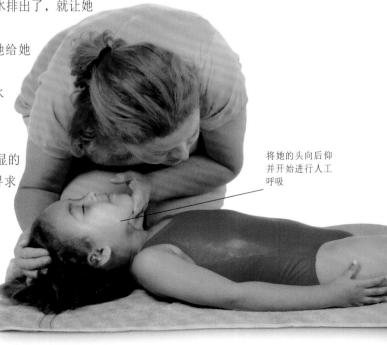

将她的头向后仰并开始进行人工呼吸

警告

至关重要的是让孩子保暖。即使只在冷水里待了很短时间，孩子也可能体温过低。

休克

休克是身体对各种严重损伤的一种反应，其中以重度烧伤或大量出血最严重。当血压出现危险的下降时，身体的衰竭已威及生命。

症状

▲ 皮肤苍白、发冷、出汗。
▲ 口唇内侧或指甲下面发青或呈灰白色。
▲ 呼吸浅而急速。
▲ 烦躁不安。
▲ 嗜睡或意识模糊。
▲ 神志不清。

急症

如果孩子处于休克要即刻请求急救。

我能做些什么？

1 让孩子仰面躺下，用衣物或垫子将他的双脚垫高20厘米（约8英寸）。如果他腿部有骨折或是有毒性的咬伤时，不要将两腿抬高。

2 给他盖上毛毯或外衣，或者搂抱他以保暖。不要企图用热水袋或电热毯给孩子保暖，因为这样会使体内重要器官的血液流向皮肤，从而造成器官缺血。

3 如果他诉说口渴，用一块湿布润湿他的口唇，不要给他任何食物或饮料。但如果孩子是严重烧伤则属例外，可以给他啜饮一点儿水。

4 如出现神志不清就要检查他的呼吸(见P.238)。

✚ 如果孩子没有呼吸，立即施行人工呼吸（见P.239—240）。

✚ 如果他有呼吸，把孩子放置成恢复姿势(见P.241)。

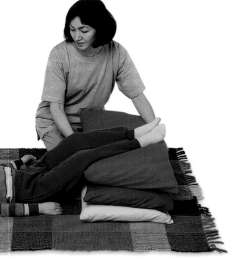

中毒

婴儿和幼儿都容易好奇又没有能力辨别，因此，把有毒的物品锁藏起来并使孩子拿不到是很重要的。中毒是幼儿最常见的急症之一。

我能做些什么？

1 找出孩子服用的东西，如果她还有意识，问问她。在附近寻找线索。在她的附近可能会有一个药瓶或有毒的植物。

2 呼叫紧急救助，尽你所能地给他们提供翔实的信息。这样做有助于让他们知道孩子吃了什么、吃了多少以及在什么时候吃的。

3 如果你看到孩子的口腔周围有灼伤，而且她意识完全清楚，给她啜饮一杯水或牛奶。擦洗她的脸和嘴，但不要试图让

她呕吐——当她吞下去一种物质时有灼烧，把它吐出来时同样也会有。

4 如果孩子呕吐，保留点呕吐物做样品，因为这样能帮助急救人员确定她服用了什么，并据此给予恰当的治疗。

✚ 如果她失去意识了，检查她的呼吸，如果没有呼吸，准备开始CPR。

✚ 如果她没有意识但有呼吸，把她安放成恢复姿势。

症状

孩子的症状取决于他吃下去的毒物类型。你可能注意到下列各种症状：

▲ 胃痛(腹痛)。
▲ 呕吐。
▲ 出现休克的症状(见上)。
▲ 癫痫。
▲ 嗜睡。
▲ 神志不清。
▲ 如果孩子吃了有腐蚀性的毒物，口腔周围会表现出有灼伤或变色。
▲ 附近有毒物或盛毒物的容器已空。

注意

如果孩子需要心脏复苏术，就往他的嘴上先放一个口袋面罩。

烧伤和烫伤

由于伴有皮肤破损，所有的烧伤和烫伤都会有感染的严重危险。仅引起浅表皮肤发红，直径小于3厘米(约1英寸)的烧伤属于小烧伤，在家治疗即可。任何较深的烧伤，或面积较大的烧伤都需要进行医疗救治，因为如果伤口处有大量渗出液就会有休克的危险。

急症

如有以下情况，你做好急救处理后送孩子去医院：

▲ 烧伤面积超过2—3厘米（约1英寸）。

▲ 由电击引起的烧伤(见P.251)。

▲ 出事故的是婴儿。

▲ 烧伤影响到所有的皮肤层（深度），但范围很小。

轻度烧伤
我能做些什么？

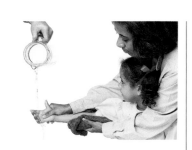

1 将烧伤部位放在水龙头下，用持续流出的冷水清洗10分钟，或者直到疼痛减轻为止。

2 用薄膜或者塑料袋盖在烧伤部位上面。如果两者都没有，用一块无绒毛的干净布覆盖伤口。不要在烧伤部位涂任何药膏，它可能比你想象的广泛。

孩子衣服着火
我能做些什么？

1 让孩子停止活动，因为活动会让火焰更旺。让孩子躺在地上，使他的脸和呼吸道不再被烧。

2 用不易燃的衣服或毯子把孩子裹起来，来帮助熄灭火焰。

3 让孩子在地上翻滚，这样可以把身上的火扑灭。

4 如果有水的话，让孩子躺在地上，使烧着的一面朝上，朝他浇水或其他不可燃的液体。

不要让孩子在惊慌中乱跑，因为活动会让火焰更旺。

严重烧伤
我能做些什么？

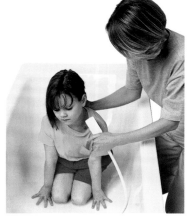

1 把火灭掉并设法缓解疼痛。用冷水为烧伤降温至少10分钟。

不要把幼童浸入冷水中，因为这样会导致体温过低。

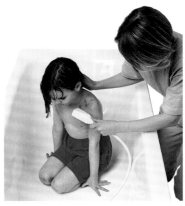

2 一方面要冷却伤口，与此同时，在伤口肿起来前，把伤口周围的衣服移开，如果有必要，就把衣服剪掉。

不要除去粘在伤口上的任何东西。不要触摸或弄破水疱。

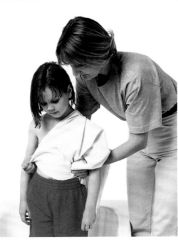

3 沿着受伤部位覆盖一层粘贴的薄膜（因为伤口会肿胀，所以不要对肢体进行包扎），或者把脚或手放进塑料袋里。如果两样都没有，就用一个干净的、无绒毛的敷料（比如枕套）盖住伤口，使其免受感染。衣服无须固定。确保孩子是暖和的以防体温过低。

不要给她任何吃的或喝的，观察休克体征（见上页）。

严重出血

如果血液从伤口喷射出来或是持续出血，要设法止血，使血液有凝固的机会。使用一次性的手套，在处理伤口前后都要反复冲洗你的双手。

我能做些什么？

1 在伤口上压上无菌的纱布、垫布或者没有毛屑的材料。如果有异物在伤口中，按照以下方式处理。

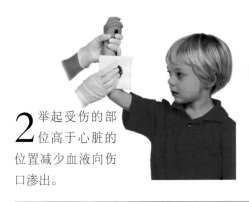

2 举起受伤的部位高于心脏的位置减少血液向伤口渗出。

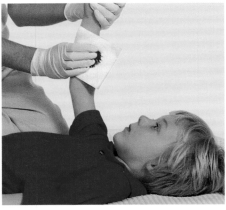
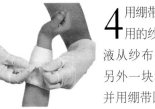

3 让孩子躺平，抬高受伤部位并且支撑好。持续地按压伤口至少10分钟。

4 用绷带固定好最初用的纱布。如果血液从纱布中渗出，放另外一块纱布在表面并用绷带固定好。

5 如果血液持续从第二块纱布中渗出，或许此按压点不是正确的部位。把两块纱布都脱掉，直接按压一块新的纱布到出血点。

6 注意休克的症状（见P.244），如果必要的话按指引来处理。

嵌入的异物

切口内小片的污垢随着出血就可能把它冲出来，伤口表层的较大的污垢也容易擦去。不管怎样，孩子的伤口内如果嵌进了东西，就按以下方法处理。

我能做些什么？

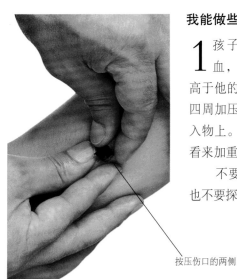

按压伤口的两侧

1 孩子的伤口如有大量出血，把损伤部位抬起，使高于他的心脏并且在嵌入物的四周加压，但不可直接压在嵌入物上。这样处理后如果出血看来加重，则需放松压迫。

不要企图将嵌入物拉出，也不要探查或设法清洁伤口。

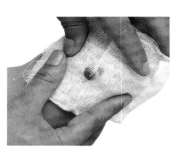

2 轻轻地放一块干净的纱布到伤口上，以减少感染的风险。

3 把多余的绷带缠绕成一个布垫层，使其与进入伤口中的异物同高。

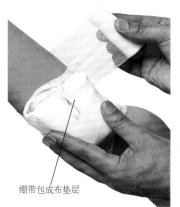

绷带包成布垫层

4 用绷带固定布垫层，要小心不要按在异物上。然后送孩子去医院。

切伤和擦伤

我能做些什么?

切伤和擦伤在整个儿童期都是常见的,并且大部分都能在家中自己治疗。由于进入伤口中的污垢可能引起破伤风,所以要给孩子进行新的破伤风注射接种(见P.202)。治疗动物咬伤和切伤一样,但如果是有毒性的咬伤或螫伤,请参阅P.252。

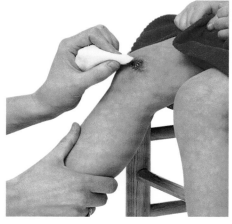
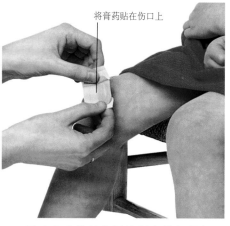

将膏药贴在伤口上

1 如果可能,先把你的双手洗净。托住切伤处,将伤口在流水中冲洗干净,或用一块消毒的纱布或脱脂棉浸蘸温水轻轻地把伤口周围擦净。每擦一下都要换一块脱脂棉。

➕**不要**自己去除任何已嵌入切口内的东西。

➕**如果孩子是被动物咬伤**,用肥皂和水彻底洗净伤口。

2 如果切口持续出血,用一块干净的手绢或是无绒毛的衣物做成衬垫放在切口上,紧紧压迫几分钟。

3 用胶布或敷料将衬垫封牢以保护伤口并保持清洁。

不要在切伤处涂用任何防腐软膏。

4 切伤处一定要用胶布或敷料遮盖起来,直到完全愈合为止。伤口区要保持稍微有点潮湿,以利于更快地愈合。每日更换胶布和敷料,胶布用水浸透较容易取下。

鼻出血

鼻部受到撞击、挖鼻子,或者过分地擤鼻涕等都会引起鼻出血,但有时也无明显原因。有些儿童可能因为鼻腔内的血管异常脆弱,看来更容易有鼻出血。

我能做些什么?

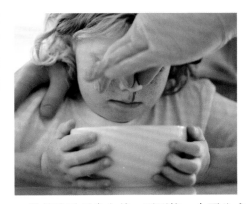

1 扶着孩子屈身向前,下面接一个面盆或其他容器,并且把两侧鼻孔捏在一起大约10分钟。设法不要让孩子用鼻吸气,也不要把血咽下去,而要鼓励她把血吐出来。

2 如果她的鼻子仍在出血,把一块浸透过冰水并且拧干的小毛巾,或者用布包好的冰水袋放在孩子的鼻梁上大约2分钟,然后再捏住她的鼻。

3 出血停止以后教导孩子4小时左右不要擤鼻涕,也不要挖鼻孔。

头及面部的损伤

对于幼儿，头部受到撞击是常见的事，被撞的地方会出现一个很明显的青肿块，但却很少是严重的。然而，前额或头皮上若有切口，尽管伤口很小，也可引起大量出血。

如果孩子的头部受到严重的打击，颅骨内的脑会遭受震动，可能使她患脑震荡，或者形成颅内出血——虽然几小时内可能并未表现出来。这类损伤的体征如下：

我能做些什么？

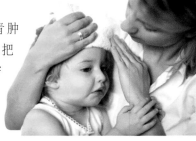

1 如果孩子的头上有青肿块，就在伤处冷敷：把一块浸透冰水的小毛巾拧干，或者用潮湿的布把冰袋包好放在青肿部位上。这样做可防止肿起。每分钟都要检查一下冰袋下面的皮肤，如果出现红斑，中心变苍白就要拿掉冰袋。

2 头部如有出血，伤口上放一块清洁的布并压住它，再按处理身体其他部位出血的方法处理(见P.246)。

牙折

如果孩子有一个牙齿折断，或者碰掉了，在口腔内伤口处放一块消毒的纱布或脱脂棉并让孩子紧紧咬住，再用消毒的纱布把掉下来的牙齿包好，即刻送孩子去牙科医生诊所或医院。

急症

孩子如头部受损伤并表现出任何异常的举止行为或直到24小时后有下列体征时，要即刻请求急救：
▲ 意识丧失（神志不清，即使是短暂的也属严重）。
▲ 呕吐两次以上。
▲ 呼吸音喧噪或有鼾声(不是正常的打鼾)。
▲ 难于唤醒，或者异常嗜睡。
▲ 从孩子的鼻或耳中流出很清的或带血的液体。
▲ 与平时不同的哭叫。
▲ 剧烈头痛。
▲ 畏光。

3 受伤后24小时内要严密观察孩子的病情，以防发生上栏中列出的急症。如果她的头部受到猛烈的撞击，每3小时叫醒她一次，假如不能唤醒的话，即刻请求急救。

4 如有很清的或带血的液体从孩子的鼻或耳内流出，把孩子安放成恢复姿势(见P.241)，并在鼻下或耳下垫一个干净的垫子。液体如从耳内流出，侧卧时把患耳放在下面，以便液体流出。切勿阻挡液体的排出。

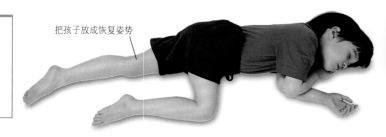

把孩子放成恢复姿势

青肿和肿胀

跌落或碰撞可引起皮肤下面的组织出血，因而造成该处皮肤的肿胀及肤色的改变，这就是青肿。青肿逐渐正常地消退，大约1周后完全消失。

手指及脚趾的压伤

孩子的手指如被门或窗压伤，或者掉下来的重东西砸了他的脚趾，要将受伤部位放在冷的流水下冲几分钟。约半小时后，如果肿胀得很厉害，或者一直疼痛就要带孩子去医院。

我能做些什么？

1 把浸泡过冰水的毛巾拧干，或将外面包好布的冰袋放在青肿部位半小时左右，这样处理有助于减少疼痛或肿胀。

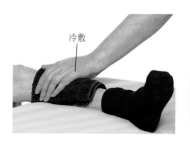

冷敷

2 如果孩子看来十分疼痛，或者疼痛害得他不敢使用有青肿的肢体，尤其是肿胀也很严重时，需要检查有无关节扭伤或骨折的体征（见下页）。

关 节 扭 伤

关节扭伤时，韧带——一束坚韧的支撑关节的纤维——也同时受损伤。关节扭伤引起的症状与骨折的症状十分相似，所以如果你不能确定是哪方面的问题，可按骨折处理(见下) 。

我能做些什么?

1 轻巧地脱去孩子的鞋和袜，或者去掉压迫在受伤关节周围的任何可能使关节肿胀的其他东西。

2 把孩子受伤的关节支撑在最舒服的位置，然后把一块浸透冰水并且拧干的毛巾或用布包好的冰袋放在患处，以减轻肿胀和疼痛。

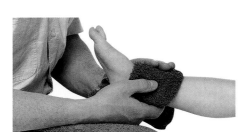

3 在关节四周包上一厚层脱脂棉，然后用绷带牢牢地包扎起来，但不可包得太紧，太紧会使趾甲的甲床 (如果包扎的是腕关节或肘关节则是指甲的甲床)变得苍白或发青。

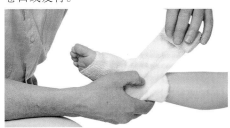

急症

你做好急救处理后即刻送孩子去医院。

症状

▲ 损伤区疼痛。
▲ 肿胀，之后变青肿。
▲ 关节活动受限。

骨 折 及 关 节 脱 臼

婴儿和幼儿很少发生骨折，他们的骨骼尚未硬化，所以具有弹性，容易形成弯曲而不易骨折。有时可能发生部分折裂，这就是常说的"柳枝"骨折，但易于修复。如果一个或多个骨骼滑出了原有的位置则称为关节脱臼(位)。

我能做些什么?

1 轻轻地脱掉孩子的鞋和袜(或用剪刀剪开)，并除掉在损伤区周围的任何可能造成压迫的、使关节肿胀的其他东西。除非绝对需要，否则不要移动孩子脱臼的关节。

2 把受伤的关节支撑在孩子觉得最舒服的位置。
　　腕部、臂部或锁骨的骨折，环绕着受伤区放置护垫，如果孩子接受得了，就轻轻地把他的前臂弯向胸前（见右图），用吊臂带固定。
　　腿或踝部的骨折，让孩子躺下，

症状

▲ 损伤区严重疼痛。
▲ 肿胀，之后变成青肿。
▲ 损伤部位活动受限。
▲ 损伤部位出现畸形——肢体弯向奇特的方向，或者看来比未受伤的另一肢体短。

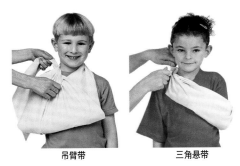

吊臂带　　　　　三角悬带

在受伤一侧的膝与踝之间放好护垫。用绷带把受伤的腿和未受伤的腿包扎在一起，绷带结不要打在受伤的地方，打结的下面放好护垫。

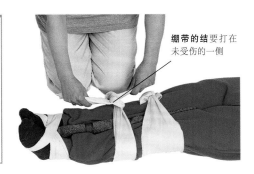

绷带的结要打在未受伤的一侧

3 检查有无休克症状，必要时给以治疗(见P.244)。如果你认为孩子有腿部骨折，就不要抬高他的两腿。

急症

你做好急救处理后，即刻请求急症援助。

眼内异物

睫毛或尘埃的微粒都容易进入眼内而成为眼内异物。如果孩子的眼睛看来有刺激症状，但却没有发现任何异物，可能是患有眼睛感染。

症状

▲ 眼内疼痛。
▲ 眼睛变红、流泪。
▲ 孩子可能揉擦患眼。

化学性物质溅入眼内

任何化学性的或腐蚀性的液体溅入眼内，应立即用你的手指把孩子的眼皮(眼睑)分开，并且在流动的冷水下将那些液体从眼睛里冲洗出来。如果只是一只眼睛受到损害，就将她的头倾斜，使患眼在下方，这是为了冲洗出来的水不致流入正常的眼内。然后用纱布将患眼遮盖并带孩子去医院，如果可能的话，把装化学品的瓶也一起带给医生。

我能做些什么？

1 稍等片刻看看眼泪是否能把异物冲掉。想办法不要让孩子揉擦眼睛。

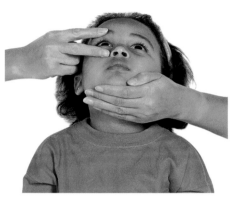

2 如果异物仍在眼内，可在良好光线下检查孩子的眼睛：在你用拇指轻轻地把她的下眼皮(眼睑)向下拉的同时让她向上看。

不能取出的异物

用消毒的敷料盖住眼睛，消除孩子的恐惧并带她上医院。

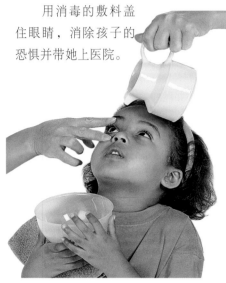

3 如果你看到异物在白眼球上，用一块干净手帕(或纸巾)的一角或卷起来的潮湿的脱脂棉轻轻地擦掉它。

4 如果你没看到什么异物，就将上眼皮轻轻向外拉，再向下使它覆盖在下眼皮之上，这样异物会被驱逐出来。

5 如果孩子始终感觉眼内有沙粒样摩擦感或疼痛，或者异物不在白眼球上，又或者异物不容易擦掉，这几种情况下要用脱脂棉块盖住患眼，用绷带或围巾牢固包扎并送她去医院。异物如在眼球中央有颜色的部位上，或者已嵌入白眼球内时，千万不要自行去除。

耳内异物

昆虫可能爬进孩子的耳内，有时孩子也会把小的东西塞入耳中，这些都属于耳内异物。在孩子长大到能懂得不可以将东西放入耳内以前，不要让他玩小珠、石弹子(弹珠)或类似的小东西。

我能做些什么？

1 在孩子肩上围一条毛巾，将他的头向一侧倾斜并使患耳在上，往患耳内倒入几滴微温的水。

2 将他的头向另一方向倾斜使患耳在下面，水会从孩子耳内流出。这样处理如不成功就带他去医院。

看看是什么东西在耳朵里，但不要去动它

症状

▲ 耳内瘙痒。
▲ 部分耳聋。
▲ 孩子可能揉擦或牵拉自己的患耳。

鼻内异物

有时儿童会把一小块食物或小珠之类的东西塞进鼻内，造成鼻内异物。

症状

▲ 从鼻中流出有臭味的血状渗出物。

我能做些什么？

孩子如果会擤鼻，你可帮他一下，每次擤一个鼻孔，如果这样做不能把异物擤出，就不要再设法自行取出了，赶快送孩子去医院。

电击

轻微的电击只给人短暂的麻木及针刺的感觉；严重的可把孩子击倒，并使他意识丧失，呼吸和心搏均停止。电流还可造成烧伤。

孩子如用潮湿的手触摸到有问题的电器，他所受到的电击要比用干手触摸时严重。

电烧伤

电流能使它进入身体以及离开身体的两处产生烧伤，所以孩子的电烧伤多发生在他触摸电源及接触地面的身体两个部位。尽管这种烧伤看起来面积小，但伤口却很深。

我能做些什么？

1 如有可能关掉总电源。

✚ 你如果做不到这一点，就站在绝缘的东西上——例如橡皮地毯或一堆干的报纸上。用两种方法使孩子离开电源：用一些干燥的、不导电的东西，诸如木椅或木制的扫帚柄拨开导线或移开孩子。

✚ 如果没有适用的东西，你就尽可能用多些干布或干报纸把手包裹起来。抓住孩子的衣服，避免触到他的皮肤。

2 检查孩子是否神志清醒(见P.238)。

✚ 如果他神志不清，检查他的呼吸：必要时即刻开始人工呼吸(见P.239—240)。如果他有呼吸，把他放成恢复姿势（见P.241）。

✚ 如果他神志清醒，安抚他并使他安心。检查休克的症状(见P.244)。

3 检查他的烧伤病情：查看身体接触电源以及地面的两个部位。烧伤处看来发红或已烧焦，也可能肿起，不管出现哪些症状均按严重烧伤(见P.245)治疗。

急症

孩子如有以下情况，你做好急救处理后即刻就送他去医院：

▲ 神志不清(即意识丧失)，即使只是几秒钟也属急症。

▲ 有任何电烧伤。

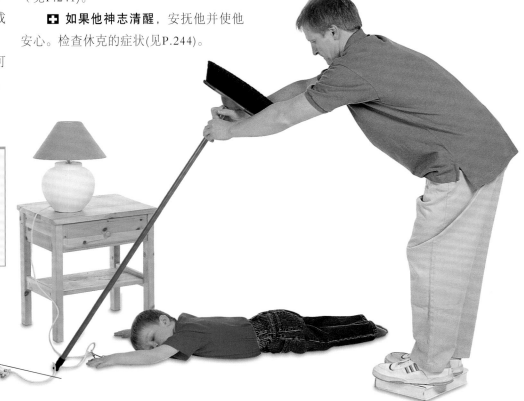

宁可拨开导线而不移开孩子

轻度的咬伤和螫伤

大多数植物、昆虫以及水母（又称海蜇）引起的只是轻微的螫（刺）伤，虽然疼痛，但对孩子并无危险。然而，有少数儿童螫（刺）伤后可发生严重的过敏反应，因此需要紧急治疗。

症状
- ▲ 尖锐的疼痛。
- ▲ 局部皮肤发红。
- ▲ 轻度肿胀。
- ▲ 瘙痒。

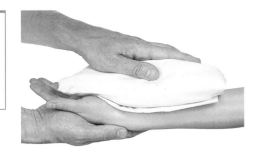

急症
如果孩子出现以下症状，在你做了急救处理后即刻送他去医院：
- ▲ 呼吸困难。
- ▲ 出现伴有伤痕的广泛分布的皮疹。
- ▲ 有头昏眼花或晕厥感。
- ▲ 出现休克症状（见P.244）。
- ▲ 在他口腔内有螫（刺）伤。

我能做些什么？

1 如果孩子被蜜蜂螫伤了，要检查皮肤内是否留有蜂刺。如有，用银行卡一样扁平的东西把刺挤出来或刮出来。不要用镊子，那样可能会使更多的毒素注入孩子体内。

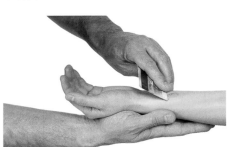

2 把一块浸透冰水的布拧干放在螫伤部位。

3 螫伤处迅速变得发红、肿胀和瘙痒，为使这些症状得到缓解，可在螫伤周围轻擦炉甘石洗剂或外科用酒精，或涂少量抗组胺软膏。

▨ 如果螫伤部位在他的口腔内，给他冷饮料；如果孩子大于2岁，可让他含一小块冰块，这样可减少肿胀。

蛇或蜘蛛咬伤、蝎螫伤

蛇或有毒的蜘蛛的咬伤，以及蝎螫伤对于幼儿是严重的问题。蛇咬伤有招致破伤风的危险，不过你的孩子可能已接受过破伤风的免疫接种了。

在英国没有蝎或毒蜘蛛，只有叫蝮蛇的毒蛇。

症状
孩子的症状取决于被何种动物咬伤或螫伤；有时受伤几小时后才会出现症状：
- ▲ 剧烈疼痛。
- ▲ 有一或两个螫（刺）伤的痕迹。
- ▲ 肿胀。
- ▲ 恶心或呕吐。
- ▲ 呼吸困难。
- ▲ 休克（见P.244）。
- ▲ 癫痫。
- ▲ 嗜睡。
- ▲ 神志不清（意识丧失）。

急症
如果孩子是被蛇或蜘蛛咬伤，或者被蝎螫伤，你做好急救处理后就即刻送他去医院。

我能做些什么？

1 使孩子平静下来，扶他坐下。咬伤或螫（刺）伤部位始终要保持低于他的心脏。

2 拨打紧急求助电话，同时全面地冲洗受伤部位，但不要吸出毒液。

3 小心地放一个干净、无菌的纱布在伤口上。

4 在受伤的肢体上缠绕固定绷带。

5 用布垫固定肢体。如果手或脚感到冷或者麻木，松开绷带。

6 固定他，让他保持不动，阻止毒液在身体中的散播。

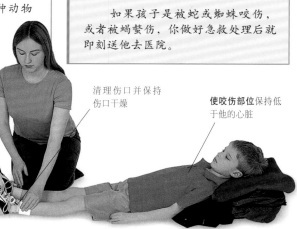

清理伤口并保持伤口干燥

使咬伤部位保持低于他的心脏

严重的水母螫伤

水母中一种大而有毒的僧帽水母所造成的螫伤会很严重。在整个欧洲都可发现这种水母，看上去像一个淡蓝色的半透明的囊漂浮在水中。如果孩子被僧帽水母螫伤，需要医治。

症状

- ▲ 灼痛。
- ▲ 螫伤部位变红。
- ▲ 呼吸急促。
- ▲ 晕厥。

我能做些什么？

1 把醋倒在伤口周围，使得刺细胞失去作用。

2 让孩子躺下，但头和肩膀抬起来。以蛇咬伤的处理方法来处理（见上页）。

寻求医疗帮助

当你第一时间得到他人帮助时，请他帮忙拨打紧急求助电话。

刺和碎片

刺或细小的碎片经常会嵌入孩子的手或脚。倘若是嵌入脚中，刺痛可能较轻，但嵌入手指尖处时会有明显疼痛。

我能做些什么？

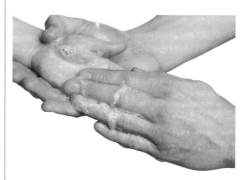

1 用肥皂和清水清洗扎刺的部位，然后轻柔地擦干。

夹住碎片的末端

2 用一把镊子，尽可能贴近刺的末端皮肤，小心地顺着刺进皮肤的角度把它取出。

寻求医疗帮助

如有下列情况要尽快看医生：
- ▲ 48小时后，碎片周围的皮肤变红、肿胀或一触即痛。
- ▲ 你自己无法将碎片取出。
- ▲ 嵌入的是玻璃或金属的碎片。

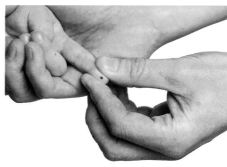

3 压挤伤口，让它出血，因为这样做会"洗"出伤口里的脏东西。

4 如果是小的刺或碎片嵌入了皮肤并且没有引起疼痛，最好不要管它。它可能会自行出来。

水疱

皮肤的烧伤、烫伤以及摩擦都会形成水疱。水疱对下面正在长出的新皮肤起着保护作用。几天后水疱皮会干结脱落。

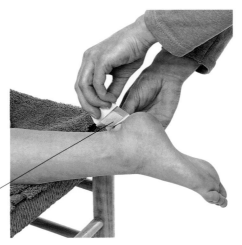

用胶布将水疱遮盖以防鞋子的摩擦

我能做些什么？

1 不要使水疱破裂，也不要刺破它。发生水疱的部位要穿好衣、袜以防磨破。

2 如果水疱破溃，除非损伤处可能受到更多的摩擦（例如发生在孩子脚上的水疱）可用胶布加以保护以外，创面要暴露而不需要遮盖。

生长曲线图：女孩

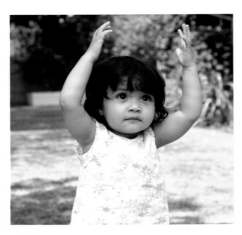

下列各曲线图表示一般儿童的平均生长情况（实线），以及正常的变动范围。你可以通过定期给孩子称体重及测量她的各种尺寸，在类似的表格上做出她自己的生长曲线图。她的曲线形态应该与"平均"曲线相平行：因为"平均"曲线显示的是健康的生长速度。绘制生长曲线是一个监视孩子生长的重要方法。它给你传递了孩子生长情况的信息。

头围

保健员或医生用卷尺在婴儿的眉毛和两耳上方绕头部最大径一圈，测出的尺寸即头围（见P.81）。1岁以内，头围是易于测量的、用于评价婴儿健康生长的一项标准。

图表各元素

— — 平均和正常范围

○ 月龄

□ 年龄

数据来源

1990年英国参考数据，再同世界卫生组织儿童生长标准（世界卫生组织综合生长参考研究小组）重新分析于2009年。

孩子的身高

当你的孩子能够独立站稳时，每6个月给她量一次身高：光脚，两脚并拢靠近墙边。将直尺与墙壁成直角地放在孩子的头上，按此高度在墙上做好标记，然后测量从地面到标记的距离，测出的数据即是孩子的身高。如果孩子在一个短暂的阶段生长缓慢，你不必担心，但是如果连续两次测出的数值都很低的话，就要去看医生。

数据来源

1990年英国参考数据，再同世界卫生组织儿童生长标准（世界卫生组织综合生长参考研究小组）重新分析于2009年。

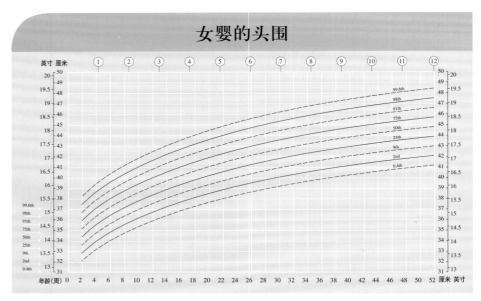

女婴的头围

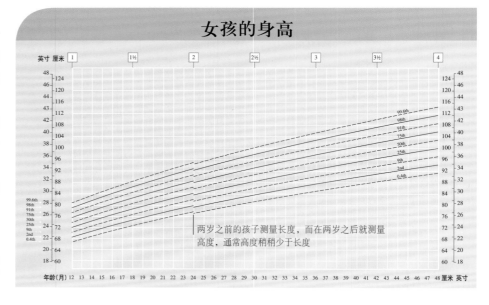

女孩的身高

两岁之前的孩子测量长度，而在两岁之后就测量高度，通常高度稍稍少于长度

婴儿的体重

在整个第一年里，婴儿体重的增加，是反映其一般健康状况的一项极其重要的指标。你可以要求保健员或医生每个月给她称一次体重。如果你担心她体重的增加可能不正常，可以增加称重次数。

数据来源

1990年英国参考数据，再同世界卫生组织儿童生长标准（世界卫生组织综合生长参考研究小组）重新分析于2009年。

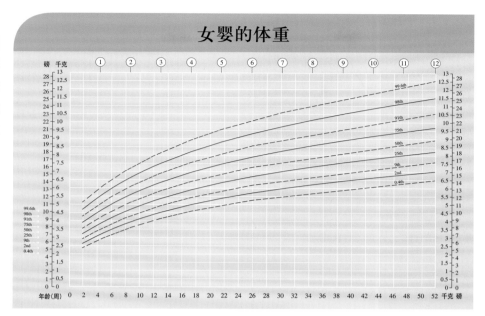

孩子的体重

第一个生日过后每6个月给孩子称一次裸体体重，孩子体重的增长不是稳定不变的，而是有缓慢生长期和快速生长期之分，两者最后应达到平衡。不应该出现减重的情况，如果她看起来超重了，你可能只是需要把时间标记下来，等到她的身高赶上来以后再观察。如果她体重下降，或者连续两次测量的结果都低于你的预期，应征询医生的建议。不要和别的孩子比较体重，虽然这是很正常的事情。

数据来源

1990年英国参考数据，再同世界卫生组织儿童生长标准（世界卫生组织综合生长参考研究小组）重新分析于2009年。

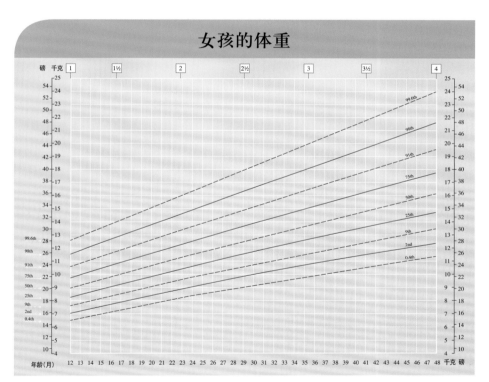

孩子衣服的尺码

为孩子找到合适尺码的衣服也是一个艰巨的任务。在这张表中你会看到女孩子适用的大概平均尺码。既然这只是大概尺码，最好能够测量孩子的高度，然后只需要按图索引即可。

决定孩子衣服尺码的参考数据

月龄	尺寸（厘米）	年龄（岁）	尺寸（厘米）
0—3	45—65	2—2.5	80—95
3—6	60—70	2.5—3	85—100
6—12	65—80	3—3.5	90—105
12—18	70—90	3.5—4	95—110
18—24	75—95		

生长曲线图：男孩

下列各曲线图表示一般儿童的平均生长情况（实线）以及正常的变动范围。你可以通过定期给孩子称体重及测量他的各种尺寸，在类似的表格上做出他自己的生长曲线图。他的曲线形态应该与"平均"曲线相平行；因为"平均"曲线显示的是健康的生长速度。然而，生长曲线并不是诊断的依据，只是一个用于测量孩子发育程度的工具，由此可帮助建立孩子的全面临床情况。绘制生长曲线是一个监视孩子生长的重要方法，它给你传递了孩子生长情况的信息。

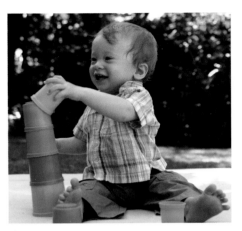

头围

保健员或医生用卷尺在婴儿的眉毛和两耳上方绕头部最大的一圈，测出的尺寸即头围（见P.81）。1岁以内，头围是易于测量的、用于评价婴儿健康生长的一项标准。

图表各元素

- - - - 平均和正常范围

◯　月龄

▢　年龄

数据来源

1990年英国参考数据，再同世界卫生组织儿童生长标准（世界卫生组织综合生长参考研究小组）重新分析于2009年。

孩子的身高

当你的孩子能够独立站稳时，每6个月给他量一次身高：光脚，两脚并拢靠近墙边。将直尺与墙壁成直角地放在孩子的头上，按此高度在墙上做好标记，然后测量从地面到标记的距离，测出的数据即是孩子的身高。如果孩子在一个短暂的阶段生长缓慢，你不必担心，但是如果连续两次测出的数值都很低的话，就要去看医生。

数据来源

1990年英国参考数据，再同世界卫生组织儿童生长标准（世界卫生组织综合生长参考研究小组）重新分析于2009年。

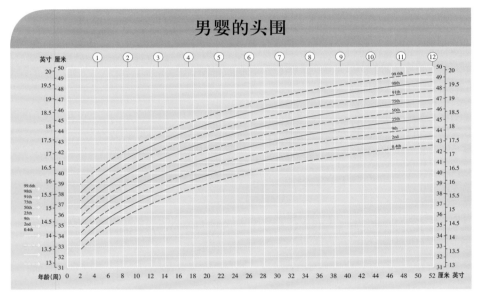

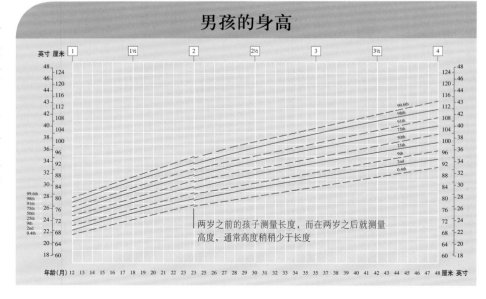

两岁之前的孩子测量长度，而在两岁之后就测量高度，通常高度稍稍少于长度

婴儿的体重

在整个第一年里，婴儿体重的增加，是反映其一般健康状况的一项极其重要的指标。你可以要求保健员或医生每个月给他称一次体重。如果你担心他体重的增加可能不正常，可以增加称重次数。

数据来源
　　1990年英国参考数据，再同世界卫生组织儿童生长标准（世界卫生组织综合生长参考研究小组）重新分析于2009年。

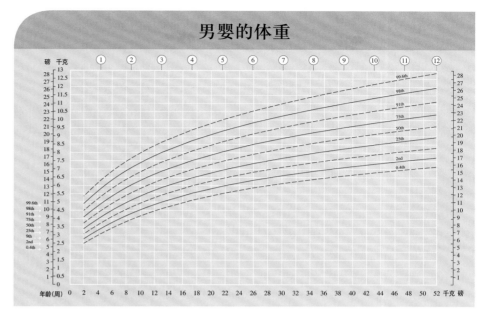

男婴的体重

孩子的体重

第一个生日过后每6个月给孩子称一次裸体体重，孩子体重的增长不是稳定不变的，而是有缓慢生长期和快速生长期之分，两者最后应达到平衡。不应该出现减重的情况，如果他看起来超重了，你可能只是需要把时间标记下来，等到他的身高赶上来以后再观察。如果他体重下降，或者连续两次测量的结果都低于你的预期，应征询医生的建议。你的医生会帮助你通过使用工具来计算体重指数（BMI）和生长曲线，从而评价孩子的重量。不要和别的孩子比较体重，虽然这是很正常的事情。

数据来源
　　1990年英国参考数据，再同世界卫生组织儿童生长标准（世界卫生组织综合生长参考研究小组）重新分析于2009年。

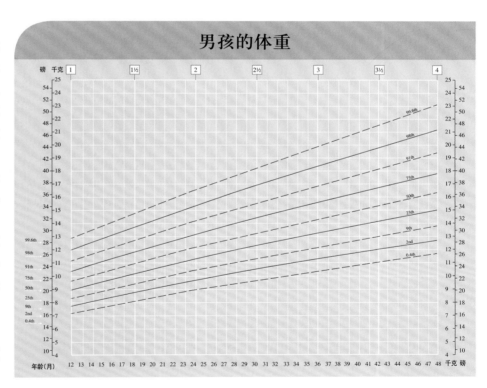

男孩的体重

孩子衣服的尺码

为孩子找到合适尺码的衣服也是一个艰巨的任务。在这张表中你会看到男孩子适用的大概平均尺码。既然这只是大概尺码，最好能够测量孩子的高度，然后只需要按图索引即可。

决定孩子衣服尺码的参考数据

月龄	尺寸（厘米）	年龄（岁）	尺寸（厘米）
0—3	45—65	2—2.5	80—100
3—6	60—70	2.5—3	85—105
6—12	65—80	3—3.5	90—110
12—18	70—90	3.5—4	95—115
18—24	80—95		

索引

W